U0088067

肝炎中醫論治

余明哲　編著

東大圖書公司

國家圖書館出版品預行編目資料

肝炎中醫論治／余明哲編著. －－初版一刷. －－臺
北市：東大，2004
　　面；　　公分－－(現代中醫論叢. 臨床診斷類)

ISBN 957-19-2763-5　(平裝)

1. 方劑學(中醫) 2. 肝－疾病

414.65　　　　　　　　　　　　　　93002490

網路書店位址　http://www.sanmin.com.tw

ⓒ　肝炎中醫論治

編著者	余明哲
發行人	劉仲文
著作財產權人	東大圖書股份有限公司 臺北市復興北路386號
發行所	東大圖書股份有限公司 地址／臺北市復興北路386號 電話／(02)25006600 郵撥／0107175-0
印刷所	東大圖書股份有限公司
門市部	復北店／臺北市復興北路386號 重南店／臺北市重慶南路一段61號

初版一刷　2004年4月
編　　號　E 410330
基本定價　柒元肆角
行政院新聞局登記證局版臺業字第○一九七號

有著作權·不准侵害

ISBN　957-19-2763-5　(平裝)

編寫說明

病毒性肝炎（簡稱肝炎）是由肝炎病毒 (HV) 引起的，以肝臟炎性病變為主並可引起多器官損害的一種傳染病，具有傳染性強、傳播途徑複雜、流行面廣泛、發病率高、危害性大等特點。本病廣泛流行，已成為嚴重威脅人類健康的世界性疾病，近年來其患病率和死亡率呈上升趨勢，給社會造成了沉重的經濟負擔。因此，肝炎病的防治已引起全世界的廣泛關注。

迄今為止，現代醫學尚無較好的治療方法和特效藥物，相比之下中醫治療本病顯出較大潛力和明顯優勢。中醫診治肝炎病歷史悠久，幾千年來已經形成了較為完整的理論體系，積累了寶貴的經驗和豐富的資料，特別是古代聖賢創制的諸多經方，更是歷千載而不衰，被後世醫家奉為圭臬和準繩，並在此基礎上衍生出眾多有效方劑，已成為臨床診治肝炎病的主要手段。近幾十年來，當代醫家對本病的認識日臻完善，並取得了可喜成績，尤其在臨床實踐中創制了許多卓有成效的良方。為了進一步推動中醫藥在肝炎病治療上的運用，造福於廣大患者，我們查閱了大量文獻資料，收集了近 20 年來當代醫家診治肝炎病之名方、驗方、有效良方，並提供了這些方藥的系統資料，編成本書，希望對廣大醫務工作者臨證有所裨益。

編者於

北京中醫藥大學

上海中醫藥大學

2004 年 2 月

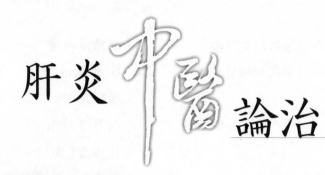

肝炎中醫論治

目　次

第六章　肝炎統治方

一、急性肝炎

前　言

　　肝炎就是肝臟發炎，主要由病毒、酒精濫用、使用藥物或攝入環境中毒物等引起。由於臨床上病毒性肝炎最為常見，因此人們習慣將病毒性肝炎簡稱為「肝炎」，即通常所說的 A、B、C、D、E 等型肝炎。

　　A 型肝炎，是由 A 型肝炎病毒 (HAV) 引起的一種急性傳染病，臨床表現為急性起病，有畏寒、發熱、食慾減退、噁心、疲乏、肝腫大及肝功能異常。部分患者可出現黃疸，無症狀感染病例較常見，一般不轉為慢性和病原攜帶狀態。本病主要通過糞—口途徑傳播，多見於 6 個月齡後幼兒，成人較少見。其診斷依據：患者有明顯的乏力、納差（食慾不振、進食少）、噁心、嘔吐、尿黃等前驅症狀，結合流行病學資料及檢查穀丙轉氨酶 (ALT)、抗-HAV，一般情況可明確診斷。

　　B 型肝炎，是由 B 型肝炎病毒 (HBV) 引起，具有慢性攜帶狀態的傳染病，HBV 主要通過血液和其他體液排出體外，並通過注射或非注射途徑進入易感者體內。B 型肝炎臨床表現多樣化，包括急性、慢性、淤膽型和重症型肝炎，其症狀一般在 B 型肝炎病毒感染後 4 週至 6 個月內出現，表現為食慾減退、發熱、乏力，某些關節處可出現蕁麻疹。幾天後可出現噁心、嘔吐、胸悶、口苦，同時有棕色尿、皮膚和鞏膜黃染、右側肋脅痛以及大便稀溏、色淡。當黃疸出現後，大多數症狀開始緩解。本型容易發展為慢性肝炎和肝硬化，少數病例可轉變為原發性肝細胞癌。

　　C 型肝炎由 HCV 感染所致，主要通過血液、體液傳播，占輸血後肝炎的 70%。其臨床特點為：急性肝炎症狀較輕，常無黃疸或黃疸較輕；慢性化程度高，易發展為慢性肝炎；部分病例常與 HBV 重疊感染，症狀較單純 HCV 感染重。

D 型肝炎由 HDV 感染所致，HDV 是一種缺陷病毒，必需在 HBV 感染的基礎上才能複製，以慢性患者與帶原者為主，其臨床表現及傳播途徑與 B 型肝炎相似。

E 型肝炎由 HEV 感染所致，凡未感染過 HEV 的人均對 HEV 易感，兒童感染 HEV 後，多表現為隱性感染（無明顯症狀），成人則表現為臨床性感染（有明顯症狀），人群易感性隨年齡增長而下降。其臨床特徵為：急性起病；病初乏力、噁心、嘔吐、尿黃、眼黃較明顯；黃疸程度較 A 肝重，持續時間長；重肝發生率較高。

以上各型肝炎的病變都在肝臟，具有相似的臨床表現，也都具有傳染性強、病程較長、危害性大的共同性，但在病原學、血清學、臨床病程及預後等方面卻有明顯不同。

病毒性肝炎屬於中醫學的「黃疸」、「脅痛」、「積聚」等範疇，中醫認為本病主要由於機體臟腑氣血陰陽虧虛，濕熱疫毒蘊結，氣血瘀阻所致。臨狀症狀表現常有不同程度的熱象、黃疸、脅肋疼痛、腹脹、噁心嘔吐、食慾減退、疲乏無力等徵象。中醫依其證候不同可概分為肝膽濕熱、脾虛濕困、氣滯血瘀、肝腎或脾腎虧虛等證，臨床分別常採用清熱利濕、解毒、疏肝解鬱、健脾培中、滋補肝腎、活血化瘀等不同治療方法，均取得一定的療效。其主要治則在於早期發現、早期治療；結合辨病與辨證，以求切合患者的病因病機，仔細針對病因，清除病原；分清主次、標本緩急，重視整體與局部的治療；同時還應注重飲食調理，勿有偏嗜，適當的休息與鍛鍊，保持心情舒暢，避免情緒刺激，降低病情反覆機會。最後應重視管理傳染病原，切斷傳染途徑，以期全面提升對肝炎的防治，促進全民健康。

第一章　Ａ型肝炎

1.平補清下湯 ❶

【藥物組成】太子參 30g，生白朮 9g，雲茯苓 20g，炒枳殼 9g，製川朴 9g，製半夏 9g，佛手片 9g，薑竹茹 9g，生苡米 15g，茵陳 30g，生山梔 12g，淡黃芩 15g，製大黃 12g，車前子（包煎）15g，生甘草 9g，生山楂 15g，炒穀、麥芽各 15g，建麯 15g。

【功效】益氣健脾，清熱利濕。

【適應症】急性 Ａ 型肝炎。

【用藥方法】上藥加水浸泡，濃煎。每次口服約 150 毫升，每日二次。如有便秘或大便不暢者，加服青寧丸（大黃製劑）；如感冒發熱者，加服感冒退熱沖劑產品、板藍根沖劑等，同時輔助用複合維生素 B、維生素 C；有出血傾向者，加服維生素 K。

【臨床療效】治療前後可作對照的有 71 例。第一批 56 例，在入院後，經治療 10 天複查的結果：膽紅素：治療前平均 4.95mg%，治療後平均為 1.71mg%；穀丙轉氨酶 (ALT)：治療前平均 718.93*u*，治療後平均為 149.07*u*。第二批 15 例，經治療 6 天後複查的結果：膽紅素：治療前平均 3.15mg%，治療後平均為 1.88mg%；穀丙轉氨酶：治療前平均 729.47*u*，治療後平均為 210.13*u*。

【經驗體會】經曰：「邪之所湊，其氣必虛。」Ａ 型肝炎患者雖屬急性傳染性疾病，但在一定程度上有體虛抗體不足的一面。以往筆者亦按傳統治法，「先標後本」，待黃疸消退、肝功能恢復正常後再圖調理。此

---

❶ 蘇水慶，〈平補清下法治療急性 Ａ 型肝炎 115 例療效分析〉，《北京中醫雜誌》，1990，(6)：18。

療法一般認為無助邪留濕之弊，較為穩妥。但患者納差、乏力等症遷延較久，體力恢復緩慢。而應用平補清下法之「A 肝」患者，服藥 1～3 天後食慾明顯好轉，1 週後，消化道症狀逐漸消除，黃疸消退，穀丙轉氨酶、膽紅素下降比較理想，體力日趨恢復，病人出院時已如常人。

筆者認為，「A 肝」病人發熱，納差、噁心、乏力等，有濕熱內阻的症狀表現，但在一定程度上有脾虛不足的一面。因為脾虛可致濕熱內生，濕熱內阻又可導致脾虛失健。若濕阻中土，則健脾逐濕是治濕之大法。「A 肝」當不例外。在選用健脾藥物時，注意選用溫而不熱、辛而不燥、甘而不膩、補而不滯的藥物。如太子參、白朮、薏米仁、雲茯苓、山楂、神麴等，再配以清熱利濕之茵陳、山梔等藥，則組成補、清並施之方。通過 115 例臨床實踐，患者脾虛證迅速消除，肝功能恢復後無反跳，無一例出現不良反應。可見，此法絕無助邪留濕之弊，而是根據患者正虛邪實的特徵，採用標本同治之法。

本組病例，經過上述措施，治療效果頗稱滿意，消化道症狀改善較快，食慾增加較速；黃疸消退，膽紅素、轉氨酶下降較理想。不間斷地治療，膽紅素達到正常所需時間在 20 天左右，而穀丙轉氨酶恢復到正常指數，平均需在 20 天以上。治療越早，措施得當，則療效越好，療程越短，康復亦快。

2. 柴丹茵陳湯 ❷

【藥物組成】柴胡 15～20g，丹參 20～30g，茵陳蒿 30～50g，大黃 15～20g，梔子 15～20g，神麴 30g，甘草 10～15g，五味子 15～20g，木通 15g。

【加減變化】第一療程時黃重加紅花 15g 活血以增退黃之力。第二療程時如腹瀉甚加葛根 10～15g 升清和陽明以降濕濁。第三療程時可根

---

❷ 王繼洲，〈自擬柴丹茵陳湯治療「A 肝」的療效觀察〉，《內蒙古中醫藥》，1991，(2)：8。

據正氣損傷情況酌加健胃溫陽之品如茯苓、肉桂（5g 以下為宜）。

【功效】清熱解毒，利濕健脾。

【適應症】Ａ肝。

【用藥方法】用本方治療三個療程。第一療程五劑，水煎服，大黃後下，1 日一劑。第二療程七劑，水煎服，大黃同煎，每日一劑。第三療程七劑，茵陳減至 15g，大黃減至 5 ～ 10g，加蒼朮 15g 健脾燥濕。兒童量減半。

【臨床療效】26 例全部治癒（「三黃」症全部消失，肝功能二項指標黃疸指數 5 單位以下，GPT<40 單位者）。

【經驗體會】「Ａ肝」屬中醫「黃疸」範疇，其病因主要為濕熱時邪（即肝炎病毒）。病機為濕熱蘊結脾胃並由此薰蒸於肝膽，致肝膽疏瀉失常，使膽汁不循常道而外溢肌膚所致。「柴丹茵陳湯」內含「茵陳蒿湯」，為千古治疸名方。該方茵陳清肝膽之熱，解肝膽之鬱，為治疸專藥，配梔子使濕熱從小便去，配大黃使濕熱從大便去。大黃之用不專在攻下，確有利膽退黃、活血化瘀之效，故有無便秘均可用之。柴胡有保護肝細胞膜的酶活性、抑制免疫性肝損害、防止肝臟血流低下、抑制肝纖維組織形成、抗過敏抗炎證等作用，故為治肝聖藥。丹參治肝脾腫大，有軟堅消積之功，柴丹合用可以防止肝硬變，可以阻絕向 B 肝發展的道路，可以減少乃至於杜絕向慢遷肝（慢性遷延性肝炎）的轉化。五味子的降酶作用已得到公認，木通利水以助梔子使濕熱從小便去，神麯消食以助納。《內經》云：「肝苦急，急食甘以緩之。」《金匱》云：「見肝之病，知肝傳脾，當先實脾。」故用甘草緩肝急，實脾防傳變。

3.青黃散 ❸

【藥物組成】青皮 4g，大黃 6g（酒浸 12 小時），若濕重於熱者，青

---

❸ 他樹榮，〈青黃散治療急性 A 型病毒性肝炎 67 例〉，《四川中醫》，1994，(3)：21。

皮、大黃各 5g。

【功效】清熱解毒，利濕化瘀。

【適應症】急性 A 型病毒性肝炎。

【用藥方法】二藥共烘乾磨粉。每日三次，每次 3g，開水送服，10 日為一個療程。

【臨床療效】治療急性 A 型病毒性肝炎 67 例，其中痊癒（10 日內臨床症狀消失，肝功能檢查恢復正常，B 超音波檢查肝、脾大小形態正常）41 例，占 61.19%；顯效（10 日內臨床症狀消失，B 超音波檢查肝脾大小形態正常，肝功能檢測麝香草酚絮狀試驗 (TFT) (+) 外，其他均恢復正常）16 例，占 23.88%；有效（10 日內臨床症狀大部消失，黃疸消失，肝功檢查 GPT 恢復正常，腦磷脂膽固醇絮狀試驗 (CCFT)、麝香草酚絮狀試驗 (TFT) 仍 + ～ ++，B 超音波檢查見肝腫大較治療前縮小 1.5 cm 以上）7 例，占 10.45%；無效（10 日內症狀無明顯改善，肝功能及 B 超音波檢查無變化，以及在治療中加用其他中西藥品者）3 例，占 4.48 %。總有效率為 95.52%。

【經驗體會】急性 A 型病毒性肝炎，多屬於中醫「黃疸」病範疇，其病理基礎是濕、熱、毒、瘀，清熱解毒、利濕化瘀乃為治療之根本。張仲景首創「茵陳蒿湯」為治療「陽黃」之主方，而明代吳又可強調大黃為該方主藥：「設去大黃而服山梔、茵陳是忘本治標，鮮有效者。」宋代《太平聖惠方》也曾三次提到單用大黃治療黃疸。現代藥理研究證實大黃能增強淋巴組織的 T 細胞免疫反應，增加機體的蛋白，減低球蛋白含量，故能治療肝炎，又能保護肝。同時，大黃又能活血化瘀，通腑攻下，排除熱毒，能阻礙膽紅素的腸─肝循環而加速黃疸消退，又能疏通肝內毛細膽管而利膽護肝；青皮具有解除腸管緊張力、利膽及舒張膽囊平滑肌、促進膽汁分泌的藥理作用。故筆者選用大黃為主藥清熱解毒，利膽退黃；青皮疏肝破氣，利膽止痛，氣行血行，血行瘀除。兩藥合用，

使熱毒得解，肝鬱得疏，氣血調暢，運化復常，肝腫大自消，黃疸自退，邪濕自利，由此而「濕、熱、毒、瘀」之根可拔。「青黃散」雖以大黃為主藥，因經酒製，其瀉下作用減弱，而活血化瘀作用加強，故日服6克之量，卻無明顯腹瀉或脫水，濕盛於熱者，加大青皮用量，其辛苦溫亦可制大黃苦寒之性，使大黃瀉下之力大緩，所以臨床僅見日三～四次稀便而已，故該方安全可靠，不論熱盛於濕或濕盛於熱者皆可使用。

4.涼肝湯 ❹

【藥物組成】兗州卷柏50g（鮮），天胡荽（又名滿天星）30g（鮮），板藍根15g，木通10g，車前子6g，黃蘗、白朮各10g，雞內金、柴胡各6g。

【加減變化】兼有腹脹者加枳實、厚朴各6g；兼脅肋疼痛者，加川楝子10g，鬱金6g；兼頭暈目眩者加菊花6g。

【功效】清熱利濕，解毒退黃，疏肝健脾。

【適應症】急性Ａ型黃疸型肝炎。

【用藥方法】每日一劑，水煎二次，加入白砂糖，分次頻飲。

【臨床療效】治療80例，痊癒（臨床症狀消失，肝功能檢驗恢復正常範圍）69例；好轉（臨床症狀消失或好轉，肝功能尚未恢復正常範圍）7例；無效（治療期間結合他法或自行中斷此法治療者）4例。總有效率95%。

【經驗體會】急性Ａ型黃疸型肝炎發病原因是感染Ａ型肝炎病毒，中醫辨證是由肝脾濕熱鬱蒸所致。「涼肝湯」由具有抗病毒作用，又有清熱利濕作用的中藥組成。通過臨床驗證，治療急性Ａ型黃疸型肝炎確有良效。方中兗州卷柏、天胡荽清熱利濕退黃；板藍根、黃蘗瀉火解毒退黃，並有抗病毒的作用，共為主藥；木通、車前子清熱利尿，使濕熱從

---

❹ 林文宗，〈涼肝湯治療急性Ａ型黃疸型肝炎80例〉，《江蘇中醫》，1994，(9): 8。

小便排出，協助主藥增強清熱利濕退黃的作用，為輔藥；白朮、雞內金
祛濕健脾，消食和胃，治療納呆（消化不良、運化失常）、乏力，為佐藥；
柴胡入肝經行脅肋，疏肝理氣，為引經藥。全方共奏清熱利濕、解毒退
黃、疏肝健脾之功。

急性A型黃疸型肝炎發病急，必需採用「大劑」治療，否則杯水車
薪，無濟於病。「涼肝湯」藥量重、藥液多，本病多數病人又有噁心、嘔
吐，藥液難以一次性口服，則需少量多次頻服，利於消化吸收。加入白
砂糖，不僅可調味，而且加強利尿。

5.復肝4號湯 ❺

【藥物組成】茵陳、板藍根、夏枯草、黃耆、敗醬草、丹參、茯苓
各15g，澤瀉、菊花、澤蘭、香附、萊菔子、當歸各10g，生甘草6g，
焦三仙各30g。

【加減變化】脅痛甚加延胡索、川楝子；腹脹甚去甘草，加枳殼、
大腹皮；食慾不振者去菊花加穀芽；疲乏甚去萊菔子加黃精；尿少加白
茅根；大便乾去澤瀉，加栝蔞皮；大便溏去萊菔子、菊花，加扁豆、白
朮；胸悶去菊花加鬱金；肝脾腫大者去菊花、澤瀉，加鬱金、牡蠣。

【功效】清熱解毒，健脾利濕，理氣活血。

【適應症】慢性A型肝炎屬濕熱內蘊、氣滯血瘀型。主症見脅痛、
胸悶、腹脹、乏力、納差、尿黃、肝脾腫大、舌苔黃、舌暗或有瘀斑、
脈弦澀等症狀體徵。

【用藥方法】每天一劑，水煎服，30劑為一療程。

【臨床療效】治療40例，其中臨床治癒（主要症狀消失，肝脾回縮
正常，肝功能恢復正常）21例；有效（主要症狀消失或減輕，肝功能好
轉）11例；無效（諸症不減，肝功能反覆異常）8例。

【經驗體會】慢性肝炎多數由急性肝炎因治療不當、藥物中毒、過

❺ 張明，〈復肝4號湯治療慢性A型肝炎的體會〉，《新中醫》，1995，(3)：51。

度勞累，或營養差，或飲酒過多……等原因，使病情惡化，日久不癒，遷延而成。濕熱病邪蘊結於肝膽，使脾胃升降失常，肝失疏瀉，日久濕熱實邪傷正，肝脾兩傷，氣血俱虛，氣滯血瘀，引起脅痛、胸悶、腹脹、乏力、納差、尿黃、肝脾腫大、舌黯、脈弦。根據濕熱內蘊、氣滯血瘀型慢性肝炎的症狀體徵、肝功異常等病情，採用清熱解毒、健脾利濕、理氣活血、補益氣血、標本兼治「復肝 4 號湯」治療。方中使用板藍根、敗醬草、夏枯草、菊花清熱解毒；用茵陳、茯苓、澤瀉利濕；用生甘草解毒；用萊菔子、香附疏肝理氣；用丹參、澤蘭活血化瘀；用黃耆、當歸補氣血；用茯苓、焦三仙健脾消食。久服「復肝 4 號湯」能收扶正祛邪之效。常服「舒肝丸」、「歸脾丸」、「六味地黃丸」能調理肝脾腎功能，可鞏固療效，防止復發。

6. 茵陳清利湯 ❻

【藥物組成】茵陳、敗醬草各 30g，板藍根、萹蓄、雙花各 20g，虎杖、公英各 15g，梔子、大黃、柴胡各 l0g。

【功效】清熱解毒利濕，佐以疏肝。

【適應症】急性 A 型黃疸型肝炎。

【用藥方法】水煎服，日一劑。服藥期間注意休息，忌酒，忌辣、油膩飲食。

【臨床療效】600 例中，顯效（血清總膽紅素 (TBIL)、血清直接膽紅素 (DBIL)、麝香草酚濁度試驗 (TTT)、穀丙轉氨酶 (ALT) 均降至正常範圍）582 例；有效（以上陽性指標明顯下降，但未降至正常範圍）18例。總有效率 100%。

【經驗體會】急性 A 型黃疸型肝炎屬於中醫學黃疸中「陽黃」的範疇。《內經》說：「濕熱交阻，民病曰疸。」《金匱要略》說：「黃家所得，

❻ 閆培峰，〈茵陳清利湯治療急性 A 型黃疸型肝炎 600 例〉，《黑龍江中醫藥》，1995，(4)：31。

從濕得之。」本病的發生因感受濕熱疫毒，或飲食不潔，脾失健運，濕濁內生，鬱而化熱。濕熱阻遏，薰蒸肝膽，使得膽汁不循常道而外溢，浸淫肌膚而成本病。故應清熱、解毒、利濕，佐以疏肝。方中柴胡疏肝清熱；雙花、公英、敗醬草、板藍根清熱解毒；茵陳、梔子、虎杖清熱除濕退黃；萹蓄清利膽，並導濕熱、通小便，取其「治濕不利小便非其治也」之意；大黃清熱瀉火導滯。縱觀全方，清熱解毒，利濕退黃，佐以疏肝利膽，故獲較好的療效。

7.虎升三解湯 ❼

【藥物組成】虎杖 30g，生黃耆、升麻各 20g，柴胡、赤芍、秦艽各 18g，五味子、茯苓、豬苓各 15g，桂枝 9g。

【加減變化】畏寒、發熱加麻黃、連翹、赤小豆；納呆、便秘加砂仁、當歸；尿深黃加茵陳、澤瀉；乏力肢困加鬱金、蒼朮。兒童取 2/3 量，年老、體弱者加重黃耆、五味子量。

【功效】清熱解毒，利濕退黃，疏肝理氣。

【適應症】難治性 A 肝。

【用藥方法】上藥水煎，每日一劑，分二～三次服，7 ～ 14 日為一療程。用藥期間飲食無禁忌，以患者能進食、且無不適為宜。

【臨床療效】治療難治性 A 肝 30 例，痊癒（症狀消失、肝功能正常、腫大之肝脾回縮）24 例；好轉（症狀消失、肝脾腫大部分回縮、肝功能基本正常）6 例。總有效率為 100%。

【經驗體會】筆者認為難治性 A 肝的病機初期為肝氣失疏、濕熱蘊結；進一步氣滯血凝，濕熱毒邪迫血、動血造成瘀熱互結；日久病及絡脈。往往氣、血、瘀交相為患，濕熱毒膠熾，不同時期有所側重而已。其治療大法宜清熱解毒，利濕退黃，佐以疏肝氣，清瘀熱，通絡脈。「虎升三解湯」以虎杖、升麻為主藥，針對濕熱毒邪，前者尚存活血通絡之

❼ 曹會波等，〈虎升三解湯治療難治性 A 肝 30 例〉，《新中醫》，1995, (6): 51。

功；柴胡、赤芍、秦艽分別針對氣、血、絡三管齊下解毒引邪外出為輔；黃耆、五味子扶正、斂肝，防袪邪傷正為佐；桂枝、二苓化氣利小便，領邪從下焦而去。君臣佐使，相得益彰，切合病機。用方時尚需注意強壯之軀，主藥量還可增大，以取截斷扭轉逆流挽舟之效，可去五味子以防斂邪；年老、體弱者主藥量適減或加黃耆用量扶正托毒；餘邪未盡重用秦艽通絡脈、蕩餘邪。肝脾腫大者選加炮山甲軟堅散結、消腫縮臟。

8.清肝利濕解毒湯 ❽

【藥物組成】茵陳 15 ～ 50g，金銀花 10 ～ 30g，薄荷 5 ～ 10g，竹茹 10 ～ 20g，萹蓄 10 ～ 25g，赤芍 5 ～ 20g，陳皮、炒山梔子、鬱金、生薑、甘草各 5 ～ 15g，大棗 1 ～ 4 枚（去核）。以上藥物劑量可按小兒至成人酌情而定。

【加減變化】熱重於濕者加連翹、大黃、板藍根；濕重於熱者加車前草、白朮、茯苓；有瘀血見證者加丹參；肝腫大回縮緩慢者加茜草、三棱；偏寒濕者去山梔子，加附子、白朮。

【功效】清肝解毒，利濕退黃。

【適應症】急性黃疸型 Ａ 型肝炎。

【用藥方法】每日一劑，水煎二次，混合，分三次服。嘔吐重者，少量頻服，以不吐為度。

【臨床療效】408 例全部臨床治癒（臨床症狀消失，肝臟回縮至正常，肝功能完全恢復正常）。黃疸消退時間最短 4 天，最長 15 天，平均 7 天；療程最短 9 天，最長 24 天，平均 15 天。

【經驗體會】Ａ 型病毒性肝炎，臨床上分急性黃疸型和急性無黃疸型，而以黃疸型為多見。由於 Ａ 肝傳染性較強，因此中醫學把黃疸型者稱為「時疫發黃」、「瘟黃」。其發病原因，中醫學認為是人體感受濕邪、

---

❽ 隋吉東，〈清肝利濕解毒湯治療急性黃疸型 Ａ 型肝炎 408 例〉，《新中醫》，1995，(9)：47。

天行疫癘而得，其病機為濕邪、疫毒侵入脾胃，薰蒸肝膽，肝膽失於疏瀉，膽液不循常道，滲入經血，溢於肌膚，發為黃疸。辨證以陰陽為綱，分為陽黃、陰黃。陽黃為濕熱，以身目俱黃如橘子色而鮮明為主症；陰黃證屬寒濕，以身目黃色晦暗如煙熏為主症。從臨床觀察，以陽黃證為多見。自擬之「清肝利濕解毒湯」，臨證時通過加減，對陽黃、陰黃用之皆宜。方中以茵陳、萹蓄清熱利濕退黃；金銀花、山梔子清熱解毒兼利濕；赤芍、鬱金活血祛瘀退黃；陳皮理氣健脾燥濕；薄荷散肝解表；竹茹化痰（濕）止嘔；甘草、大棗健脾解毒兼調諸藥；生薑化濕溫中止嘔，兼制諸藥之寒。全方共奏清肝解毒、利濕退黃之功。由於該方配伍緊扣病因病機，無大苦大寒之偏弊，不致損傷脾陽轉成陰黃；清肝又未忘實脾，故臨證加減用之，療程短而療效可靠。

9. 清肝解毒 A 湯 ❾

【藥物組成】茵陳、赤芍、板藍根、赤小豆、薏苡仁、山楂各 15g，大黃、蒲公英、連翹、車前草、法半夏各 10g，淡竹葉 5g。

【功效】清熱解毒，利濕通瘀。

【適應症】急性黃疸型 A 型肝炎。

【用藥方法】日一劑，水煎服。無噁心、嘔吐，或噁心、嘔吐已止者去法半夏；黃疸消退者去茵陳、大黃；臨床症狀、體徵基本消失，肝功能恢復正常或 GPT 稍偏高，改服「健脾柔肝湯」（由黃耆、白朮、淮山藥、薏苡仁、山楂、黨參、枸杞子、五味子、女貞子、白芍、陳皮組成）5～15 日以善其後。適當休息，飲食低脂清淡，禁飲酒。

【臨床療效】治療 179 例全部顯效（治療後 7 天內臨床症狀、體徵緩解；21 天內臨床症狀、體徵消失，肝功能、肝脾膽囊 B 超音波檢查完全恢復正常，隨訪無其他致病原因，以上指標持續保持正常者），顯效率

❾ 蔣晚清，〈清肝解毒 A 湯治療急性黃疸型 A 型肝炎 179 例〉，《新中醫》，1995，(9)：49。

100%。其中年齡小、病程短者，病情恢復快。

【經驗體會】急性黃疸型Ａ型肝炎屬於中醫「黃疸」範疇。濕熱毒邪瘀滯中焦、肝膽疏瀉失常、脾胃運化升降紊亂為其主要病理機制，非清熱解毒、利濕通瘀並舉難以化解病邪，恢復肝膽脾胃的正常機能。現代醫學有關急性黃疸型病毒性肝炎的病因病理和膽色素代謝的生理機制論點，也認為治療急性黃疸型病毒性肝炎應循清除肝炎病毒，阻止肝細胞壞死，減輕和消除肝細胞水腫及毛細膽管內瘀膽等炎性改變，促進肝細胞再生，恢復肝臟正常的解剖組織和生理功能的原則制定治療措施。「清肝解毒Ａ湯」中的茵陳、大黃、赤芍、山楂能通瀉瘀熱，疏利肝膽；板藍根、蒲公英、連翹、車前草、淡竹葉、薏苡仁、赤小豆具有清熱解毒利濕之效，法半夏化濁和胃止嘔，諸藥相合則清熱解毒、利濕通瘀功效具備。符合急性黃疸型Ａ型肝炎發病機理的組方治療法則，故運用於臨床能收到顯著效果。

10.白茅根湯 ❿

【藥物組成】白茅根、丹參各20～30g，柴胡、薏苡仁各10～15g，杏仁6g，鬱金、赤芍、炒枳殼、大黃炭各10g，車前草20g（或車前子12g）。

【加減變化】腹脹甚、不思飲食、舌苔白膩者加川厚朴15g，穀芽、麥芽各 30g，杏仁、薏苡仁用量加大；肝臟腫大、脅痛者加茜草、玫瑰花各10g；肝脾均腫大者，丹參加至30g，加茜草10g，凌霄花或玫瑰花10g；大便乾結者，大黃炭用量加至15～30g；大便稀薄者，去大黃炭，加茯苓、車前子各 15g；舌苔黃膩、口苦甚者，亦可選加連翹、茵陳、龍膽草，但量不宜大，均在10g左右；病程較長，在5週以上者，舌質淡、苔薄白、便溏、納差、神倦者，加白朮、扁豆。

【功效】清熱利濕，行氣活血。

---

❿ 郭玉剛等，〈白茅根湯治療Ａ型肝炎200例〉，《新中醫》，1996,（5）: 47。

【適應症】A 型肝炎。

【用藥方法】上方每日一劑，症狀重者，日服二劑。水煎取汁 300～400ml，分三～四次口服。不加用任何西藥。日常飲食以清淡為主，忌辛、甘、油膩之品，勿勞累，適當休息。

【臨床療效】200 例中，188 例分別於治療後 2～6 週症狀及體徵消失，肝功能恢復正常。GPT 大部分在治療 3 週內恢復正常。治癒率占 94%。12 例遺留有右脅部隱痛不適，但體徵與肝功能均恢復正常，顯效率為 6%。TBIL 復常稍慢，在治療後 4～5 週恢復正常，腫大的肝脾回縮，其中 2 例在臨床症狀消失，肝功能正常後肝脾方回縮。

【經驗體會】從症候分析來看，本病為濕熱鬱阻中焦脾胃，因脾為濕土之臟，胃為水穀之海，濕熱之邪外受，終歸脾胃。濕熱濁邪，阻滯氣機，脾胃升降失常，成為本病之主要特點。濕性重濁黏滯，初起則易於阻滯氣機，濕熱相合，黏滯纏綿，留連難解。脾胃樞機不利，導致三焦氣化失司，所以本病在化燥之前以邪阻氣機為其基本病理特點。故治以樞轉中焦氣機，兼分消上下之法，以「白茅根湯」為主方，使脾胃之升清降濁機能恢復。方中杏仁辛苦開上，薏苡仁甘淡滲下，可謂樞轉濕熱之要法。黃文東等認為：「治濕用藥應以輕疏靈動為貴，可使濕邪得以透達，脾胃得以健旺。」祛濕藥，多辛溫香燥，甘淡滲利，易傷津液，對陰虛津虧者雖有濕邪，亦不可過早使用。所以本組病例在遣方選藥上，既要考慮到本病濕熱互結之特點，又必須選擇能夠樞轉中焦氣機、分利濕熱輕清之品。方中杏仁辛苦開上，白茅根、薏苡仁辛甘涼，滲濕而不燥，清熱不戀邪。再者，更有濕熱壅阻氣分階段，謹防營血受累亦頗為重要。經云：「不治已病治未病。」清代名醫葉天士亦指出：「務在先安未受邪之地。」方中丹參、赤芍、鬱金、白茅根、大黃炭、枳殼、柴胡確有活血行氣之力，且丹參清熱，散營血之瘀，茅根涼血清熱。活血行氣藥品對降低轉氨酶及肝脾回縮的作用已被公認。

11.Ａ 肝湯 ❶

【藥物組成】茵陳蒿 9 ～ 30g，生山梔 6 ～ 12g，製大黄 5 ～ 15g，板藍根 9 ～ 30g，紫丹參 6 ～ 30g，生山楂 5 ～ 15g，蒲公英 6 ～ 30g，旱蓮草 5 ～ 15g，薏苡仁 5 ～ 15g，生白朮 5 ～ 15g，太子參 5 ～ 30g。

【加減變化】如有嘔吐重，加薑半夏 3 ～ 30g，薑竹茹 6 ～ 20g；病程後期，肝功能複查只剩麝濁（麝香草酚濁度試驗）高者，加酸棗仁 9 ～ 30g，五味子 5 ～ 30g。

【功效】清熱利濕退黄，益氣健脾。

【適應症】急性 Ａ 型肝炎。

【用藥方法】日一劑，加涼水浸泡，濃煎。每次口服 200ml，每日二次。

【臨床療效】①症狀方面：消化道症狀經治 3 天内，大部分明顯改善，納差已久的患者，病癒後食納明顯增加，發熱迅速被控制，目黄、尿黄漸退。②體徵方面：經治半月後，肝腫大者大部分不易觸及，在 1 指左右者 2 例，半指許的有 3 例。③肝功能方面：經過治療 15 ～ 35 天，肝功能恢復完全正常，其中，膽紅素平均 20 天可完全消退，穀丙轉氨酶 20 天可降至正常或接近正常。

【經驗體會】Ａ 型肝炎雖屬急性傳染病，但臨床表現為本虛標實之證。發熱、嘔吐、尿黄、目黄、脈弦、苔黄膩為其濕熱内阻標實的症狀表現，神疲、乏力、納差為其脾虛本虛的一面。因脾虛則生濕，濕久則化熱；濕熱内阻又可致脾虛失健。若濕阻中土，則健脾逐濕是治濕之大法。正如《景嶽全書‧黄疸》：「不可以黄為意，專用清利。但宜調補心脾腎之虛以培血氣，血氣復則黄必盡退。」臨證常選用溫而不熱、辛而不燥、甘而不膩、補而不滯的藥物。如白朮、太子參、山楂等品。再配以

---

❶ 張金發，〈中醫治療急性 Ａ 型肝炎 70 例臨床體會〉，《甘肅中醫》，1997，(5)：16。

清熱利濕之茵陳、大黃、山梔、蒲公英、板藍根、旱蓮草等藥，則組成清補兼施、標本同治之方。通過 70 例臨床實踐，無一例出現不良反應。

「A 肝湯」以傷寒方「茵陳蒿湯」為主，清熱利濕退黃，使邪有出路，濕熱之邪從二便而瀉。並配以苦寒之品板藍根、蒲公英清熱解毒，涼血散結，抗 A 肝病毒。且蒲公英一味，性雖苦寒，卻不傷脾胃，反能和胃舒氣，對 A 肝初期患者脾胃氣虛證的改善大為裨益。旱蓮草清熱利濕而不傷陰，降轉氨酶，實為治療 A 肝一味好藥。丹參一味，功同四物，即解鬱，又散結消堅，而縮小腫大之肝脾。再配以太子參、白朮益氣健脾，組成清、補雙施之劑。A 肝後期，濕熱之邪漸去，脾胃之氣漸復，臨床尿黃、神疲、乏力等症好轉或消失，肝功能檢查膽紅素、轉氨酶、黃疸指數下降或正常，而麝濁仍高者，臨床常加酸味藥物酸棗仁、五味子、金櫻子等（量宜大，一般為 6～40g），補肝血、養肝腎而效佳。

療程的長短，療效的好壞，與患者就診的早晚和初診時醫者的重視程度有密切關係，初期易誤診為上感或胃腸炎。診斷越及時，治療越早，措施得當，則療效越好，療程越短，康復越快。

12. A 肝寧湯 ⑫

【藥物組成】茵陳 15g，梔子 9g，製大黃 15g，茯苓 15g，枳殼 15g，車前草 15g，生甘草 6g，金錢草 15g，板藍根 15g，虎杖根 15g，生麥芽 30g。

【功效】清熱利膽，疏肝化瘀，解毒消炎，祛濕和胃。

【適應症】急性黃疸型 A 型肝炎。

【用藥方法】每日一劑，加水濃煎為 150ml，早晚各服一次，直至病癒。治療期間囑患者忌辛辣生冷、煙酒，避免情志刺激，臥床休息。

【臨床療效】治療 150 例，臨床治癒 150 例，治癒率為 100%。其中

---

⑫ 孫九光，〈A 肝寧治療急性黃疸型 A 型肝炎 150 例臨床分析〉，《河北中醫》，1998，(3)：163。

黃疸消退時間 7～16 日，平均為 11.5 日；肝功能恢復正常時間最短為 7 日，最長達 28 日，平均為 16.2 日。

【經驗體會】《內經》指出「濕熱相交」為黃疸的成因，故遣方用藥注重清解毒邪，利濕退黃。自擬 Ａ 肝寧湯中茵陳、梔子、製大黃清熱利濕，消炎解毒，利膽退黃降酶；茯苓、枳殼、車前草理氣和胃健脾化濕；金錢草、板藍根、虎杖根清熱利濕，活血祛毒；生甘草瀉火解毒；麥芽生用能升發肝胃清氣，寬中消穀。全方共奏清熱利膽、疏肝化瘀、解毒消炎、祛濕和胃之功效，治療急性黃疸型 Ａ 型肝炎正中病機。張仲景在《傷寒論》中指出「陽明病，……此為瘀熱在裏，身必發黃，茵陳蒿湯主之」。瘀熱發黃，日久可致瘀血發黃，說明黃疸是血分受病。因此在清熱利濕基礎上加用活血通腑藥，可提高療效，故重用製大黃、虎杖根，效果滿意。大黃退黃疸作用有三：一是利膽作用，膽小管擴張；二是促進毛細膽管排瀉；三是有調節免疫功能作用。明代吳又可曾強調：「設去大黃而服山梔、茵陳是忘本治標，鮮有效者。」

在辨證論治過程中，辨舌象及面色起重要作用。經「Ａ 肝寧湯」治療，黃疸漸退，肝功能恢復正常，則面色轉華，口唇與舌質瘀紫消失。至於治疸之藥，不宜多用寒涼，必君以滲瀉，佐以甘平，則濕可除，熱易解。否則，重傷脾土，恐變腹脹。

第二章　B 型肝炎

一、辨證分型類方藥

㈠肝膽濕熱型

治肝湯 ❶

【藥物組成】公英 15g，白花蛇舌草 15g，山豆根 10g，黃耆 30g，赤芍 30～60g，茜草 15g，豨薟草 30g。

【加減變化】濕熱蘊結型：症見精神倦怠，食慾不振，右脅及胃脘脹滿，時有口苦噁心，煩熱胸悶，小便短少，大便黏滯不爽，舌質紅，苔黃膩，脈弦滑，基本方加茵陳 20～40g，陳皮 10g，內金 10g，半夏 10g，蒼朮 10g，生薏仁 30g，枳殼 10g，生麥芽 20g。肝鬱脾虛型：症見兩脅痛，胸脘痞悶，噯氣，矢氣（即白話云：放屁）稍舒，納差少食，大便時溏，舌質淡紅，苔薄白，脈弦細滑，基本方加柴胡 10g，白朮 10g，半夏 10g，內金 10g，生麥芽 20g。肝腎陰虛型：症見腰膝酸軟，時感心悸，頭暈耳鳴，失眠虛煩，手足心熱，足跟痛，月經不調，舌質紅，苔少，脈弦細數，基本方加生地 15g，沙參 15g，麥冬 15g，枸杞 30g，首烏 15g，酸棗仁 15g。肝氣鬱滯血瘀型：症見面色晦暗，納差腹脹，脅痛，肝脾腫大，血痣，舌質紫暗有瘀斑，苔薄黃，脈細澀，基本方加柴胡 10g，香附 10g，桃仁 10g，紅花 10g，當歸 15g，白芍 15g，莪朮 10

---

❶ 何國基，〈治肝湯加減對慢性 B 型肝炎的遠期療效觀察──附 188 例報告〉，《北京中醫》，1995，(2)：11。

g，生山楂 30g。

【功效】清熱解毒，活血化瘀。

【適應症】慢性 B 型肝炎肝膽濕熱型。

【用藥方法】每日一劑，水煎後，分二次服用。

【臨床療效】188 例服藥 2 個月，ALT、TTT 全部復常，繼續服藥 2 個月後，HBsAg 陽性轉陰 5 例，占 3%。HBeAg 陽性轉陰 30 例，占 15%。抗-HBc 陽性轉陰 1 例，占 0.53%。共隨訪 4～7 年，前半年每月複查肝功能一次，半年後每半年～1 年複查肝功能一次，並同時複查 HBV-M。在隨訪的 188 例中，其中 145 例停服「治肝湯」後，未繼續服任何藥物。而有 23 例服用過「雲芝肝泰」，20 例服用過「肝必復」2～3 個月。

【經驗體會】濕熱為肝炎的基本原因，慢性 B 型肝炎久病入裏，濕熱滯留肝膽，引起肝氣鬱結，橫逆犯脾，而致脾胃不和，肝胃不和。濕為陰邪，易致脾困；熱為陽邪，易灼傷肝陰，肝腎同源，形成肝腎陰虛。又因脾為生化之源，脾虛日久，必導致氣血雙虛。氣為血帥，氣虛可導致血瘀。從上述病因病機不難看出，慢性 B 型肝炎累及的臟腑，以肝為主並波及脾、腎、氣血。肝主疏瀉，喜條達，而脅肋疼痛、易煩善怒、脈弦是慢性 B 型肝炎的主證。考慮到慢性 B 型肝炎有餘邪未盡，邪伏血分，病因病機複雜，筆者在「治肝湯」方中，採用清熱解毒，活血化瘀，扶正祛邪多法並用的原則，經臨床 188 例觀察，取得了較好療效。在慢性 B 型肝炎的組方中，筆者既主張清利，又不主張大苦大寒，因為苦寒藥易傷陰耗氣，所以在組方時重點抓了肝膽濕熱這個基本病理環節，重用公英、白花蛇舌草、山豆根清熱解毒，以清利除肝膽未盡之濕熱，加減中用茵陳、生薏仁還可加強清熱利膽健脾之效。「治肝當先實脾」，是歷代醫家總結出來的一條寶貴經驗。筆者在「治肝湯」中對肝鬱脾虛證，基本方酌加白朮、陳皮、生麥芽，目的是健脾醒脾。此即「見肝之病，知肝傳脾，當先實脾」和「實脾則肝自癒」之意。方中重用赤芍、茜草，

意在加強疏肝鬱，活血化瘀。因慢性 B 型肝炎肝鬱、膽瘀、血瘀明顯，加之赤芍還有涼血作用，可緩解血熱證候，也可達到改善肝膽血瘀情況。方中加味柴胡、枳殼，既可緩解肝鬱，又可恢復脾運。對肝腎陰虛者，方中在疏肝活血化瘀的同時，加生地、沙參、枸杞、首烏、酸棗仁以養肝腎之陰，促進肝膽功能的恢復。對肝鬱氣滯血瘀證，加用香附、桃仁、紅花、莪朮、生山楂，以加強理氣活血化瘀之功。慢性肝炎久病傷正，方中用黃耆，加味中用當歸，目的是扶正補虛。據現代藥理研究，黃耆還有提高細胞免疫功能的作用。豨薟草本是古人治風濕要藥，筆者用於治肝湯中，配合黃耆扶正祛邪，據筆者臨床觀察，豨薟草可降低免疫球蛋白，抑制免疫複合物的生成，控制 TTT 的升高。

㈡脾虛濕困型

1. 健脾養肝湯 ❷

【藥物組成】黃耆、淮山藥、綿茵陳各 30g，貫眾、虎杖、女貞子各 15g，柴胡、丹參各 10g。

【加減變化】氣虛加白朮、太子參；陰虛加旱蓮草、五味子、桑椹子、酸棗仁；血瘀加田七、鬱金；濕熱重加雞骨草、田基黃、敗醬草。

【功效】健脾養肝，清熱利濕。

【適應症】B 型肝炎脾虛濕困型。

【用藥方法】每日一劑，水煎內服，3 個月為一療程。

【臨床療效】40 例患者經一～二療程治療，HBsAg 轉陰 3 例，滴度下降 25 例，轉陰率為 7.7%，HBeAg 轉陰 18 例，滴度下降 10 例，轉陰率為 58.1%。治療前 ALT 升高 16 例，治療後 ALT 正常 9 例，ALT 下降但未達正常 5 例，ALT 比治療前升高 2 例。

---

❷ 黃子夏，〈健脾養肝清熱利濕法對 B 型肝炎抗原轉陰的近期觀察〉，《新中醫》，1995, (8): 48。

　　【經驗體會】慢性 B 肝病毒感染患者的臨床表現一般有不同程度神疲乏力、面色不榮、腹脹悶、右脅不適、情志不舒、便溏尿黃、眠差口乾等。但多數患者臨床症狀不多，沒有特殊體徵，這給中醫宏觀辨證帶來一定困難。根據「正氣存內，邪不可干」，「邪之所湊，其氣必虛」的理論，筆者認為：正虛，尤其脾氣虛是慢性 HBV 感染的主要內因，感受濕熱毒氣是外因。脾虛易致內濕，內濕外邪膠結凝著，故其病程較長，纏綿難癒；濕毒邪氣久鬱，耗損陰液而陰虛，阻遏氣機調暢致肝鬱。

　　針對病機，基本方是健脾養肝、清熱化濕解毒的有機組合。臨床及實驗研究表明，HBV 的複製活躍程度與濕熱輕重呈正相關，病毒的持續感染與機體的免疫功能低下關係密切。藥理研究表明，清熱解毒藥虎杖、貫眾為抑制 HBV 的有效藥物，並能抗炎、抑制體液免疫；補脾氣藥黃耆有提高機體免疫和解毒功能；養肝藥女貞子能增強細胞的應答能力，為較好的免疫調節藥物。總之，補氣藥與清熱解毒藥合用，扶正祛邪，可以達到抑制病毒複製和調整免疫功能的目標，並有助於患者肝功能與整體健康的恢復。

2.四君子湯合五苓散 ❸

　　【藥物組成】黨參 20g，白朮 12g，茯苓 15g，炙甘草 12g，豬苓 15g，澤瀉 12g，桂枝 4g。

　　【加減變化】肝氣鬱結加柴胡 10g，香附 10g，鬱金 12g，黃耆 12g；氣滯痰鬱加法半夏 12g，厚朴 6g，白芥子 10g，黃耆 12g；氣滯血瘀加丹參 30g，赤芍 20g，紅花 12g，香附 10g，黃耆 12g；HBsAg (+) 加黃花倒水蓮 30g，白花丹 12g，美人蕉 30g。

　　【功效】益氣健脾，利水化濕。

　　【適應症】脾虛濕困型為主症的慢性 B 型肝炎，症見面色萎黃，形

---

❸ 韋文深，〈健脾利濕法治療脾虛濕困型慢性 B 型肝炎 455 例〉，《廣西中醫藥》，1996，(2)：14。

體困倦，口黏不爽，口不渴，脘腹脹悶，納呆，大便溏，小便不利，舌質淡，苔白膩，脈沉緩或沉濡。

【用藥方法】每日一劑，水煎二次，分四次口服，2個月為一個療程。

【臨床療效】治療455例，其中臨床治癒（症狀消失，肝功能正常，HBsAg（−），停止服藥後每月檢查肝功能一次，HBsAg一次，連續五次，肝功能正常，HBsAg（−））257例，治癒率56.4%；顯效（症狀消失，肝功能檢查丙氨酸氨基轉移酶、天門冬氨酸氨基轉換酶、鹼性磷酸酶正常，麝香草酚濁度試驗以及γ−穀氨酰轉移酶異常。HBsAg（±））198例，顯效率43.5%。在臨床治癒的257例中，服藥一個療程35例，兩個療程122例，三個療程70例，四個療程30例。在顯效的198例中，HBsAg（−）31例。

【經驗體會】本病多屬濕熱邪毒侵入機體所致。慢性B肝病人病久必虛，肝脾同病，故脾虛濕困型屬臨床多見的本虛標實之證。此型慢性B肝之法在於「治肝先實脾」，治療以「四君子湯」合「五苓散」組成。「四君子湯」主治脾虛氣弱，運化力弱，食少便溏面色萎黃，四肢無力，舌苔淡白，脈細弱或沉緩。此在於「實脾」，培土以榮木，健脾以利濕。「五苓散」主治小便不利，利水去濕，黃者健脾益氣。脾虛既去，濕困既除，病自癒。HBsAg（+）患者選用黃花倒水蓮補益氣血，健脾利濕活血，白花丹散瘀消腫，美人蕉清熱利濕。此三藥合用可以協助「四君子湯」之健脾、「五苓散」之利尿化濕作用，臨床療效尚好。

3.（邱氏）B肝飲 ❹

【藥物組成】板藍根、茵陳、丹參、白花蛇舌草各30g，貫眾、蚤休、虎杖、五味子、柴胡、白朮、甘草各15g，海藻10g。

【功效】疏肝解鬱，健脾祛濕。

---

❹ 邱根全，〈B肝飲治療慢性肝炎50例〉，《陝西中醫》，1997，(7)：292。

【適應症】濕邪困脾型慢性肝炎。

【用藥方法】每日一劑，水煎二次，分早晚二次服。30 日為一個療程。

【臨床療效】50 例患者中，其中慢性遷延性肝炎 32 例，治癒（症狀基本消失，HBsAg 和 HBeAg 轉陰，並持續 1 年以上者）8 例；顯效（自覺症狀基本消失，肝脾腫大穩定不變或縮小，無壓痛及叩痛；肝功能檢查正常；以上指標穩定 1 年者）15 例；有效（主要症狀基本消失；肝脾腫大穩定不變，且無明顯壓痛及叩痛；肝功能檢查正常或原值下降 50% 以上，並持續 3 個月者）6 例；無效（症狀無明顯改善，化驗指標也無明顯變化）3 例。慢性活動性肝炎 18 例，治癒 4 例，顯效 6 例，有效 6 例，無效 2 例。治癒率 24%，總有效率 90%。穀丙轉氨酶 (ALT) 和穀草轉氨酶 (AST) 好轉率分別為 93.3% 和 90.4%。

【經驗體會】中醫認為本病多為感受濕熱，或飲食不節，損傷脾胃致濕邪久留中焦，影響肝之疏瀉，致肝氣橫逆，氣機不暢，治療須標本兼治。「B 肝飲」選用板藍根、白花蛇舌草、蚤休、貫眾等以解毒，抑制病毒複製；用柴胡、丹參以疏肝柔肝活血，防止氣滯日久血瘀；用白朮、甘草、五味子健脾以扶正，增強免疫力。組方合理，方義明確，故在觀察中收到明顯的效果。該方特點是症狀消除快，尤其乏困、納差、噁心、腹脹一般在短期內得到改善。

㈢肝鬱脾虛型

1.（鍾氏）B 肝湯 ❺

【藥物組成】黃耆、茵陳、丹參各 30g，半枝蓮 40g，赤白芍、柴胡、枸杞、鬱金各 15g，黃芩、當歸、茯苓、白朮各 12g，太子參 10g，甘草 6g。

---

❺ 鍾磊，〈B 肝湯治療慢性 B 型肝炎 314 例〉，《湖北中醫雜誌》，1995, (2): 36。

【加減變化】濕熱未盡者加滑石、白蔲仁；肝鬱脾虛者，茵陳減至15g，加山藥15g；肝氣鬱滯者加香附、川楝各15g；瘀血阻絡者加延胡、五靈脂各15g；肝腎陰虛者，柴胡減至10g，加沙參、烏梅各15g；脾腎陽虛者加巴戟天、仙靈脾各30g；肝脾腫大者加三棱、莪朮、鱉甲各12g；腹脹者去甘草，加炒萊菔子、二芽各15g，有肝掌、蜘蛛痣者加丹皮15g，丹參加至50g；牙齦出血者加女貞子、旱蓮草各30g；食慾不振者加焦三仙各15g；穀丙轉氨酶持續不降者加五味子、土茯苓各30g；乏力明顯者，黃耆加至40g。

【功效】疏肝理脾，清熱利濕解毒，活血化瘀，滋補肝腎。

【適應症】慢性B型肝炎肝鬱脾虛型。

【用藥方法】每日一劑，水煎分三次內服。90天為一個療程。臨床症狀消失後，取原方數倍藥量研末加工為水泛丸，每次服20g，每日三次。

【臨床療效】用本方治療慢性B型肝炎314例，取得滿意效果。

【經驗體會】慢性B型肝炎的病理是肝鬱脾虛，中氣不足，毒邪留戀肝經，久鬱化熱導致氣滯血瘀，久病傷腎而致肝腎陰虛，使HBV在體內遷延不癒。筆者認為，疏肝理脾是治療本病之關鍵，組方中以疏肝理脾為大法，佐清熱利濕解毒、活血化瘀、滋補肝腎之品。黃耆、太子參、當歸、白芍、柴胡、茯苓、白朮、甘草疏肝理脾；半枝蓮、黃芩、茵陳清熱利濕解毒；鬱金、丹參、赤芍行氣活血化瘀；枸杞滋補肝腎。

現代醫學研究表明，方中大部分藥物具有影響機體內環境的雙向調節作用。黃耆能促進肝細胞再生，防止肝醣元減少，又能提高細胞免疫；柴胡、甘草既能保護肝細胞膜又能啟動免疫；柴胡有明顯抗炎作用，使肝細胞變性壞死明顯減輕，肝細胞內醣元、核糖核酸含量大部分接近正常。同時，柴胡可明顯抑制纖維組織增生，防止早期肝硬化；赤芍既可改善肝內微循環，又可利膽降酶，丹參既能改善肝內微循環，促進組織

修復再生，抑制過度增生的纖維母細胞和腫瘤生長，還能影響蛋白代謝，使肝細胞恢復合成蛋白功能；黃芩含黃芩貳，能使穀丙轉氨酶降低，對體內 B 肝病毒有抑制作用，茵陳、半枝蓮對 B 肝病毒有抑制作用，並有修復肝細胞結構和功能損害的作用。據文獻報導，枸杞能增加血清及肝中的磷脂含量，抑制脂肪在肝細胞內沉積，促進肝細胞再生，改善肝功能；當歸、白芍能抑制炎性反應；太子參能增加網狀內皮系統的吞噬功能，提高機體抗病能力，鬱金、柴胡皆有鎮痛作用，再與具有興奮中樞作用的太子參配合，既能改善睡眠，緩解疼痛，又能防止疲乏，嗜睡。

2.（秦氏）舒肝健脾湯 ❻

【藥物組成】黃耆、茯苓各 20g，薏苡仁 30g，白朮 12g，柴胡 9g，木香 6g，當歸、五味子、黨參、白芍、虎杖各 15g，白花蛇舌草 18g，甘草 10g。

【加減變化】有黃疸者，加茵陳 20g，山梔子 10g；肝脾腫大者，加穿山甲 9g，澤蘭 10g；肝區疼痛者，重用白芍，加延胡索 10g；食慾不振者加雞內金 9g，麥芽 10g；腹脹者加枳殼 9g；腰膝痠軟者加懷牛膝 20g，女貞子 15g；噁心厭油膩者加法半夏 9g。

【功效】疏肝健脾，益氣。

【適應症】慢性 B 型肝炎肝鬱脾虛型。

【用藥方法】上藥每天一劑，早、晚各煎服一次，一個月為 1 療程，每療程複查一次肝功能及 B 肝五項。

【臨床療效】治療慢性 B 型肝炎 69 例，臨床治癒（服藥均在三個療程以上，自覺症狀消失，肝功能檢查正常，HBsAg、HBeAg、抗–HBc 轉陰，經 6 個月隨訪無反復）28 例；顯效（服藥均在三個療程以上，主要症狀消失，肝功能檢查正常，HBeAg 或抗–HBc 轉陰，或出現抗–HBe）

---

❻ 秦春紅等，〈舒肝健脾法治療慢性 B 型肝炎 69 例療效觀察〉，《新中醫》，1995，(4)：47。

23 例；有效（主要症狀與體徵明顯改善，肝功能有所改善，HBsAg 滴度下降）13 例，其中服藥三個療程以上者 4 例，三個療程以下者 9 例；無效（未達到有效標準者）5 例，其中服藥三個療程以上者 2 例，三個療程以下者 3 例。總有效率 92.8%。

【經驗體會】B 肝病毒侵入機體，其主要原因在於正氣不足，抵抗力低下。發病後，耗氣傷陰、損肝伐脾、肝鬱脾虛為其基本病機。遵醫聖張仲景：「見肝之病，知肝傳脾，當先實脾」之說，治宜疏肝健脾，益氣扶正。方中黃耆、黨參、茯苓、白朮、薏苡仁、甘草等健脾益氣扶正，柴胡、木香疏肝理氣，五味子、白芍、當歸滋陰養血，虎杖、白花蛇舌草清熱解毒。全方立足於疏肝健脾，扶正祛邪。發病之初，其病情往往虛實並見，多夾濕熱，治宜疏肝健脾，佐以清熱利濕。病久多氣血兩虧，重在補益氣血，疏肝健脾。治療應始終顧護脾胃，用藥宜平和，慎用苦寒之品，以防損傷脾胃，若用苦寒之品，當中病即止，不宜久用。治療要隨機應變，在恪守疏肝健脾這一基本大法的前提下靈活化裁，隨證加減，求療效於辨證論治之中，不可固守成方偏執一端。

3.（柴氏）舒肝健脾湯 ❼

【藥物組成】黃耆 30g，黨參 20g，茯苓 12g，柴胡 12g，鬱金 12g，白朮 15g，枳殼 12g，白芍 12g，陳皮 12g，丹參 30g，虎杖 25g，白花蛇舌草 25g，甘草 6g，赤芍 30g，水蛭 6g（沖），地鱉蟲 6g。

【加減變化】濕熱型：發熱，口乾，尿赤，便乾，皮膚色黃鮮明（或無黃疸），牙齦及鼻出血，舌質紅或絳，甚則起芒刺，舌苔黃白相兼，舌下絡脈色紅紫，脈弦滑數。基本方去水蛭、地鱉蟲，加土茯苓 15g，川厚朴 15g，茵陳 30g，金錢草 30g，車前子 12g（包）。氣鬱濕阻型：兩脅走竄樣痛，噁心納呆，腹脹便溏，煩躁易怒，苔薄白或白膩，脈弦細。

---

❼ 柴根旺等，〈舒肝健脾湯治療慢性 B 型肝炎 50 例臨床觀察〉，《山西中醫》，1996，(5)：7。

基本方加蒼朮 20g，厚朴 20g，藿香 12g，佩蘭 12g，豬苓 20g。血瘀型：右脅部刺痛不移，肝脾腫大，有壓痛，面色晦暗，舌質紫暗、苔薄白潤、舌下絡脈增粗，色青紫，脈沉細而澀。基本方加桃仁 12g，紅花 12g，三稜 10g，莪朮 10g，川芎 12g，鱉甲 30g。肝腎陰虛型：潮熱盜汗，失眠，心悸，下肢痿軟，腰背酸困，舌體瘦、舌邊尖紅，苔薄白或薄黃、花剝或光剝，脈細數。基本方加枸杞子 15g，山萸肉 15g，山藥 30g，何首烏 20g，五味子 15g。脾腎陽虛型：乏力，肢冷，或伴腹水，納差，便溏，少尿，面色萎黃或㿠白，舌淡胖嫩、邊有齒痕、苔薄白滑或膩、舌下絡脈色紫，脈沉細而遲。基本方加杜仲 15g，桑寄生 15g，附子 5g（先煎），仙茅 15g，仙靈脾 15g，乾薑 10g。

【功效】疏肝理氣，健脾益氣，活血化瘀，清熱解毒。

【適應症】慢性 B 型肝炎肝鬱脾虛型。

【用藥方法】每日一劑，水煎早晚分服。治療 3 個月為一療程，二療程後觀察療效。

【臨床療效】治療慢性 B 型肝炎 50 例，臨床治癒（症狀及體徵消失，肝功能正常，HBsAg 轉陰）12 例；顯效（症狀及體徵消失，肝功能正常，HBsAg 未轉陰）20 例；好轉（主要症狀明顯好轉，肝功能各項指標下降，HBsAg 未轉陰）15 例；無效（症狀、體徵及理化檢查無明顯改善或反有加重者）3 例。總有效率 94%。

【經驗體會】慢性 B 型肝炎病程長，病機複雜，治療效果往往不理想。筆者認為，慢性 B 型肝炎的病理機制主要為濕熱之邪入侵體內，滯留肝膽，導致肝氣鬱結，脾胃受傷，形成肝鬱脾虛證。肝鬱脾虛是慢性 B 型肝炎的主要病機，在此基礎上又可出現濕熱鬱遏、氣滯濕阻、血瘀以及肝腎陰虛、脾腎陽虛等各種不同的證型。筆者據其肝鬱脾虛的主要病機，自擬「舒肝健脾湯」加減以治之。方中柴胡、枳殼、鬱金、陳皮疏肝理氣；黃耆、黨參、白朮、雲苓（茯苓）、甘草健脾益氣；白芍養陰

柔肝；丹參、赤芍、水蛭、地鱉蟲活血化瘀；虎杖、白花蛇舌草清熱解毒。據現代藥理研究表明，柴胡具有顯著的抗炎性滲出、抗肝臟損傷及抑制肝纖維化的作用；鬱金能促進肝內循環，糾正血清蛋白比例的失調；枳殼、陳皮具有較好的免疫抑制作用，而目前認為調整機體免疫功能，抑制和消除免疫複合物是治療慢性 B 型肝炎的重要途徑；黃耆、黨參、白朮、茯苓、甘草能減輕 B 型肝炎病毒對肝細胞粒線體和溶酶體的破壞，促進肝細胞再生，增強網狀內皮細胞的吞噬作用，並能誘導機體產生干擾素，從而抑制 B 肝病毒的複製；丹參、赤芍、水蛭、地鱉蟲對已沉積的免疫複合物有清除作用，並能夠改善肝血循環，促進肝細胞新生；白花蛇舌草、虎杖可減輕肝實質炎症，減少肝細胞變性壞死，增強網狀內皮系統的吞噬作用，消除 B 肝病毒，促進肝細胞修復和再生，從而使肝功能恢復正常。

4.加味逍遙散 ❽

【藥物組成】柴胡 20g，當歸 20g，白朮 20g，白芍 20g，茯苓 20g，鬱金 15g，丹皮 3g，血竭（沖）3g，黃耆 30g，虎杖 30g，板藍根 15g，黃藥 15g，白花蛇舌草 30g，炙甘草 10g。

【加減變化】濕熱中阻加茵陳、山豆根、梔子、車前草、佩蘭、澤瀉；肝鬱脾虛加黨參、香附、川楝子、枳殼、丹參，加重白朮用量；肝腎陰虛加熟地、沙參、懷牛膝、酸棗仁、鱉甲、枸杞子；瘀血阻絡加川芎、香附、丹參、紅花、三棱、桃仁；脾腎陽虛加山茱萸、淫羊藿、巴戟天、附子。

【功效】清熱除濕，疏肝健脾。

【適應症】慢性 B 型肝炎肝鬱脾虛型。

【用藥方法】上藥製成蜜丸或散劑。丸劑每丸 9g，散劑每包 8g，日

---

❽ 邱德群等，〈逍遙散加味治療慢性 B 型肝炎 50 例〉，《河南中醫藥學刊》，2000，(6)：63。

三次，每次 2 丸（包）。按 50kg 體重計算，體重每增、減 10kg 則每次藥量相應增、減半丸（包），飯前半小時服，3 個月為一個療程。

【臨床療效】治療慢性 B 型肝炎 50 例，其中治癒（症狀、體徵完全消失，肝功能、有關酶學檢查、免疫功能檢查均恢復正常，B 肝五項檢查指標全部轉陰或僅 HBsAg 陽性（低滴度），連續 3 個月複查無復發）38 例，治癒率 76%；有效（症狀、體徵均得到改善，肝功能基本正常或正常後又出現反復，B 肝五項檢查 HBsAg 陽性並伴抗-HBc 或抗-HBe 陽性）12 例。總有效率 100%。無效 0 例；復發 6 例，復發率 12%。

【經驗體會】中醫認為，本病屬感受濕熱疫毒之邪，鬱而不達、蘊結在裏、濕困脾土、肝失調達、氣機阻滯而致。故濕熱毒邪為其因，肝鬱脾虛為其病機。清熱除濕、疏肝健脾為其法，據其法而立其方。方中以「逍遙散」為主，重在疏肝健脾，調理氣機，加鬱金、丹皮、血竭活血散瘀以助疏肝，黃耆以益氣健脾；板藍根、黃蘗、白花蛇舌草清熱除濕解毒以清除病因。

臨床觀察表明，本病在臨床表現上大多都有右脅不適或疼痛、口苦、尿黃、納差、舌淡紅、苔薄黃或厚膩、身困無力等，這些症狀也說明肝鬱脾虛是本病的病理基礎。但由於體質、治療因素、病程及個體反應等差異，患者臨床表現又各有不同，有的濕熱較重，有的肝鬱脾虛，有的肝腎陰虛，有的脾腎陽虛，有的瘀血阻絡。如果忽視這些病理變化，則治療失據，最終影響治療效果。只有既針對共同的病理基礎，又針對特殊的病理變化，才符合中醫辨證論治的原則，即依古方而不泥於古方。

四)氣滯血瘀型

1.化瘀通絡湯 ❾

---

❾ 李炎戊，〈化瘀通絡湯治療氣滯血瘀型慢性 B 型活動性肝炎 48 例〉，《浙江中醫雜誌》，1991,（1）: 21。

【藥物組成】柴胡 6g，當歸 10g，丹參 20g，紅花 6g，桃仁 10g，鬱金 10g，虎杖 20g，炮山甲 10g，製軍（大黃有將軍之稱，製軍即製大黃）10g，白芍 10g。

【加減變化】脅痛甚酌加炙乳沒、九香蟲；脅下症塊明顯酌加鱉甲、地鱉蟲、牡蠣、雞內金；鼻衄、齒衄去桃仁、紅花加三七粉、生地、丹皮、白茅根。

【功效】活血化瘀，理氣通絡。

【適應症】慢性 B 型活動性肝炎氣滯血瘀型。

【用藥方法】日一劑，水煎服，療程為 2 個月，部分病例延長到 3 個月。服用本方期間囑停用其他中西藥。

【臨床療效】治療 48 例，其中顯效（治療後主要症狀消失，肝脾腫大有回縮或穩定不變，肝功能恢復正常（主要是黃疸指數、麝濁、鋅濁（硫酸鋅濁度試驗 (ZnTT)）、穀丙轉氨酶、血清白、球蛋白等項指標）24 例；有效（治療後症狀有好轉，肝脾腫大穩定不變或稍有回縮，肝功能改善但尚未完全恢復正常）20 例；無效（治療後症狀無好轉或惡化，肝功能無改善或惡化）4 例。總有效率 91.7%。

【經驗體會】本型慢活肝可隸屬於中醫「脅痛」、「癥積」等範疇，乃邪毒久留，氣血損傷，肝絡瘀滯，瘀血停著所致。其病位在肝，病理產物為瘀血。肝藏血而主疏瀉。若瘀血痹阻肝絡，氣行不暢，疏瀉失司，則胸悶脅痛，脘痞腹脹，乏力納少。若瘀血停著，經久不散，則脅下癥積漸成，並可見面色晦暗、紅絲赤縷、舌質紫暗有瘀點、脈澀等。治當破瘀通絡，輔以疏肝理氣。方中柴胡、鬱金疏肝理氣，取氣行則血行之意；當歸、白芍活血養血、柔肝止痛，使祛邪而不傷陰血；丹參、桃仁、紅花活血化瘀通經；山甲、製軍賴柴胡行經，直達病所，破瘀散結通絡；虎杖合製軍、鬱金清熱解毒，利膽退黃。諸藥合用，使瘀血去而新血生，肝絡通則諸症癒。

2.下瘀血湯 ❿

【藥物組成】製大黃 9g，桃仁 9g，地鱉蟲 6g，當歸、白芍、女貞子、旱蓮草、雲芩（雲茯苓）、陳皮、炙鱉甲各 5g，生麥芽 10g，炙甘草 3g。

【功效】理氣活血化瘀。

【適應症】B 型肝炎瘀血症。

【用藥方法】日一劑，頭煎加水 400ml，文火煎 30 分鐘後取汁 200 ml；二煎加水 250ml，取汁 100ml。兩汁混兌後分三次溫服。連服十劑後將本方改為散劑，日服三次，每次 5g，30 天為一個療程，連服二～三療程。用藥期間所有病例每月複查肝功能及 HBsAg，HBsAg 連續兩次陰性後繼續服散劑一個療程以鞏固療效。

【臨床療效】服藥三個療程後，57 例患者中顯效（主要症狀消失，肝脾腫大回縮，無壓痛，肝功能恢復正常，HBsAg 連續兩次陰性）39 例；有效（症狀好轉，肝脾腫大有回縮，肝功能部分正常，B 肝五項明顯好轉）15 例；無效 3 例。

【經驗體會】「下瘀血湯」是《金匱要略》為治「產後腹痛……此為腹中有乾血著臍下……亦主經水不利」。後世根據仲景制方之意應用多有發揮。筆者經多年臨床應用，認為本方有廣泛的適應症，但以有瘀血蓄積或久病入絡者最宜，而 B 型肝炎的發生為濕邪侵入機體後造成氣滯血瘀，阻塞經道，導致肝膽瘀阻。「加味下瘀血湯」具調養肝脾、理氣行瘀之功，患者服藥後食慾增進，肝功能恢復快而穩，反復少，臨床症狀改善明顯。後期投入散劑長期緩圖，療效鞏固。

3.清肝通絡湯 ⓫

---

❿ 戴朝壽等，〈下瘀血湯加味治 B 型肝炎 57 例〉，《國醫論壇》，1995，(6)：24。

⓫ 金中傑，〈清肝通絡湯治療慢性 B 型肝炎血清 γ-穀氨酰轉酞酶活性增高 87 例〉，《新中醫》，1997，(11)：41。

【藥物組成】炮穿山甲、枳殼各 10g，丹參、金錢草各 30g，鬱金 15g，虎杖、白朮各 20g，三七末（分沖）5g。

【加減變化】舌紅少苔加生地黃、女貞子；口苦苔黃加龍膽草、黃芩；苔膩脘脹加厚朴、木香；齒鼻出血加蒲黃、白茅根；脅肋疼痛加延胡索、川楝子。

【功效】理氣解鬱，活血化瘀通絡。

【適應症】慢性 B 型肝炎肝絡瘀結。

【用藥方法】上方每日一劑，水煎早晚分服，1 個月為一療程。

【臨床療效】87 例經治療，顯效（治療 3 個療程，γ–GT 恢復正常）71 例；有效（治療三療程，γ–GT 明顯下降，但 >100u）10 例；無效（治療三個療程，γ–GT 下降不明顯，或降而復升）6 例。總有效率為 93.10%。

【經驗體會】肝炎 γ–GT 增高的機理是肝壞死區鄰近肝細胞內酶合成亢進，若 γ–GT 長期增高，提示肝細胞有壞死病變。在慢 B 肝非活動期，γ–GT 大多正常，而在活動期大多增高，因此 γ–GT 長期增高，是肝壞死區炎症、壞死病變未完全消失。從中醫角度認識，這是肝膽濕熱未清，審其濕熱不清之因，主要與慢 B 肝的病理有關。慢 B 肝因久病入絡，多氣機鬱結，脈絡瘀阻而氣血宣通不暢，濕熱清之不易，又因肝鬱疏土不及，病傳脾胃，致脾失運化，胃失降濁而痰濁內生，痰濁蘊結肝絡，更阻氣血宣通，而且氣滯、痰濁、瘀血等病邪，蘊結日久，也會化熱，則更致濕熱不清。慢 B 肝的這一病理，概括之則是「瘀熱在裏」的亞型——瘀重於熱型，重在肝絡瘀結。

根據痰濁、瘀血蘊結肝絡致濕熱不清是慢 B 肝 γ–GT 長期增高的病機的認識，「清肝通絡湯」取穿山甲走竄行散之性，入肝化瘀破結通絡，合丹參、三七活血祛瘀；鬱金行氣解鬱；虎杖祛瘀通絡，宣通氣血；又借丹參、鬱金、虎杖兼能清肝利膽的作用，助金錢草廓清肝膽鬱熱，使

膽胃通降，邪有出路；又用枳殼理氣化滯降濁配合白朮燥濕健脾助運，調理中州，使脾健胃和，邪去正復。諸藥合用，切合慢 B 肝 γ-GT 長期增高的病機，並有抑制 HBV 的作用，故有較好療效。經觀察，參、耆及補陽藥可阻滯 γ-GT 恢復正常，故在 γ-GT 未正常時多不選用。

4.益肝抗纖方 ⑫

【藥物組成】生黃耆 10 ～ 30g，炒當歸 10g，赤芍 20g，丹皮 20g，丹參 30g，澤蘭 10g，茜草 10g，白英 10g，炒白朮 10g，木香 10g，大腹皮 20g，白花蛇舌草 15g。

【加減變化】熱甚者去黃耆；水腫者加防己、王不留行；歷節（古代風濕關節痛之病名）痛者加防風；脾氣虛弱者加黨參；胃寒者加乾薑；脾虛瀉者加煨葛根；腎陽虛者加製附子、仙靈脾、巴戟天；濕困者加蒼朮、茯苓；肝區（即脅肋部）痛者加延胡、地鱉蟲、柴胡、鬱金。

【功效】活血化瘀，清熱解毒，健脾利濕，益氣養血。

【適應症】慢性 B 型肝炎瘀血阻絡型。

【用藥方法】每日一劑，早晚二次煎服。2 個月為一療程。

【臨床療效】治療慢性 B 型肝炎 50 例，其中臨床基本痊癒（症狀消失，肝臟腫大無變化或回縮，肝區無壓痛及叩痛（叩擊痛）；肝功能檢查恢復正常；B 肝病毒複製指標轉陰而 HBsAg 可陽性）0 例；顯效（主要症狀消失占半數以上，肝功能檢查恢復正常；B 肝病毒複製指標有一項轉陰而 HBsAg 可陽性）31 例；好轉（主要症狀消失占 1/3 以上；肝功能檢查較原檢測值下降一半以上；B 肝病毒複製指標有所下降而 HBsAg 仍可陽性）7 例；無效（症狀、體徵及實驗室檢查值無變化，甚至加重）12 例。總有效率 76%。

【經驗體會】慢性 B 型肝炎（中度）屬中醫「脅痛」、「臌脹」、「癥

---

⑫ 紀鈞等，〈「益肝抗纖方」治療慢性 B 型肝炎 50 例〉，《江蘇中醫》，1998，(4)：14。

積」等範疇。現代醫學認為，肝纖維化組織增生病變在本病早期即已發生。中醫認為，本病初始乃因內有濕阻，復外感濕熱毒邪而致。濕性重濁，阻遏氣機，致氣機升降失常，脈絡血運受阻而成瘀；熱為陽邪，灼津耗血致瘀，即朱丹溪曰：「血受濕熱，久必凝濁。」而肝鬱氣滯、乘脾礙血是本病致病的又一重要因素。氣滯既可為本病的病因，也是其病機後果。大凡情志不暢，肝氣鬱結，木病及土，脾運失健，則易外感濕熱病邪。既病之後，濕熱之邪又每阻遏氣機，從而加重了氣滯的表現。氣為血帥，血為氣母，氣機既滯，則血液運行不暢，而出現血瘀。故清代吳澄曰：「氣滯者，血也滯也。血不自行，隨氣而行，氣滯於中，血因停積，凝而不散，愈滯愈積愈滯。」所以肝氣鬱結是血瘀的早期表現，血瘀則是肝氣鬱結發展的結果。其次，脾運不健，也參與了本病血瘀形成的病理過程。本病的發生，每先有脾運不健，以致濕濁內停，肝氣乘脾，更使脾運不健加重。蓋脾為氣機開降之樞紐，脾氣虛弱，血運無力，血液因之滯留不行而瘀，故清代周學海說：「氣虛不足以推血，則血必有瘀。」由上可知，濕熱之邪是本病的主要成因，肝鬱脾虛是本病的病變基礎，血瘀則是本病的基本病機。

　　鑒於上述情況，「益肝抗纖方」以活血化瘀為治療中心環節，同時佐以清熱解毒、健脾利濕、益氣養血為法。方中當歸甘溫，和血補血，又為血中之氣藥，血行則肝絡通暢；丹參氣平味苦，破宿血，生新血，調經脈，除煩熱，能治血虛血瘀之候；赤芍、丹皮清熱涼血清瘀；木香行氣止痛，溫中和胃；炒白朮補脾益胃，燥濕和中；白花蛇舌草苦寒而不燥，清熱而不傷陰，是利濕解毒之要藥，且無苦寒傷胃之弊；黃耆甘微溫，補中益氣，張錫純認為又能補肝。諸藥合拍，故取良效。

　　現代藥理研究證明，黃耆、白花蛇舌草對 HBsAg 具有高效抑制作用，赤芍、丹皮、丹參、白英對 HBV–DNA 有較強的直接抑制作用。黃耆具有增強網狀內皮細胞系統的吞噬功能，並可提高人體白血球誘生干擾素

的功能。當歸促進機體抗體生成和淋巴細胞轉化。白花蛇舌草調節機體的免疫功能，對細胞免疫有促進巨噬細胞吞噬功能，提高吞噬細胞數，同時對自身免疫異常增強者具有抑制作用，使之達到自我穩定，肝細胞免遭損害。赤芍、丹參還能改善肝臟微循環，抑制和清除免疫複合物，減少肝細胞損傷和壞死，促進肝細胞再生。

5. 益氣涼血活血湯 ⓭

【藥物組成】黃耆 30g，赤芍 10 ～ 15g，參三七（沖）3g，丹參、茜草、丹皮、虎杖各 15g。

【加減變化】氣虛加黨參、白朮、黃精；陰虛加生地、麥冬；氣滯加香附、鬱金、枳殼；脾虛加白朮、茯苓、黨參；濕熱偏盛加茵陳、梔子、金錢草；陽虛加仙靈脾、巴戟天；瘀血重者加紅花、桃仁。

【功效】涼血活血，祛瘀止血。

【適應症】慢性 B 型肝炎瘀血阻絡型。

【用藥方法】上方每日一劑，水煎二次，取汁約 400ml，分二次溫服。

【臨床療效】治療 60 例，其中顯效（臨床症狀、體徵消失、肝功能正常）43 例；好轉（臨床症狀、體徵消失，肝功能接近正常）12 例；無效（症狀、體徵、肝功能無明顯改善）5 例。總有效率 91.6%。

【經驗體會】肝主疏瀉及藏血，慢性 B 型肝炎患者其正已虛，其邪尚存。李東垣《醫學發明》指出：「*血者皆肝之所去⋯⋯蓋肝藏血故也。*」說明瘀血與肝有著密切的關係，此類患者病程長遷延不癒，以致瘀久生熱，血瘀血熱為慢性 B 型肝炎的主要病機之一。

因慢性 B 肝患者往往有出血傾向，故方中所選活血藥物中，三七苦微溫，歸肝、胃經，化瘀止血；配以赤芍、丹參涼血活血以化瘀；生地

⓭ 劉悅明，〈益氣涼血活血法治療慢性 B 型肝炎 60 例〉，《陝西中醫》，2000, (1)：
　　10。

清熱涼血、化瘀生新；茜草苦寒，歸肝經涼血止血，活血祛瘀；丹皮苦辛涼，入心、肝、腎經，清熱涼血；黃耆益氣養血，補虛固本；虎杖涼血解毒。實驗證明：涼血活血藥物有抑制膽汁鬱積因素、降低 TXB2、ACE 及血液黏滯度，改善肝臟微循環、調控免疫功能等作用。本方有消除症狀、改善肝功、提高免疫力等作用，臨床療效可靠。

(五)肝腎陰虛型

1. 補腎健脾湯 ❶❹

【藥物組成】黃耆、赤芍各 30 ～ 60g，黨參、丹參、黃精各 15 ～ 30g，白芍、巴戟天、淫羊藿、菟絲子、枸杞、北沙參、茯苓、益母草、生山楂、白朮各 12 ～ 15g。

【加減變化】腎陰虛加女貞子、墨旱蓮；腎陽虛加仙茅；濕熱黃疸去白芍、黃精，加茵陳、金錢草、鬱金，並重用赤芍；噁心嘔吐加半夏；肝區痛加柴胡、薑黃；便溏去白芍加蒼朮；便乾加大黃，腹脹加砂仁、萊菔子；腰痛加川續斷、狗脊；牙齦出血加茅根、丹皮；遺精加金櫻子、煅龍牡；失眠夢多加棗仁、夜交藤。

【功效】補腎健脾。

【適應症】肝脾不和，肝腎陰虛型 B 型肝炎。

【用藥方法】日一劑，水煎分二次溫服。

【臨床療效】治療 50 例中，治癒 13 例，基本治癒 25 例，好轉 5 例，無效 7 例，總有效率 86%。肝功能平均恢復時間治療為 35.8 天。其中 HBsAg 轉陰 6 例，抗-HBc 轉陰 9 例，HBeAg 轉陰 8 例，DNA 聚合酶轉陰 4 例。出院病人經 4 年隨訪，復發率為 23.8%。

【經驗體會】本組病例在西藥治療的基礎上施以補腎健脾的中藥治療，有效率達 86%。肝功能恢復時間、HBV 的轉陰率、臨床復發率均優

❶❹ 呂文林，〈補腎健脾為主治療慢性肝炎 50 例〉，《陝西中醫》，1990，(2)：53。

於對照組。說明補腎健脾治療慢性肝炎有較好的療效。本組辨證以肝脾不和、肝腎陰虛為證見之首，脾腎陽虛亦常見，故擬方中以枸杞、沙參滋陰又能助陽，以淫羊藿、巴戟天、菟絲子補陽不滯不燥又能暖脾，以大劑黃耆、黨參、黃精佐以茯苓、白朮補土而扶正，以赤白芍、益母草、丹參涼血活血之品散瘀養肝。脾腎雙補，氣血並調，隨證加減，辨證用方，使之陰平陽秘，正氣充盛，毒邪能除。慢性肝炎病人，病毒久羈不去，臨床上常見有腎陰腎陽失衡的表現，補腎健脾藥多有調整免疫功能的作用。本組病例 B 型肝炎病毒感染標誌的轉陰率治療組顯著高於對照組，長期隨訪也表明轉陰病例的療效較鞏固，說明補腎健脾的辨證治療對慢性肝炎病人有調整免疫、清除病毒的作用。

2. 養陰清瀉湯 ⓯

【藥物組成】生地 15g，炒白芍 10g，紫丹參 20g，敗醬草 30g，貫眾、連翹、車前子各 10g，生大麥芽 30g。

【加減變化】肝鬱氣滯者加柴胡、枳殼各 10g；脾虛氣弱者加炙黃耆 20g，焦白朮 10g；肝血不足者加枸杞子、當歸身各 10g；血瘀絡傷者加地鱉蟲 10g，參三七 3g（研末分吞）；失眠夢多者加酸棗仁、茯神各 10g；腰膝酸痛者加秦艽、懷牛膝各 10g；納呆腹脹者去生地、白芍，加雞內金、焦山楂各 10g；夢遺滑瀉者加山萸肉 10g，煅龍牡各 30g；齒衄、鼻衄者加旱蓮草、仙鶴草各 30g，煅牛角腮 15g；手足心發熱者加丹皮、地骨皮各 10g；便溏苔膩者去生地、白芍，加焦蒼朮、陳皮、半夏各 10g；黃疸指數在 20 單位以上者加虎杖、茵陳各 20g；穀丙在 200 單位以上者加蛇舌草、垂盆草各 20g；無黃疸而穀丙在 100 單位以下者加五味子 10g，肝脾腫大者加石見穿、炙鱉甲各 20g。

【功效】補益肝腎，活絡化瘀，清瀉濕熱。

【適應症】慢性 B 型肝炎陰虛濕熱型。

⓯ 陸機，〈養陰清瀉法治療慢性 B 型肝炎 84 例〉，《北京中醫》，1992，(5): 25。

【用藥方法】加水適量，文火煎服，每日一劑，30天為一療程。服藥期間飲食宜清淡，忌辛辣油膩之物。

【臨床療效】治療慢性B型肝炎84例，其中治癒（症狀及體徵消失，肝功能正常，HBsAg、HBeAg、抗-HBc轉陰，一年內無反復）18例；顯效（病狀及體徵消失，肝功能正常，HBsAg、HBeAg、抗-HBc一～二項轉陰）44例；有效（主要症狀、體徵好轉，穀丙比治療前下降或一度正常後又輕度上升，濁度轉為正常或略高，HBsAg、HBeAg、抗-HBc無明顯改變）16例；無效（症狀及理化檢查無明顯改善或比治療前有加重）6例。

【經驗體會】慢性B肝多因濕熱疫毒久羈肝脾而致病，濕性黏濁，最易阻遏氣機，使肝失條達而鬱結，抑鬱日久則化火傷陰；熱為陽邪，經久不解，最易傷津耗液；濕熱膠結，纏綿難祛，久則耗血劫陰，引起肝陰不足。肝腎同源，久病及腎，遂致肝腎陰虧、濕熱稽留、肝脈瘀阻之候。況慢性肝炎常由急性病毒性肝炎轉變而來，若初病過用苦寒或辛燥之味，可導致陰傷；或素體陰虛之人，初感濕熱之邪亦易從熱化，故慢性B肝的病程是一個邪侵而正虛、正虛而邪戀的過程，陰不足是本病的本質，故臨床以本虛標實的陰虛證型者為多見。

從84例資料中分析，慢性B肝以青壯年為多見。臨床以頭暈乏力、失眠多夢、脅肋隱痛、腰膝痠軟、口乾舌紅、肝功能異常、HBsAg陽性為主要臨床表現。葉天士云：「肝為剛臟，非柔潤不能調和。」張山雷云：「肝陰耗損之症，專事疏肝不獨無效，反可增其燥傷陰血，柔以馭之尚可馴其橫逆。」故崇其義而立養陰清瀉之法，選藥宗旨，主張養陰不可太滋膩，清熱不可太苦寒，瀉濕不可太分利。隨證加味，主張疏肝不可過，補脾不可太壅，祛瘀不可太破。葉天士云：「養肝之體，即可柔肝之用。」本法以生地、白芍滋養陰血，補益肝腎；丹參涼血補血，活絡化瘀，有利於肝損傷的恢復；敗醬草能促進肝細胞再生和防止肝細胞變性，能

疏通門脈循環，促進肝細胞再生，因而能降酶、降濁；貫眾、連翹、車前子清瀉濕熱，解毒降酶；生大麥芽疏肝健胃，如此補中兼瀉，柔中濟剛，促使邪去而正安。

3.養陰化瘀解毒湯 ⑯

【藥物組成】南沙參、黃精、石斛、赤白芍、虎杖各 15g，枸杞、丹皮、麥冬各 12g，生山楂 30g。

【加減變化】若身目尿黃苔黃膩者，去枸杞、山藥、黃精，加茵陳、鬱金、山梔；納差腹脹便溏者加茯苓、苡仁、炒扁豆；肝痛者加香櫞、延胡、川楝子；齒鼻衄血者加白茅根、旱蓮草；瘀血症狀明顯者加丹參、當歸尾、炙鱉甲、炒雞內金；抗原持續陽性者加黃芩、夏枯草、木賊草、柴胡。

【功效】益氣養陰，柔肝化瘀解毒。

【適應症】慢性 B 型肝炎肝腎陰虛或氣陰兩虛型。

【用藥方法】日一劑，水煎分二～三次溫服。

【臨床療效】治療慢性 B 型肝炎 60 例，其中顯效（主症消失，肝功能正常，HBsAg 或 HBeAg 轉陰者）14 例；好轉（主症消失或明顯改善，肝功能基本正常，滴度比原來下降者）32 例；無效（症狀、體徵及實驗室檢查均無好轉或加重者）14 例。總有效率為 76.7%。

肝功能情況：麝濁治前異常者 38 例，治後復常 15 例，改善 13 例；穀丙酶治前異常者 42 例，治後復常 25 例，改善 6 例；總膽紅素治前異常者 24 例，治後復常 12 例，改善 8 例；白／球蛋白比例治前異常者 29 例，治後復常 14 例，改善 12 例；HBsAg 陽性者治前 60 例，治後轉陰者 15 例；HBeAg 陽性者治前 60 例，治後轉陰 15 例，總抗-HBc 陽性者治前 60 例，治後轉陰 17 例。

⑯ 莊克瑩，〈養陰化瘀解毒法治療慢性 B 型肝炎 60 例〉，《陝西中醫》，1994, (7): 9。

【經驗體會】本病病因為濕、熱、瘀、虛；病機為肝鬱日久化火動陰，濕熱毒邪留戀日久傷津，或脾虛日久閉鬱脾胃之氣機造成。而濕熱稽留，久病入絡，血脈瘀阻是導致病理加重的關鍵。因此，對慢活肝中後期屬肝腎陰虛及氣陰兩虛者均可採用基本方治療。對濁度異常者多選用益氣養陰健脾藥，如沙參、麥冬、山藥、黃精等；對穀丙酶及膽紅素增高者，多選用清熱化瘀解毒藥如赤芍、丹皮、鬱金、茵陳等，而且劑量要大。有腹水者選用澤蘭葉、益母草等，活血利水而不傷陰。並強調休息、營養、情志、飲食、藥物等綜合調節。在用藥上，不宜苦寒香燥，而宜甘寒生津，處處照顧脾胃之氣機使其濕不停留，力求養陰柔肝而不滋膩，行氣化瘀而不傷血，清熱利濕而不傷陰。由於慢活肝病程長，病機複雜，本方對 HBsAg、e 抗原的轉陰率不夠理想。

4.柴芍地黃湯 ❼

【藥物組成】柴胡 3g，赤芍、生地、山萸肉、女貞子、連翹、茯苓、淮山藥、丹皮、澤瀉各 10g，旱蓮草、土茯苓、丹參各 15g，五味子 5g。

【加減變化】脾虛者加白朮 10g；氣滯血瘀者加鬱金 10g，烏賊骨、茜草根各 15g；肝膽濕熱者加茵陳、虎杖各 15g；肝脾腫大者加鱉甲 15g。

【功效】滋養肝腎，解毒活血。

【適應症】肝腎陰虛型 B 型肝炎。

【用藥方法】每日一劑，水煎服，3 個月為一療程，每療程結束後複查一次肝功能。

【臨床療效】治療 30 例，臨床治癒（症狀消失，肝功能恢復正常，HBsAg 轉陰）20 例，其中一個療程治癒 2 例，三個療程治癒 12 例，五個療程治癒者 6 例；顯效（主要症狀消失或減輕，各項生化指標好轉）8 例；無效（症狀不減，肝功能反覆異常，HBsAg 陽性）2 例。

---

❼ 林偉霖，〈柴芍地黃湯治療 B 型肝炎 30 例〉，《新中醫》，1994，(8)：51。

　　【經驗體會】中醫認為 B 型肝炎病因多為「濕熱」、「濕邪」、或「疫毒」等，病機多為濕熱蘊於肝膽，蘊而成毒，毒邪羈留，導致臟腑功能失調所致。治法亦多以疏肝理氣，清熱解毒為主。但臨床觀察部分患者並無明顯的肝膽濕熱症狀，伴有不同程度的頭昏耳鳴、腰痠遺精、月經不調、失眠多夢、小便短赤、脈弦細等肝腎陰虛症狀。由於本病病位主要在肝，而肝藏血，腎藏精，肝腎同源，濕熱疫毒傷肝，最易灼傷肝腎陰血，故以滋養肝腎、解毒活血的柴芍地黃湯治療肝腎陰虛型的慢性 B 型肝炎，更有利於扶助正氣，促進機體對邪毒的清除，從而提高機體免疫力，肝功能早日恢復。方中六味地黃湯滋養肝腎，酌加女貞子、旱蓮草、五味子可增強補益肝腎作用，柴胡、赤芍疏肝柔肝，清肝解鬱；土茯苓、連翹解毒袪濕；丹參功同四物，與赤芍同用，加強活血通絡之力。

5.清肝解毒滋陰涼血湯 ⑱

　　【藥物組成】水牛角（先煎）、白花蛇舌草、絞股藍、半枝蓮各 30g，生地、敗醬草、丹參各 20g，赤芍、白芍、丹皮、草河車、鬼箭羽、旱蓮草各 10g。

　　【加減變化】轉氨酶增高加垂盆草；持續不退者加龍膽草、生甘草；黃疸重者加茵陳、山芝麻；久治不退者重用赤芍至 30g；四肢困倦乏力加晚蠶砂、海金沙；濕重者加土茯苓、生薏苡仁；背強加威靈仙；脅痛加川楝子、鬱金；脅下掣痛加旋覆花、茜草；頭暈加鉤藤、桑葉；偏肝陰虛者加杞子、製首烏；偏腎陰虛者加淮山藥、山萸肉；偏氣陰虛者加太子參、北沙參；失眠者加川黃連、酸棗仁；氣虛者加黃耆。

　　【功效】滋陰涼血，清肝解毒。

　　【適應症】肝腎陰虛型慢性 B 型肝炎。

　　【用藥方法】常規水煎服，每天一劑，分上、下午服，每月檢查一

---

⑱ 俞承烈，〈清肝解毒滋陰涼血法治療肝腎陰虛型慢性 B 型肝炎 47 例〉，《新中醫》，1994，(10)：47。

次肝功能，3 個月檢查一次 B 肝三系。3 個月為一療程。

【臨床療效】47 例患者經兩個療程治療，41 例主要症狀改善或消失，B 肝五項指標均有不同程度的好轉，無效 6 例。其中 24 例轉氨酶異常者經治療兩個療程後，肝功能各項均連續三次為正常值。

【經驗體會】由於慢 B 肝的發病機理甚為複雜，根據中醫病因病機結合現代醫學進行分析，認為慢性肝炎 HBV 複製，肝組織病變的複雜病理機制，主要是緣於濕熱疫毒隱伏血分，肝之疏瀉功能失常，遂使肝血鬱滯，臨床見脅脹、脅痛，甚至脅下痞塊，又肝屬乙木，腎屬癸水，乙癸同源，遷延日久，子盜母氣，必然傷陰耗血，損精奪氣，故出現頭暈腰痠、口乾低熱、齒齦滲血，甚則男子遺瀉，女子月事不調等。本病的基本病理變化是肝血鬱滯、肝腎陰虛。筆者從近年的專科門診病例統計中發現，肝腎陰虛型慢 B 肝占全部病例的 40.12%。「久病肝腎必陰虛」，遵「治病求本」之經旨，因此確立清肝解毒、滋陰涼血為本型治療大法。在治療上既能清肝解毒以祛邪，又能滋水涵木以扶正。《備急千金要方》之「犀角地黃湯」，功能清熱解毒、涼血散瘀。現代藥理研究證明其具有改善血液動力異常及改善微循環的作用。這與中醫學中「肝藏血」，「肝主疏瀉」，肝以血為體，以氣為用的理論相吻合；再選配蛇舌草、半枝蓮、草河車清熱化濕解毒，使邪有出路；丹參、敗醬草、鬼箭羽清熱涼血解毒，旱蓮草協同養陰益腎、涼血，使熱清血寧而無耗血、留瘀之弊。絞股藍具有補益正氣、解毒祛邪功能，與白花蛇舌草相伍更具有提高機體免疫力，對 B 肝病毒的複製有明顯抑制作用。理法貫通，藥證互印，辨證加減，從而獲得較理想的治療效果。目前犀角已由水牛角代用，其用量是犀角的 10 倍。

6.培本丸 ⑲

【藥物組成】黃耆 30g，沙苑蒺藜 10g，肉蓯蓉 10g，山萸肉 10g，熟地黃 10g，枸杞子 10g，白朮 10g，茯苓 10g，佛手片 6g，留行子 10g，蚤休 10g，白花蛇舌草 25g。

【功效】補益肝腎，健脾益肺，活血化瘀解毒。

【適應症】B 型肝炎腎虛型。

【用藥方法】每日一劑，水煎二次，取汁 500ml 左右，分晨起和睡前二次服。晚上臨睡服藥前適當活動 10 分鐘。16 歲以下者酌情減量。

【臨床療效】68 例經三療程治療，HBsAg 轉陰率為 72.1%，HBeAg 轉陰率為 78.9%，HBcAg 陰轉率為 65.4%。

【經驗體會】中醫學認為 B 型肝炎是人體感受疫毒之氣所致，而邪之所湊，其氣必虛，正氣存內，邪不可干。現代醫學認為，人體對 B 肝病毒的抗病能力主要取決於自身的免疫力。筆者曾在治療本組病例前對已婚病例的 32 名配偶（均保持正常夫妻關係）進行了調查，其中經 B 肝二對半檢查的 27 人，而感染 B 肝病毒並發病者竟然只有 3 人。筆者由此推出，在目前對 B 肝尚無特效療法的情況下，增強患者的體質，調動其機體的抗病能力，是提高 B 肝治療效果的關鍵。因此，通過採取培本扶正為主、袪邪為輔以及中西醫互補的方法而獲得滿意療效。

「培本丸」出自王孟英《雞鳴錄・虛勞第四》，為下元虛弱、腰膝無力、神疲色瘁、勞怯損傷而設。方用西洋參、沙苑蒺藜、山萸肉、肉蓯蓉、茯苓、生熟地、白朮、枸杞子、血餘、虎骨等藥組成。筆者對原方加以化裁，因西洋參價格昂貴，貨源有限，故以黃耆易之，去方中生地、血餘、虎骨，加留行子、蚤休、白花蛇舌草，目的在於除去繁雜，益以活血抗病毒作用。諸藥配合，共湊增補肝腎、補脾益肺、扶正固本、袪

---

⑲ 朱良泉，〈培本丸化裁治療 HBV–M 陽性 68 例〉，《實用中西醫結合雜誌》，1995，(1)：52。

瘀生新、袪邪解毒之功。現代藥理研究表明，黃耆、肉蓯蓉、山萸肉、枸杞有保護肝臟、促進肝細胞增生、升高免疫細胞等作用。蚤休、白花蛇舌草可袪邪解毒，有提高吞噬細胞功能，抑制病毒複製的作用。又因B肝病程較長，而中醫學有「病久入絡」之說，故用留行子以活血袪瘀生新，促進肝臟血液循環和肝細胞的再生。佛手行氣，不寒不熱，入肝經，與白朮、茯苓同用有行氣健脾利濕之切，且可防補益藥物滋膩之弊。諸藥配合，達到增強機體免疫功能，調動自身抗病能力，促進肝細胞增生，抑制B肝病毒的作用。

《內經》曰：「人臥則血歸於肝。」人體十二經脈之氣夜半以後流注於足厥陰肝經。西醫學也認為人在睡眠時肝臟血流量明顯增加，而晨起時人體經脈未亂，陽氣未動，腹中空虛。因此在晨起時服中藥以利於藥物的吸收輸布，睡前服中藥以順其經氣，增加肝臟藥物濃度，提高藥物的培本扶正、保肝抗病毒作用。睡前活動10分鐘可使「神經形緩，百脈調和，陰平陽秘，氣歸於權衡」，使機體和藥物的抗病毒作用和合而統一，達到提高療效的目的。

7.加味三才封髓丹 [20]

【藥物組成】熟地10～30g，西洋參、薏苡仁、白花蛇舌草、天冬各10～20g，黃蘗、砂仁各6～12g，炙甘草6～10g，肉蓯蓉10～15g，杭白芍15～30g。

【加減變化】脅痛明顯者加川楝子、延胡索；肝脾大者加鱉甲；有肝掌及蜘蛛痣者加虎杖、丹參；合併腹水者加大腹皮、澤瀉。

【功效】滋陰補腎，益氣健脾。

【適應症】老年性慢性B型肝炎肝腎虧虛型。

【用藥方法】每日一劑，水煎分二次服。3個月為一療程，一療程

---

[20] 陳世鈞，〈加味三才封髓丹治療老年性慢性B型肝炎58例〉，《新中醫》，1995，(3)：48。

結束後檢查肝功能及 B 肝抗原抗體五項，不癒者繼續第二療程。基本痊癒後，原方配成散劑口服，一次 6g，1 日二次。

【臨床療效】治療 58 例，治癒（主要症狀消失，肝脾恢復正常或明顯回縮，肝功能檢查恢復正常，HBsAg 轉陰，隨訪 1 年無異常改變）10 例；基本治癒（HBsAg 未能轉陰，餘同以上各項，隨訪半年無異常改變）18 例；好轉（主要症狀消失或明顯減輕，但肝脾無明顯回縮，肝功能檢查正常或輕微異常）23 例；無效（主要症狀未能好轉，肝功無改善，或病情加重甚至死亡）7 例，其中死亡 3 例。總有效率為 87.9%。

【經驗體會】老慢 B 肝（老年性慢性 B 型肝炎）由於邪毒稽留，年老腎虧，病情纏綿，加之屢用溫燥或苦寒之劑，最終導致肝腎陰虧，脾虛失運。「三才封髓丹」具有滋陰補腎、益氣健脾之功。原方雖不是為治療 B 肝而設，但筆者根據老慢 B 肝多以肝腎虧虛、氣陰兩傷為其病理基礎，對該方進行加味，用之於臨床確能收到滿意療效。方中熟地、天冬滋陰補腎，養血柔肝，西洋參、炙甘草益氣健脾，砂仁醒脾化濕，黃蘗入腎堅陰，肉蓯蓉補腎助陽，陽中求陰。加白芍斂陰柔肝，薏苡仁健脾滲濕，白花蛇舌草利濕解毒。諸藥合用，共奏補腎柔肝、益氣健脾、化濕解毒之功。且本方養陰不助濕，益氣不留邪，祛邪不傷正。

老慢 B 肝病情遷延，久難向癒，治療應從長計議，緩緩調理，切忌猛浪從事，慎用大寒大熱、破氣逐瘀之品，欲速則不達，反使病情加重。

8.一貫煎 [21]

【藥物組成】沙參 15g，生地 10g，鬱金 10g，當歸 9g，丹參 15g，赤芍 15g，白芍 10g，地龍 10g，川楝子 10g，首烏 20g，枸杞 10g，生甘草 5g。

【加減變化】煩熱甚加淡竹葉、胡黃連；納呆腹脹加枳殼、炒麥穀

---

[21] 李秀惠，〈一貫煎加味治療肝腎陰虛、瘀血阻絡型慢 B 肝臨床觀察〉，《北京中醫》，1996, (4): 22。

芽；乏力加雲苓；肝脾腫大加炙鱉甲。

【功效】滋養肝腎，疏肝理氣，活血化瘀。

【適應症】肝腎陰虛，瘀血阻絡型慢B肝，症見耳鳴目澀，腰膝酸軟，五心煩熱，少寐多夢，脅肋隱痛，遇勞加重，咽乾口燥，齒鼻衄血，女子經少。症見面色晦暗或赤縷紅絲、肝掌或蜘蛛痣，肝脾腫大，質地較硬，舌乾或裂紋，花剝苔或少苔、無苔、質暗紅，脈沉細。具備腰酸耳鳴、脅痛、舌暗少苔和三個以上慢肝體徵者，即辨證為肝腎陰虛、瘀血阻絡型。

【用藥方法】水煎服，每日一劑，20天為一療程，一般服用四個療程。

【臨床療效】治療36例，其中臨床治癒（治療結束時症狀消失，體徵改善或無明顯變動，肝功能恢復正常，HBsAg或HBeAg轉陰）6例，占16.7%；顯效（症狀消失占1/2以上，體徵改善或無變動，肝功能恢復正常，HBsAg、HBeAg轉陰或抗-HBe、抗-HBs轉陽）12例，占33.3%；有效（症狀消失占1/3以上，體徵無明顯改變，肝功能檢測值較原檢值下降1/2以上，HBsAg、HBeAg弱陽或抗體轉陽）12例，占33.3%；無效（未達上述標準者）6例，占6.7%。總有效率達83.3%。

【經驗體會】中醫認為慢性B型肝炎是濕熱疫毒之邪未除，久羈肝脾，遷延轉慢所致。肝病早期正勝邪實，濕熱相爭，表現為氣鬱、血滯、濕蘊等證象，但隨著病情發展，「初病氣結在經，久則血傷入絡」之肝脈瘀阻，肝脾腫大，肝掌、蜘蛛痣等體徵陸續顯現。在虛實夾雜中又總多以陰傷為本質，血瘀為標實之候。分析原因可能是由於濕邪經久生熱，必傷陰耗液；肝鬱日久化火，耗血劫陰；過用苦寒辛燥之品，陰津暗耗；或素體陰虛之人，感濕熱之邪易從熱化，這些皆可傷耗肝體致肝陰不足。肝與腎，乙癸同源，肝腎相生，肝病日久，窮極必傷腎而致腎陰虧損、肝腎陰虛。所以臨床上慢性活動型肝炎表現為陰虛血瘀、正虛邪實者頗

為多見。

　　肝藏血，體陰而用陽，肝陰損耗之症，非柔潤不能調和。而治療時把握古人所訓「養肝之體，即可柔肝之用」十分重要。因此，筆者選用集養陰疏肝為一體的「一貫煎」為基礎方。方中生地、枸杞補肝腎；沙參養肺陰以金水相生，滋水涵木；白芍、甘草酸甘相合，緩急舒攣，和肝脾，止疼痛，又加以赤芍、地龍、丹參活血涼血，疏通脈絡，祛陳生新。動物實驗表明，滋補肝腎藥物可促進肝細胞再生，減輕肝細胞壞死和變性。本方滋陰而不滯，理氣而不燥，活血而不峻，故有顯效。進一步地證明了活血化瘀法必須在滋養肝腎的基礎上才更奏效。

㈥脾腎陽虛型

1.強天解毒湯 ❷

　　【藥物組成】黨參、桑寄生、生首烏、丹參各 30g，黃耆 60g，枳殼、枸杞、貫眾、虎杖各 15g，白朮、肉蓯蓉各 18g，仙靈脾、仙茅各 24g，板藍根 10g，黃蘗 9g（以上為成人劑量）。

　　【加減變化】濕熱偏盛加茵陳、梔子、大黃，去枸杞、蓯蓉、首烏；脾虛加砂仁、茯苓；陰虛加北沙參、麥冬；脅痛劇加川楝子、延胡索；血瘀加桃仁、紅花、赤芍；肝脾腫大加牡蠣、鱉甲、山甲珠；納呆便溏加焦四仙，去蓯蓉、黃蘗、板藍根。

　　【功效】健脾補腎，清熱解毒。

　　【適應症】B 型肝炎脾腎兩虛型。

　　【用藥方法】2 日一劑，水煎分早、午、晚飯前半小時各服一次，六次服完。2 個月為一療程。

　　【臨床療效】治療 B 型肝炎 88 例，其中痊癒（臨床症狀消失，每月檢查肝功能一次，連續三次 HBsAg 轉陰，肝功能正常）58 例；顯效（症

❷ 袁正家，〈強天解毒湯治療 B 型肝炎 88 例〉，《陝西中醫》，1991，(3)：101。

狀顯著好轉，連續三次 HBsAg 轉陰，肝功能基本正常）20 例；無效（症狀雖有改善，但肝功能無改變，HBsAg 為陽性）10 例，總有效率 88.7%。每月肝功能檢驗一次，連續三次 HBsAg 轉陰情況：經一個療程轉陰 5 例，兩個療程轉陰者 10 例，三個療程轉陰者 41 例，四個療程轉陰者 22 例。無效 10 例中，有 3 例 2 年後轉為肝癌死亡，5 例相繼轉為肝硬變，2 例仍維持原狀。轉為肝癌和肝硬變者均為 40 歲以上的患者。

　　【經驗體會】Ｂ型肝炎多因脾腎俱虛，復加Ｂ肝邪毒侵入人體，邪盛正衰，正不勝邪，邪毒居於營血為患，故用桑寄生、枸杞、二仙、首烏、菘蓉振陽益陰，養肝強腎；參、耆、枳、朮健脾益胃，俾先後天強盛，既可抵邪外出，又能滅噬邪毒於內，貫眾、黃蘗、虎杖、板藍根、丹參活血護陰清熱解毒，蕩滌邪毒外出，全方有扶正逐邪之功，所以此方用於治療Ｂ型肝炎效果滿意。

　　2. 益腎健脾湯 ❷

　　【藥物組成】旱蓮草 20g，黨參、黃耆、蛇舌草各 15g，仙靈脾、桑寄生、菟絲子、白芍、貫眾各 10g，當歸、鹽砂各 6g，黃芩 5g。

　　【加減變化】熱象偏重可選加山梔、連翹、敗醬草、虎杖、茵陳；濕象偏重可選加蒼朮、藿香、土茯苓、車前子、六一散（甘草、滑石）；脾虛明顯可選加太子參、淮山藥、白朮、茯苓、陳皮；偏腎陽虛可選加肉桂、巴戟肉、仙茅、肉菘蓉；偏腎陰虛可選加生地、何首烏、女貞子、枸杞子。

　　【功效】益腎健脾，疏肝活血，化濕解毒。

　　【適應症】Ｂ肝病毒帶原者脾腎兩虛型。

　　【用藥方法】水煎服，日一劑。

　　【臨床療效】治療Ｂ肝病毒帶原者 50 例，其中痊癒（用藥半年後

---

❷　余萬祥等，〈益腎健脾法治療Ｂ肝病毒帶原者 50 例〉，《陝西中醫》，1993, (7): 295。

HBsAg、HBeAg、抗-HBc 均為陰性者) 24 例，占 48%；有效 (用藥半年後 HBsAg 滴度下降，或 HBeAg 轉陰，或抗-HBc 轉陰，其中具備一項以上者) 22 例，占 44%；無效 (用藥半年後 HBsAg、HBeAg、抗-HBc 無一項改變者) 4 例。總有效率 92%。HBsAg 均有不同程度下降，其中單純 HBsAg 滴度下降者 8 例，合併 HBeAg 轉陰 5 例，合併抗-HBc 轉陰 7 例，合併 HBeAg、抗-HBc 均轉陰 2 例。

【經驗體會】據臨床觀察，B 肝病毒帶原者多係脾腎兩虛、濕熱邪毒為患，尤其含 e 抗原陽性的 HBV 患者，病邪侵入人體後常稽留中焦，禍亂於肝，殃及於腎，導致正氣不足，無力驅邪外出，從而使濕熱留戀，病情遷延不癒，所以權衡其正邪關係，當以正虛為本，邪戀為標。

基於上述見解，B 肝病毒帶原者的病理變化以脾腎兩虛為主，故方藥組合基本遵循傳統的辨證與現代的辨病相結合的方法，以仙靈脾、菟絲子、桑寄生、旱蓮草、黨參、黃耆益腎健脾，以治其本；黃芩、蠶砂、蛇舌草、貫眾清熱解毒化濕；當歸、白芍涼血活血，合而用之，以治其標。現代藥理證實：黨參、黃耆、黃芩有明顯的增強細胞免疫功能，促使 HBsAg 轉陰或滴度下降；仙靈脾、桑寄生能增加 T 淋巴細胞並提高其轉化率；貫眾、蛇舌草可增加網狀內皮系統的吞噬作用；菟絲子可促進抗體形成；旱蓮草可能含有誘生 γ-干擾素的物質；當歸、白芍有調整細胞免疫和體液免疫的協同作用。本方是一張扶正祛邪、標本兼顧之方，通過扶正，似能誘生干擾素，調整機體免疫功能，從而消除 HBV。

臨床觀察表明，益腎健脾法對 B 肝病毒帶原者在免疫調控、抑制病毒複製方面具有一定的臨床價值，對穩定肝功能、抗肝纖維化方面亦有一定的作用。它屬於整體療法，但應該注意的是，必須在正確的辨證基礎上，結合辨病，並充分認識脾虛腎虛的孰輕孰重，靈活恰當地調整益腎健脾藥的味數和劑量，配合疏肝活血、化濕解毒等手段，這樣才能不斷提高療效。

3. 玉仙蛇苓湯 [24]

【藥物組成】生黃耆、白花蛇舌草各 30g，焦白朮 10g，防風、補骨脂各 10g，仙靈脾、巴戟天各 15g，土茯苓 50g。

【加減變化】濕熱重有黃疸者加茵陳、田基黃、金錢草；肝胃不和，胃氣上逆、噁心嘔吐者加半夏、竹茹、薏仁；肝氣不舒、胸脅疼痛者加八月札、白芍、當歸；肝腎陰虛、頭昏目澀者加枸杞子、女貞子、旱蓮草；熱傷脈絡，鼻衄、齒衄者加白茅根、藕節炭；瘀血阻滯、舌暗、肝區刺痛者加丹參、三七。

【功效】益氣補腎，清熱解毒。

【適應症】B 型肝炎腎陽虛型。

【用藥方法】日一劑，水煎取汁 250ml，分二次服。同時配服「二芽糊」：穀麥芽 150g，淮山藥、陳皮、雞內金各 60g，研末。每日一次，每次 30g，加蔗糖少許，沖成糊狀內服。

【臨床療效】治療 B 型肝炎 68 例，其中臨床治癒（自覺症狀消失，體檢無陽性體徵、肝功能正常，B 肝五項指標：HBsAg 轉陰，抗–HBs 轉陰，HBeAg、抗–HBe 陰性、抗–HBc 轉陰）38 例，占 55.8%；好轉（自覺症狀消失或減輕，脾肝腫大者有不同程度的回縮或穩定、質地變軟，肝功能檢查基本正常，B 肝五項指標以抗–HBe 轉陰、抗–HBc 轉陰為主）23 例，占 33.8%；無效 7 例，占 10.2%。總有效率 89.6%。療程最短者 72 天，最長者 232 天，平均療程 142 天。

【經驗體會】筆者認為，慢性 B 型肝炎的病因為濕熱疫毒深入血分，其病機多為正虛邪戀，病位在肝，累及脾腎，造成氣血陰陽不調、虛實錯雜的臨床表現。而正虛多以腎陽虛為主，蓋腎陽為人體陽氣的根本，對臟腑起著溫煦、生化的作用，故張介賓在《景嶽全書·命門含義》中

---

[24] 李遵孟，〈自擬「玉仙蛇苓湯」合「二芽糊」治療 B 型肝炎 68 例〉，《四川中醫》，1994，(9): 19。

說：「五臟之陽氣，非此不能發。」故方中以補腎陽為主，佐以益氣健脾固衛的「玉屏風散」，重用味甘平、清熱而不伐胃，解毒亦不傷正的土茯苓，從而達到理想的扶正祛邪的效果。

現代藥理認為：黃耆、白朮有增強特異性免疫反應，促進周圍白血球細胞誘生干擾素；仙靈脾、巴戟天、補骨脂具有雙向調節免疫功能，促進蛋白質合成，提高降酶效果；土茯苓、白花蛇舌草等有較強的抗病毒能力，可避免免疫複合物的形成過多和在各部位小血管內形成，故全方具有改善症狀、恢復肝功能、增強機體抗病毒能力、調整和增強免疫機能、修復肝病理組織損傷、防止肝纖維化的作用。臨床證明，配合軟堅散結、消食助運的「二芽糊」療效更為滿意。

4.溫陽活血湯 ❷⑤

【藥物組成】附子、虎杖、鬱金、仙靈脾、茯苓各 15g，桂枝 10g，丹參、生山楂各 30g，桑寄生、薏苡仁各 20g。

【加減變化】黃疸較重者加茵陳、秦艽、大黃；肝脾腫大者加炮山甲、鱉甲；寒濕瘀滯重者加大附子量至 30g。

【功效】溫補脾腎，活血化瘀，化濕解毒。

【適應症】慢性 B 型肝炎陽虛型。

【用藥方法】日服一劑，連續服用 2 個月。

【臨床療效】40 例患者經治療後，20 例顯效（臨床症狀消失，肝功能恢復正常）；16 例有效（臨床症狀減輕，肝功能好轉但未恢復正常）；4 例無效（臨床症狀和肝功能改善不明顯）。總有效率為 90%。

【經驗體會】慢性 B 型肝炎根據其症狀、體徵多屬中醫「濕阻」、「黃疸」、「脅痛」、「癥積」範疇。該病多由感受濕熱邪毒而成，發病後則濕、毒、瘀、痰交織互為影響，形成惡性循環，纏綿不癒。濕為陰邪，耗傷

---

❷⑤ 張慎樞，〈溫陽活血法治療慢性 B 型肝炎 40 例〉，《浙江中醫雜誌》，1997, (12)：535。

陽氣。治療常以解毒化濕、疏肝健脾、活血化瘀等法治之，病程長，且效果差。若一味清化濕熱，損耗正氣，尤其是大劑量苦寒之品長期應用，更易耗損陽氣，降低機體抵抗力，在臨床上常遇見慢性Ｂ肝病人有畏寒肢冷、小便清長、舌質偏淡而胖、苔白膩但不厚、濕潤多涎等陽氣不足之候。如果仍繼續清熱則陽氣更虛，濕邪更不易除。因此，在臨診時詳加診察，仔細辨析，對陽虛病人果斷地採取溫陽益氣、祛瘀化濕之法。應用附子、桂枝、仙靈脾、桑寄生溫補脾腎之陽，丹參、鬱金、山楂活血化瘀，虎杖、薏苡仁、茯苓化濕解毒，諸藥合用共奏溫陽活血化濕之功。

二、Ｂ肝統治方

1. 慢肝複方 ❷

【藥物組成】黨參15g，炙黃耆20g，茯苓30g，炒白朮15g，甘草10g，黃精20g，枸杞15g，玄參30g，當歸15g，銀花、薏仁、丹參各30g，茵陳40g，黃芩15g，車前子（包）、焦三仙各30g，雞內金12g。

【加減變化】濕熱未盡者，去黃精、玄參、甘草，加敗醬草、大黃炭以清熱利濕；兼肝鬱者，去車前子，加柴胡、白芍、鬱金、延胡索以疏肝養血；兼肝腎陰虛者，去車前子、薏仁，加生熟地、製首烏、女貞子、白芍等滋養肝腎；兼脾腎陽虛者，去玄參、茵陳、黃芩，加升麻、附片、肉桂、山藥、萸肉、砂仁等以溫補脾腎；兼氣陰兩虛者，加熟地、白芍、炙甘草、大棗以補氣陰；兼氣滯血瘀而肝區脹痛者，加川楝子、延胡索；刺痛者，加桃仁、紅花、川芎；肝脾腫大者，加三棱、莪朮、鱉甲等以活血化瘀；齒衄者，加仙鶴草、茜草、三七。

❷ 孫景振，〈「慢肝複方」治療慢性Ｂ型肝炎81例臨床觀察〉，《江蘇中醫雜誌》，1985，(1)：12。

【功效】益氣健脾補肝腎，清熱利濕解毒，活血化瘀。

【適應症】B型肝炎。

【用藥方法】水煎服，每日一劑，1月為一療程。

【臨床療效】81例，療程平均6.4個月。基本痊癒21例，占25.9%；好轉34例，占41.9%；無效26例，占52.2%。總有效率為67.8%。

【經驗體會】中醫認為，B型肝炎的發生主要取決於致病的因素（病邪）和機體的抗病能力（正氣）兩個方面，疾病的發展和轉歸亦取決於邪正鬥爭的消長盛衰，而且以正氣為主要因素。筆者體會到，B型肝炎之所以病情頑固，治療困難，遷延不癒，預後較差，是由於正邪交爭中，正不勝邪，而形成邪戀正虛，導致肝脾功能損傷，久而久之，導致臟腑氣血功能失調，所以筆者擬定「慢肝複方」，即從扶正祛邪這個治療原則出發而設計的。方中黨參、黃耆、雲苓（即茯苓）、白朮、當歸、枸杞、甘草等，健脾和胃，益氣升陽，滋陰養血，補益肝腎以扶正。據藥理研究，這些藥物具有調整提高機體免疫，增強免疫功能和免疫穩定性，促進肝細胞新生的作用。茵陳、黃芩、車前子、銀花等，疏肝利膽，清利濕熱，解毒祛邪，且能降酶，對B型肝炎病毒有一定作用。方中玄參、當歸、銀花、甘草四味藥為「四妙勇安湯」，具有清熱解毒、滋陰散結之功，而方中配伍丹參、焦三仙、雞內金等活血祛瘀，消導和中，降低血脂，對抑制體液免疫與清除免疫複合物有一定作用。

經用「慢肝複方」治療的大多數慢性B肝病人，自覺症狀均明顯好轉，尤其是食慾增加，精神轉佳；腹脹乏力、肝區疼痛等症狀均得以消失或明顯好轉，體重增加，這些情況顯示了本方扶正祛邪的功能。隨著症狀的好轉，肝功能亦明顯好轉，絕大多數病人穀丙酶在很短時間內恢復正常，HBsAg轉陰者占46.1%，這提示本方增強了機體的免疫功能。

B型肝炎病人經過治療而自覺症狀消失、肝功能正常後，需繼續堅持服用原方，待肝功能連續四次正常和HBsAg轉陰時，方可停藥觀察。

2.抗 B 肝沖劑 ❷

【藥物組成】板藍根、雞骨草、陰陽蓮、田基黃、北沙參、紫丹參、北黃耆、白茯苓各 15g，杭白芍、北柴胡、靈芝菌、炒白朮各 10g。

【功效】清熱利濕，活血化瘀，益氣養陰。

【適應症】B 型肝炎。

【用藥方法】上藥按比例製成沖劑，每包含生藥 30g，每天三次，每次服一包，溫開水沖服，30 天為一療程，並複查肝功能、HBsAg 和肝脾超音波，總療程為 3 個月。

【臨床療效】56 例經治療後，近期治癒（自覺症狀消失，黃疸消退，各項肝功能檢查恢復正常，HBsAg 連續兩次以上檢查轉陰，肝脾腫大縮小至正常或穩定不變，無明顯叩擊痛）26 例；好轉（主要症狀好轉，GPT 小於 60 單位，或比原有異常水平下降 50% 以上，麝濁小於 10 單位，鋅濁小於 14 單位，HBsAg 滴度下降 50%）14 例；無效（經三個月治療，肝功能無改善，症狀無好轉，HBsAg 無變化或滴度上升）16 例。總有效率為 71.4%。近期治癒 26 例 1 年後複查，其中 4 例有反復現象。

【經驗體會】B 型肝炎為臨床常見病之一，目前尚無特效的治療方法。根據 B 型肝炎的臨床特點，筆者認為本病多由濕熱內蘊、氣機不暢、瘀血內停、氣陰受損所致。脾主運化而惡濕，肝主疏瀉，性喜條達，濕熱之邪，留滯脾胃，蘊鬱肝膽，肝鬱氣滯又可導致瘀血內停，瘀熱久蘊，煎熬日久，可致氣陰兩虧。故採用清熱利濕，活血化瘀，益氣養陰治療，收到一定的效果。方中板藍根、陰陽蓮、田基黃、白茯苓清熱利濕，丹參活血化瘀，黃耆、靈芝、沙參益氣養陰。諸藥合用，共奏清熱利濕、活血化瘀、益氣養陰之功。

---

❷ 賴祥林，〈抗 B 肝沖劑治療 B 型肝炎 56 例療效觀察〉，《陝西中醫》，1985, (8): 346。

3.扶正清肝飲 ❷❽

【藥物組成】黃耆、太子參各 20 ～ 50g，茯苓、薏苡仁、丹參、山藥、焦山楂各 15 ～ 30g，黃蘗、虎杖、敗醬草各 12 ～ 30g，薑砂 12g，木瓜 15g。

【加減變化】小溲黃赤加金錢草、白蘚皮、秦艽、茵陳；五心煩熱、舌紅苔少加黃精、生地、石斛、枸杞子；齒鼻衄血加白茅根、仙鶴草、茜草、花蕊石；肝區痛加川楝子、延胡；腹脹噯氣加炒萊菔子、炒麥芽、佛手、陳皮；舌苔厚膩加佩蘭、白蔻、藿香；GPT 高加垂盆草；γ- 球蛋白高加炮山甲；如 HBsAg 和抗-HBs 較長時間並存，顯示抗-HBs 應答能力不足，可重用薏苡仁 30 ～ 50g，黃耆、太子參各 40 ～ 60g；HBeAg 向抗-HBe 轉換時，可出現 HBeAg 及抗-HBe 並存，如 HBeAg 不消失，則轉換不易成功，此時可重用丹參、茯苓 30 ～ 50g。

【功效】益氣健脾，清熱利濕，活血化瘀。

【適應症】B 型慢性活動性肝炎。

【用藥方法】每日一劑，水煎分三次服。

【臨床療效】15 例患者接受治療 6 個月後，臨床治癒（主要症狀消失，肝功能、γ-球蛋白、γ-GT 均恢復正常，HBsAg、HBeAg、抗-HBc 均轉陰）8 例，占 53.3%；好轉（症狀明顯好轉，肝功能、γ-球蛋白、γ-GT 下降到原超出正常值的 1/2 以下，HBsAg、HBeAg、抗-HBc 中一～二項轉陰）5 例，占 33.3%；無效（症狀輕度好轉或不變，肝功能、γ-球蛋白、γ-GT 無明顯好轉或加重，HBsAg、抗-HBc、HBeAg 均未轉陰）2 例，占 13.3%。總有效率 86.6%。一般服用扶正清肝飲十～二十劑後在自覺症狀、精神等方面均有較明顯改善。

【經驗體會】本組 15 例患者中，大部分均是經過多種藥物長期治療

❷❽ 孫明輝，〈扶正清肝飲治療 B 型慢性活動性肝炎 15 例臨床觀察〉，《安徽中醫學院學報》，1987，(4)：36。

而無效的，經服「扶正清肝飲」後，對自覺症狀的改善，肝功能的恢復，γ-球蛋白、γ-GT、抗原抗體五項標誌的改變均有較明顯效果。

根據筆者臨床觀察，Ｂ型慢性活動性肝炎的主要病機在於氣虛、脾虛、濕熱、血瘀，故基礎方中用黃耆、太子參、茯苓、薏苡仁、山藥益氣健脾；黃藥、虎杖、敗醬草清熱利濕；丹參、山楂活血化瘀；木瓜、蠶砂祛濕健脾和胃。從中藥藥理分析，「扶正清肝飲」主要成分具有促進人體細胞、體液免疫及淋轉率，促肝細胞再生，改善肝細胞營養，促網狀內皮系統的吞噬及抗體、干擾素形成的作用（黃耆、太子參、茯苓、薏苡仁、山藥）；對 HBV 血清抗原有一定的抑制作用（黃藥、虎杖、敗醬草、蠶砂、丹參）；有改善血液循環，包括肝內循環、抗纖維化和降脂作用（丹參、山楂）。因此該方是即遵照中醫理論又結合中藥藥理而設立的較為有效的方劑。

4.（張氏）肝炎 II 號 ㉙

【藥物組成】柴胡 6g，炒白朮、製厚朴、陳皮、白茯苓各 10g，板藍根 30g，田基黃、山豆根、虎杖各 15g，建麴 12g，甘草、蔻仁（習稱薏仁）各 5g。

【加減變化】肝區疼痛，加延胡索、川楝子各 10g；腹脹噯氣，加枳殼 10g，木香 6g；有黃疸者，加茵陳 30g，炒山梔、炒黃藥各 10g；牙齦滲血者，加丹皮 10g，茜草 15g；低熱不退者，加白薇、青蒿各 10g；大便秘結者，加生大黃 10g，玄明粉（沖服）6g；大便溏瀉者，加炒扁豆仁、蓮子各 15g；厭油噁心者，加藿香、佩蘭、薑半夏各 10g。

【功效】疏肝健脾，化濕寬中，清熱解毒。

【適應症】Ｂ型肝炎。

【用藥方法】每日一劑，10 歲以下兒童減半，早晚分服。3 個月為

㉙ 張道元，〈肝炎 II 號治療 B 型肝炎 300 例臨床總結〉，《安徽中醫學院學報》，1988，(2)：24。

一療程。

【臨床療效】300 例 B 型肝炎患者經過一～二個療程治療，顯效（HBsAg 檢查兩次陰性，肝功能各項正常，臨床自覺症狀全部消失者）86 例；有效（HBsAg 陰性或滴度較治療前下降，肝功能基本正常，臨床症狀大部分消退者）166 例；無效（凡未達到以上療效者）43 例。

【經驗體會】B 型肝炎的病因，頗似中醫的濕熱疫毒之感染。《素問·刺法篇》中說：「五疫之至，皆相染易，……不相染者，正氣存內，邪不可干。」如果體質壯盛，正氣充足，可以不出現任何臨床症狀，若飲食失節，勞倦過度，或感受外邪，臟腑功能失調，機體抗衡能力低下，則發為病。

B 型肝炎的病理，主要責之肝脾。肝失疏瀉，脾失健運，則可導致水精不布，濕濁內停，鬱久化熱，釀成病毒，阻遏脾胃，壅滯肝膽，由氣及血，則發為病。以臨床症狀表現來看，絕大部分患者有肝區不適、乏力、納差、厭食油膩、腹脹、便溏或便秘等肝脾功能失調症狀。這些症狀貫穿於病程的始終，往往隨著肝功能異常或好轉而加重或減輕。

B 型肝炎的治療，必須考慮到病因病理變化情況，從整體觀念出發，辨證分析，求因論治，除用清熱解毒藥外，還得使用疏肝健脾之品，調整臟腑功能，增加機體抗病能力。如單純從清熱解毒藥物中尋求能使 HBsAg 陰轉藥往往效果不夠理想。肝炎 II 號針對 B 型肝炎係濕熱阻滯、肝脾失調的病因病機用柴胡入肝，疏瀉氣機；白朮、厚朴、陳皮、茯苓、蔻仁化濕寬中，健運脾胃；板藍根、虎杖、田基黃、山豆根涼血，清熱解毒；建麴化食開胃，甘草調和諸藥。全方藥物均入肝脾，可達疏肝健脾、化濕寬中、清熱解毒之效。

5.復肝煎劑 ❸⓪

---

❸⓪ 金城等，〈復肝煎劑治療 B 型慢性肝炎 50 例療效觀察〉，《上海中醫藥雜誌》，1989, (8): 5。

【藥物組成】垂盆草、海金沙（包）、生薏仁各 30g，平地木、蒲公英各 15g，廣鬱金、茯苓、茜草、赤芍、白芍各 12g，軟柴胡、枳殼各 9g，生甘草 4g。

【加減變化】氣虛加黃耆、黨參、白朮；陰虛加生地、麥冬、女貞子、枸杞子；濕阻加蒼朮、川朴、製半夏；血瘀加丹參、紅花。

【功效】清熱解毒，利濕健脾，行氣散瘀。

【適應症】Ｂ型慢性肝炎。

【用藥方法】每日一劑，水煎二次分服，30 天為一療程，服一～二療程。除維生素外，不加用其他西藥。

【臨床療效】治療 Ｂ型慢性肝炎 50 例，顯效（症狀、體徵改善，黃疸指數、GPT 降至正常範圍）39 例；有效（症狀、體徵有所改善，黃疸指數正常，GPT 降至治療前的 50% 以上，但未正常）7 例；無效（症狀、體徵無改善，GPT 下降少於治療前的 50%，甚或升高）4 例。總有效率 92%。

50 例患者治療前主要症狀依次為乏力 32 例、納差 24 例、肝區痛 17 例、噁心 16 例、腹脹 13 例、便溏 10 例；體徵有肝腫大 29 例、脾腫大 8 例。治療後其症狀分別減少為 7、0、7、0、1、2 例；體徵分別減少為 16、6 例。

【經驗體會】病毒性肝炎由急性演變為慢遷肝、慢活肝，與肝炎病毒持續存在於體內和機體免疫反應異常有關。中醫認為，慢性肝炎的形成是由於正氣虛弱，濕熱毒邪留戀不化，影響臟腑功能，導致陰陽平衡失調所致。其病變主要在肝、脾、腎三臟，臨床表現虛實錯雜，本質是本虛標實，矛盾的重要方面是濕熱毒邪留戀未淨。因此，祛邪是治療本病的關鍵，「復肝煎劑」中以垂盆草、平地木、蒲公英、海金沙為主，清熱解毒化濕；毒邪襲踞肝木，肝失疏瀉條達，而以軟柴胡、廣鬱金、枳殼疏肝理氣為輔；木鬱侮土，脾失健運生化之職，用茯苓、生薏仁健脾

利濕以為佐；氣為血帥，氣滯必導致血瘀，以赤芍、茜草涼血散瘀；毒邪鬱久，化火傷陰，則配白芍益陰斂用；生甘草解毒，調和諸藥。全方配合，共奏清熱解毒、利濕健脾、行氣散瘀之功。

6.草果人中黃湯 ㉛

【藥物組成】草果 40g（去殼取仁，用生薑汁加清水拌炒），人中黃 50g，地骨皮 60g。

【加減變化】如右脅疼痛加川楝子、醋炒延胡索、鬱金各 12g；納差腹脹者加神麴 20g，砂仁 6g，大腹皮 15g；舌苔白滑厚膩者加白蔻 10g，薑半夏 12g；鞏膜黃染者加茵陳、大黃各 20g；尿黃便秘者加玄明粉、滑石各 20g；舌苔黃厚膩者加黃芩、厚朴各 20g，九香蟲 12g；舌紅少苔頭暈者加丹皮 15g，銀柴胡 20g；舌紫瘀明顯者加蘇木、炮山甲、生地各 12g；TTT 異常者加當歸、赤芍各 15g；ZnTT 異常者加草決明、知母各 15g，夏枯草 30g。

【功效】溫中散寒除濕。

【適應症】B 型肝炎。

【用藥方法】水煎服，日一劑，亦可研末服用，每次 10g，日一次。

【臨床療效】治療 B 型肝炎 94 例，其中痊癒（肝功能及 HBsAg 轉陰，臨床症狀全部消失）59 例，占 62.65%；好轉（肝功能正常，HBsAg 滴度下降，臨床症狀基本消失）29 例，占 28.72%；無效（肝功能及 HBsAg 較治療前上升或無變化，臨床症狀無變化）6 例，占 8.63%。總有效率 91.37%，HBsAg 轉陰率 62.65%。

【經驗體會】B 型肝炎病毒乃陰濕疫毒，長期存在於血液和機體內，最易傷人體清陽之氣，屬「熱淫於內」之疾，需用溫燥芳香之品以勝陰霾濕濁之邪，入血解毒增進免疫功能，振奮脾陰消食化積。基本方中草果辛溫燥烈，經用薑汁拌炒後其熱性亦減，除寒濕而溫中宮，消痰積而

㉛ 周世明，〈草果人中黃湯治療 B 型肝炎 94 例〉，《陝西中醫》，1991，(9): 391。

醒脾陽，有人證實草果為高效抑制 B 型肝炎病毒的首選藥物之一；人中黃性寒味甘，可解多種血中之毒，治惡瘡疫熱，瀉火解毒力強，不傷脾胃；地骨皮甘淡而寒，歷來以治虛勞、退潮熱著稱。三藥配伍，相得益彰，故而獲得顯著療效。

7.B 肝平 ㉜

【藥物組成】黃耆 500g，紅參、佛手各 50g，雞血藤、丹皮、丹參、夜交藤各 250g，赤白芍、土茯苓、白花蛇舌草、虎杖、貫眾、醋柴胡、苦參、生甘草各 300g，鱉甲、穿山甲、製蚤休、合歡皮各 100g。

【加減變化】肝腎陽虛加蟲草 30g，紫河草 100g；濕熱俱重加綿茵陳、敗醬草、燈籠花各 300g。

【功效】解毒祛濕，益氣扶正，疏肝化瘀。

【適應症】B 型肝炎。

【用藥方法】上藥粉碎為末，或白蜜為丸（每丸含生藥 20g），均以塑膠袋封裝備用。每次服 20g（蜜丸一粒），糖開水沖服，日服四次，10 歲以下減半服。

【臨床療效】治療 B 型肝炎 41 例，其中臨床治癒（主要症狀消失，肝脾恢復正常或明顯回縮，肝區無明顯壓痛或叩痛，肝功能檢查正常，HBsAg 陽性滴度下降 <50%）8 例；近期基本治癒（臨床治癒各項加 HBsAg 陽性滴度下降 >50%）13 例；近期治癒（臨床治癒各項加 HBsAg 轉陰）17 例；效差（臨床治癒各項加 HBsAg 陽性滴度不變）3 例。總有效率為 92.68%。對 HBV−M 的影響：HBsAg 完全轉陰 17 例，不同程度下降 21 例；抗−HBs 治後轉陽 15 例；17 例 HBeAg 陽性治後轉陰 12 例；抗−HBe 治後轉陽 16 例；5 例抗−HBe 治後轉陰 3 例。對肝功能的影響：28 例 GPT 全部復常，11 例 GPT 伴 ZnTT 及（或）TTT 異常，同時復常 10 例，2 例白、球蛋白倒置全部復常；13 例肝脾腫大，全部恢復正常或

㉜ 李勤良，〈B 肝平治療 B 型肝炎 41 例〉，《陝西中醫》，1991, (9): 393。

明顯回縮。

【經驗體會】筆者體會，中醫藥治療 B 肝應掌握好以下三點原則：首先，注意整體觀念，把握宏觀辨證立法。無論急、慢性 B 肝患者，其受邪時間均較長（健康帶原）。因而正氣虛（肝、脾、腎）濕熱疫毒內蘊、肝鬱氣滯血瘀的基本病理貫穿在整個病期。所以無論何方何法，尚有疏漏則可能影響其療效。實踐表明，採用解毒祛濕、益氣扶正、疏肝化瘀的治療原則組方遣藥，似有較強而全面的針對性。其次，應特別注意針對發病機理及病理變化酌情篩選用藥。據已有的研究資料表明，「B 肝平」方中的紅參為益氣扶正藥；虎杖為解毒祛濕藥；柴胡為疏肝和胃安神藥；丹參、鱉甲等活血散結藥，均分別有誘生干擾素、抑制或消除病毒、雙向調節免疫功能、清除免疫複合物、改善肝微循環、降酶護肝及促進肝細胞再生等作用。因而對 B 肝的病因及其微觀病理變化有較強的針對性。再次，「肝為罷極之本」，「惡抑鬱」，所以強調患者休息，保持良好心境，飲食、房事等有節制，亦是加速本病痊癒的原則之一。

8. （吳氏）B 肝湯 ㉝

【藥物組成】黃耆、絞股藍各 50g，雲苓、赤芍、丹參、紫草根、半枝蓮、蛇舌草各 15g，柴胡、半夏各 9g，黃芩 12g，甘草 6g。

【加減變化】濕熱型，濕重於熱者酌加藿香、蒼朮、澤瀉、綿茵陳、豬苓；熱重於濕者酌加綿茵陳、大黃、梔子、連翹；氣鬱型，選用柴胡、枳殼、黨參、白朮、山藥；陰虛型，選用黃精、熟地、山茱萸、枸杞、何首烏；隱匿型，加桑寄生、五味子、靈芝草。

【功效】益氣升陽，清熱解毒活血。

【適應症】B 肝病毒帶原者。

【用藥方法】水煎服，每日一劑。2 個月為一療程，總療程為 2 ～ 4 個月，兒童劑量酌減。

㉝ 吳克山，〈B 肝湯治療 B 肝病毒帶原者 100 例〉，《福建中醫藥》，1992, (2): 36。

【臨床療效】治療 B 肝病毒帶原者 100 例，其中痊癒（連續複查 HBsAg 五次以上均為陰性，1～3 年無復發）43 例；基本痊癒（HBsAg 轉陰在 3 個月以內）29 例；好轉（HBsAg 未轉陰，但滴度有大幅度下降）22 例；無效（HBsAg 未轉陰，滴度持續兩個療程以上無變化或上升，肝功能有不同程度損害）4 例；反跳（HBsAg 轉陰後，由於勞累、飲食不節、起居無常、突然停藥等因素，又轉為陽性）2 例。

【經驗體會】肝炎病毒帶原者的病理變化主要是氣虛、毒蘊，它貫穿著整個病理過程，臨床上多見氣虛、毒蘊指徵。以現代醫學觀點來看，B 肝病毒帶原者病理變化包括代謝功能異常及免疫功能低下等。與中醫「氣虛、毒蘊」的病機特點是相一致的。自擬方中以大劑量的黃耆、絞股藍為主藥，具有益氣升陽，提高人體免疫功能；輔以紫草根、半枝蓮、蛇舌草以清熱解毒，增強人體抗病毒作用；佐以丹參、赤芍、柴胡、半夏，疏肝活血，具有改善肝臟血液循環，促進肝細胞再生能力，防止肝組織纖維化，起著去瘀生新的功效；另以雲苓、甘草益氣補中為使。本方合用共奏扶正祛邪、益氣解毒之作用，應用得當，療效頗佳。

9. 茯苓戎鹽湯 ㉞

【藥物組成】白朮 30g，茯苓 20g，土茯苓 40g，蚤休 20g，肉蓯蓉 15g，淫羊藿 15g，夜交藤 30g，白花蛇舌草 30g，黃耆 30g，丹參 20g，益母草 15g，戎鹽 6g。

【加減變化】脾虛肝鬱型加鬱金、厚朴；脾虛血虧型加當歸、熟地黃；脾虛血瘀型加柴胡、牡蠣；脾虛腎虧型加枸杞、杜仲；脾虛濕困型加少許肉桂及平胃散。

【功效】健脾祛濕毒，益腎清瘀熱。

【適應症】慢性活動性 B 型病毒性肝炎。

㉞ 楊煥彪，〈加味茯苓戎鹽湯治療慢性活動性 B 型病毒性肝炎 52 例〉，《廣西中醫藥》，1993，(1)：8。

【用藥方法】上藥按傳統方法煎製，每日一劑，1 個月為一療程，每療程結束後停藥 5 天，連用三個療程。

【臨床療效】治療 52 例，基本治癒（自覺症狀消失；肝臟腫大穩定無變動或回縮，無叩擊痛及壓痛；肝功能檢查正常；病毒複製標誌消失而 HBsAg 仍可持續存在；以上各項保持穩定 1 年以上）29 例；好轉（主要症狀消失；肝脾腫大無變動，且無明顯壓痛及叩痛；肝功能檢查正常或輕微異常；病毒複製標誌水平降低（滴度較低或 P/N 值降低））20 例；無效（病情無變化或惡化）3 例。總有效率為 94%。

【經驗體會】慢性活動性 B 型病毒性肝炎 (CAHB) 為全身性多系統受損的難治性疾病，其病因病機複雜。中醫認為「濕熱餘邪殘留未盡」為本病主要原因之一。其病理變化以濕毒、熱、瘀、虛為主，餘邪長期蘊結不解，傷及臟腑氣血，導致免疫系統功能紊亂。臨床觀察發現，CAHB 患者均先有脾虛症狀；而尿黃則為 CAHB 患者之通病，乃下焦瘀熱所致。《慎齋遺書・虛損》：「脾傷則金氣不足，不能平肝木，木轉以克土則後天傷；金氣不足則水無從以生而先天傷，二天俱傷，則不能轉相滋養。」說明脾虛損及腎。筆者認為，CAHB 起因首責於脾，B 肝病毒阻遏脾陽而致脾虛日久，損及腎肝肺心四臟，治療上應從健脾益腎而立法，以激發脾腎陽氣，促進合成元氣真精，驅除濕毒、瘀、痰熱等諸邪，使機體氣血平和，經脈舒暢，以提高能量，增強免疫功能，抑制及排除產生和蓄積之毒邪，促進肝臟受損細胞修復再生。

茯苓戎鹽湯係《金匱要略・淋病》中治療勞淋的方劑，具有健脾益腎之功效，經加味而引申治療 CAHB，方中白朮不僅具有益氣健脾燥濕功能，而且具有利小便、退水腫、化血結的作用，大劑量白朮更能培中伐邪。駱氏報導白朮有護肝作用，可減輕肝細胞變性壞死，促進肝細胞的增生，使升高的穀丙轉氨酶下降，防止肝醣元的減少，促進去氧核糖核酸的恢復，並具有興奮機體及增強免疫的功能；茯苓能增加血清 IgA

的含量，促進細胞免疫的作用，防止肝細胞壞死；黃耆有抗病毒、提高免疫功能，尚可促進抗體生成並誘生干擾素，三藥合用健脾利濕益陽。配丹參、益母草活血化瘀，改善肝微循環，抑制膠原纖維合成，防止肝纖維化；肉蓯蓉、淫羊藿、夜交藤通過助陽作用而提高體液及細胞免疫功能；土茯苓、蚤休、白花蛇舌草能清熱解毒；戎鹽甘鹹而寒，入肝腎，助水臟，平血熱（下焦熱為主）。諸藥相配共奏健脾祛濕毒、益腎清瘀熱、祛瘀生新之效。臨床觀察表明，煎服本方 1 週後，患者食慾改善、胃納增加，這有利於祛邪藥物的攻伐，促進機體康復。另外，B 肝病毒易消耗人體正氣，致使脾臟運化失職，「加味茯苓戎鹽湯」較快地解決了這個通病，可能與糾正異常的免疫反應有關。

10.舒肝除濕湯 ❸

【藥物組成】黃耆 40g，茯苓 15g，白朮 12g，柴胡 15g，薄荷（後下）10g，白蔻 12g，板藍根 40g，虎杖 30g，茵陳 30g，五味子 30g，肉桂 12g，丹參 10g，鱉甲 15g。

【加減變化】氣滯甚者加鬱金、川楝、佛手片、枳實；脾虛加砂仁、建麴、穀芽；陰虛加生地、枸杞；陽虛加製附片、巴戟天；熱毒重者加梔子、黃芩、黃連、大黃；血瘀甚者加桃仁、虻蟲。

【功效】清熱利濕，疏肝健脾。

【適應症】B 型肝炎。

【用藥方法】上方每日一劑，煎水 2,000ml，分服四次。

【臨床療效】治療 162 例，其中顯效（3 個月內症狀控制，B 肝表面抗原 (HBsAg) 和抗–HBs、抗–HBc 均轉陰）80 例，占 56%；有效（6 個月內控制症狀，B 肝表面抗原 (HBsAg) 和抗–HBs、抗–HBc 轉陰者）44 例，占 30%；無效（6 個月以上反覆出現症狀和複查二對半陽性，以及

---

❸ 朱祥友等，〈舒肝除濕湯治療 B 型肝炎 162 例觀察〉，《實用中醫藥雜誌》，1993，(2)：10。

中途自己停止服藥治療）18 例，占 14%。

【經驗體會】中醫學認為本病屬「肝溫」範疇，人體正氣不足，濕邪外侵，肝鬱氣機不利，脾虛濕濁內生，肝脾久病耗血動陰，必呈現肝腎之陰虧，耗氣動陽，則致脾胃之陽虛，病久氣血運行遲滯，終則形成氣滯血淤之證。B 肝病毒在肝細胞內不斷繁殖（複製）與反覆感染是本病的基本原因。

筆者認為該病應從虛立論，扶正固本。臨床常用益氣生血，扶正固本的方藥，以達到增進營養、扶正以祛邪的目的。如用黃耆 15 ～ 150g 治療，有脾虛表現的患者，結果其症候的消失與免疫指標的復常、肝功能恢復、HBsAg 轉陰、滴度下降均有平行的關係。用五味子治療隱匿型 B 肝，特別是降穀丙轉氨酶和 B 型肝炎表面抗原陽性患者，其奏效快，無明顯副作用。如不顯效，則可加大劑量用。

治療時，還應辨濕重或熱重。清熱利濕合疏肝健脾是治療 B 肝病的常用治法。B 肝多因病程較長，患者脾胃皆有不同程度損傷，甚至影響命門之火，故凡肝強脾弱，或脾腎虛或使用過大劑量苦寒清利藥未能取效的肝病善用肉桂配方療之；而虎杖味苦性平，有利濕退黃、活血通絡之功，多用於實證偏熱之證，對控制症狀及改善肝功能療效好。鱉甲能提升血漿白蛋白，常用於肝病合併貧血的蛋白比例倒置者，並對 B 肝病的各期治療有效。

11.（高氏）癒肝湯 ❸

【藥物組成】茵陳 30g，虎杖 18g，柴胡 15g，鬱金 12g，丹參 30g，大黃 10g，桃仁 10g，白花蛇舌草 15g，黃耆 30g，茯苓 15g，桑寄生 15g，墨旱蓮 15g。

【加減變化】伴黃疸加田基黃 15g，龍膽草 15g；腹脹加枳殼 12g，穀芽 15g；脅痛加延胡索 15g，川楝子 12g；肝脾腫大加水蛭 12g，穿山

❸ 高陽，〈癒肝湯治療慢性 B 型肝炎 78 例〉，《廣西中醫藥》，1993, (4): 8。

甲 12g。

【功效】清熱利濕，理氣活血，補脾益腎。

【適應症】慢性 B 型肝炎。

【用藥方法】水煎 1 日一劑，分二次口服。1 個月為一療程，一療程後複查一次肝功能和 B 型肝炎表面抗原。全部病例治療一般不超過 6 個月。

【臨床療效】78 例中，臨床治癒（症狀及體徵消失，肝功能（總膽紅素、直接膽紅素、麝香草酚濁度、穀丙轉氨酶）正常，HBsAg 轉陰）18 例；顯效（症狀及體徵消失，肝功能（同上）正常，而 HBsAg 未轉陰）28 例；好轉（主要症狀明顯好轉，肝脾腫大有縮小或不變，肝功能各項指標下降 1/3 以上，HBsAg 未轉陰）19 例；無效（症狀體徵及理化檢查無明顯改善或反有加重者）13 例。總有效率 83.3%。其中慢性遷延性肝炎，臨床治癒 3 例，顯效 17 例，好轉 15 例，無效 6 例。慢性活動性肝炎，臨床治癒 5 例，顯效 11 例，好轉 4 例，無效 7 例。停藥後隨訪 1 年，慢性遷延性肝炎全部有效，10 例 HBsAg 持續轉陰。慢性活動性肝炎死於肝昏迷 1 例，癌變 1 例，肝功能穩定，HBsAg 持續轉陰 3 例。

【經驗體會】慢性 B 型肝炎是一種發病率高、發病機理複雜、病程長、易反復、難治癒的常見傳染病。屬於中醫的「黃疸」、「脅痛」範疇。其外因主要是人體感受濕熱毒邪，內因是正氣虛弱，正不勝邪。筆者認為：濕熱毒邪是形成 B 肝的啟始因素，濕熱餘邪殘留體內，是肝炎慢性化的原因。濕熱蘊結肝膽，困於脾胃，累及於腎，牽及全身氣血，濕性黏滯，阻礙氣機，肝失疏瀉，氣血失暢，是本病的主要機理。現代醫學研究也證實，病毒性肝炎在急、慢性期都存在著微循環障礙。濕困脾胃，肝鬱克土，而致脾胃虛弱。肝鬱化火傷陰，導致肝陰不足，肝腎同源，久病及腎而致腎陰虛。故濕熱、氣鬱、血瘀、虛損常常並見，相互影響，使病情更為複雜。治療上採用清熱利濕、理氣活血、補脾益腎之「癒肝

湯」治之。方中茵陳、虎杖、白花蛇舌草清熱解毒，利濕退黃，以除病因；柴胡、鬱金理氣解鬱；丹參、大黃、桃仁活血祛瘀使氣血流暢；黃耆、茯苓健脾益氣利濕；桑寄生、墨旱蓮養肝益腎，扶正祛邪，增強身體抵抗力。諸藥合用，切中病機，故收到較為滿意的療效。

12.（周氏）解毒化瘀健脾湯 ❸

【藥物組成】茵陳 30～50g，虎杖、貫眾、板藍根、半枝蓮、丹參、雞內金各 20～30g，柴胡、枳殼各 10～15g。

【加減變化】濕熱壅遏者，選加山梔、枳實、生大黃、川朴、溪黃草、六一散；肝鬱氣滯者，選加佛手、川楝子、香附、左金丸（黃蓮、吳茱萸組成）；氣滯血瘀者，選加紅花、田七、鬱金、香附；脾虛濕困者，選加陳皮、木香、法半夏、砂仁、薏仁；肝腎陰虛者，選加生地、麥冬、淮山、枸杞子、棗仁、桑椹子；無臨床症狀者，選加淮山、北黃耆、黨參、桑椹子、扁豆。

【功效】清熱解毒，活血化瘀，補氣健脾。

【適應症】B 肝 HBsAg 陽性。

【用藥方法】每日一劑，水煎二次，分早晚溫服。

【臨床療效】337 例經治療後，211 例臨床痊癒（肝功能正常，HBsAg 連續檢測兩次轉陰，無臨床症狀）；48 例好轉（臨床症狀消失或減輕，肝功能正常，HBsAg 滴度檢測兩次均證實顯著下降）；78 例無效（HBsAg 滴度仍然）。總有效率 76.85%。其中，急性黃疸肝炎痊癒 54 例，好轉 1 例，無效 1 例；急性無黃疸肝炎痊癒 4 例，好轉 1 例，無效 2 例；慢性遷延肝炎痊癒 44 例，好轉 24 例，無效 21 例；B 肝病毒帶原者痊癒 149 例，好轉 24 例，無效 54 例。

【經驗體會】HBsAg 陽性者之轉陰，臨床較為棘手，筆者通過多年

---

❸ 周家尊，〈解毒化瘀健脾法治療 HBsAg 陽性 337 例〉，《浙江中醫雜誌》，1993，(4)：149。

的臨床觀察，認為其病理因素是濕熱疫毒的持續感染，病理產物是瘀血阻滯，病理基礎是脾氣不足。三者互為因果，影響本病的發展、變化及轉歸，是本病的關鍵所在。因此，清熱解毒、活血化瘀、補氣健脾應作為本病治療的基本大法。所以選用板藍根、虎杖、貫眾、茵陳、半枝蓮、丹參、雞內金等清熱解毒祛濕之品為基礎方，且藥量應大於常規用量；配用丹參、鬱金、紅花、田七、枳殼等藥性平和、無耗氣傷陰之憂的活血化瘀藥物；和黨參、北黃耆、淮山、薏仁等補氣健脾之類。對藥物的具體運用，一般早期以清熱解毒為主，配以活血化瘀；至後期應為扶正為主，配合活血化瘀及清熱解毒。所以治療時應靈活配伍，堅持治療，常可獲良好效果。

13. 複方三甲丸 ❸

【藥物組成】炙鱉甲、炙龜板、地鱉蟲、廣鬱金各 40g，炮山甲、田三七、醋炒延胡索、廣佛手各 60g，雞內金 50g，紫丹參 200g，半枝蓮 300g。

【加減變化】如慢活肝，每天加服垂盆草 30g，貫眾 20g，公英 15g，板藍根 30g，五味子粉 3g，白花蛇舌草 30g；濕熱偏重加虎杖 20g，龍膽草 15g；脅脹加炒枳殼 15g，炒香附 10g；脘痞脹加山楂 20g，萊菔子 15g；口乾苦，手足心熱加丹皮 15g，胡黃連 15g；大便乾，小便黃加大黃 20g，車前子（布包）30g；便溏加炒白朮、茯苓各 20g。

【功效】解毒消癥，健脾疏肝。

【適應症】慢性 B 型肝炎，GPT 長期不降，HBsAg 久不轉陰者。

【用藥方法】上藥為細末，過 100 目篩，蜂蜜 150g（熬），再加熟麵糊為丸如綠豆大，曬乾裝瓶備用，1 個月服完為一療程，早、中、晚各服一次，溫開水送服，每一療程後複查肝功能一次。服藥期間，西藥停服，忌溫性、辛辣、生冷油膩之品及不易消化的食物。

❸ 郭雲露，〈複方三甲丸治療慢性 B 型肝炎 120 例〉，《陝西中醫》，1993, (7): 290。

【臨床療效】治療慢性 B 型肝炎 120 例，其中治癒 41 例，顯效 38 例，有效 11 例，無效 30 例。總有效率 75%。HBsAg 轉陰 74 例次（轉陰率 61.6%），抗-HBs 轉陽 49 例次，HBeAg 轉陰 58 例次，抗-HBe 轉陽 8 例次，抗-HBc 轉陰 60 例次。

【經驗體會】本方從《金匱要略》「鱉甲煎丸」治療肝積肥氣之旨化裁而成。「複方三甲丸」有效地對抗病毒，調整機體免疫功能，疏通血管閉塞，改善微循環，消除肝細胞腫脹及炎性改變和變態反應，改善肝脾病態結締組織的變性，防止纖維化、癌變，使受損的肝細胞及時修復與再生，對控制傳染源有一定意義。選用半枝蓮清熱解毒；炮山甲、炙鱉甲、炙龜板、田三七、地鱉蟲、紫丹參活血化瘀軟堅；配延胡索、廣鬱金為血中之氣藥，行血中之氣；佛手片疏肝理氣；廣鬱金配雞內金健脾消食化瘀，使鬱滯之氣機暢通，防止肝木伐土。一活（血）、二行（氣）、三消（癥），相得益彰。綜觀全方，解病毒，行氣血，消癥瘕，健脾胃，疏肝膽，可使邪祛正安而獲效。

14. 補肝活血解毒湯 ❸⑨

【藥物組成】黃耆、黨參各 15 ～ 30g，土茯苓、甘草、丹參、柴胡各 10 ～ 15g，莪朮、白朮、丹皮各 10g，白花蛇舌草、蒲公英各 30g。

【加減變化】黃疸或濕熱較盛者加茵陳、梔子、虎杖、大黃；濕阻中焦脹滿者加蒼朮、薏仁、川朴；肝陰虛者加枸杞子、白芍、龜板、旱蓮草；肢冷、怯寒、便溏者加乾薑、附子、桂枝；便結不暢者加大黃、枳實。

【功效】補肝健脾，活血解毒。

【適應症】慢性 B 型肝炎。

【用藥方法】日一劑，療程 3 個月。兒童劑量酌減。

---

❸⑨ 于遂羅等，〈補肝活血解毒湯治療慢性 B 型肝炎 100 例〉，《陝西中醫》，1993，(7)：291。

【臨床療效】治療 100 例，基本治癒 61 例，好轉 25 例，無效 14 例。總有效率 86%。

【經驗體會】本組病例臨床上多以倦怠乏力、食慾不振、脅肋隱痛或刺痛為主要表現，結合精神欠佳、脈象沉細無力、舌邊有齒痕等徵象，故而診為「肝脾兩虛」，可認為本病的病變首發於肝，繼而影響於脾。肝虛不疏不能淫精於筋；脾氣虛弱，化源不足，四肢不能稟受水穀之精氣的充養，故見倦怠乏力、食慾不振之證。遵「虛則補之」、「治病求本」之旨，以黃耆、白朮補益肝氣，合黨參以增強補氣之功。諸藥合用，則肝氣得復，疏瀉有權，脾氣健運，升降職司。本病之脅痛性質上多為隱痛，或見刺痛、脹痛，特點為遇勞增甚。其發生的機理：一為肝氣不足不能淫精於脈，使肝絡失濡，絡脈攣急而作痛；二乃肝氣不足，疏瀉不及，氣機不暢，氣滯則血行不利而作痛。因之認為本病脅痛並非完全由於邪實壅滯，而是因虛失榮、因虛致瘀之虛中挾實為患，且以虛為本。故在治療時不用延胡、香附等理氣止痛之品，而是在補肝的基礎上加入柴胡、莪朮等調理氣機、通行血脈之品，取補中有通之意，藉以振奮肝臟功能，使肝氣充盛，肝絡得養，則痛證自除。疾病由邪毒而生，邪毒不去則病不能除，本病之所以纏綿不癒，是由於正氣不足不能驅邪外出，導致邪氣留戀難解，故在補肝扶正的同時加入土茯苓、白花蛇舌草、蒲公英等以清除毒邪，使邪去則正安。

至於柴胡之用，明清以來有提出性烈發散，相戒輕用，以致後人畏本藥劫肝陰而不敢使用。近年來不少學者經過大量實踐，對這種觀點提出了異議。本組患者即是有肝陰不足者，僅在處方中加白芍、枸杞子、旱蓮草、女貞子等養陰柔肝之品，並不減少柴胡之用量，同樣可以收到較好的療效，因而支援柴胡並無劫陰之弊的論點。

藥理學表明：黃耆有保護肝細胞、防止肝醣元減少、促進肝細胞再生的作用；白朮可使肝細胞腫脹消退，有抗肝細胞壞死及降酶作用，有

研究發現甘草、柴胡抗肝損害作用最突出，並認為甘草、柴胡有降酶、降濁絮度作用。日本學者研究發現柴胡製劑、甘草甜素製劑具有免疫啟動、抗炎症及肝細胞膜保護作用。白花蛇舌草、蒲公英、土茯苓為常用的解毒藥，能抑制 B 肝病毒。

15.肝舒湯 ⑩

【藥物組成】當歸 15～30g，白芍 15～30g，鬱金 15～30g，丹參 15～30g，茯苓 10～15g，白朮 10～15g，板藍根 20～30g，蚤休 15～30g，連翹 15～30g，寄生 20～30g，枸杞子 15～30g，金錢草 15～30g，黃耆 15～100g。

【功效】疏肝理氣，清熱利濕活血，補益肝腎。

【適應症】慢性 B 型肝炎。

【用藥方法】每日一劑，水煎分二次服，每月服藥二十五～二十八劑，每 3 個月為一療程。一療程結束後，化驗肝功能及 B 肝抗原抗體系統（以下簡稱 B 肝五項）。不癒者，繼續第二療程治療，痊癒者，停服湯藥，把上方研末裝 "0" 號膠囊，每日三次，每次八粒，繼續服用 3 個月到 6 個月，以後每 2～3 個月化驗一次 B 肝五項。隨訪 1 年。

【臨床療效】243 例經治療後，臨床治癒（自覺症狀消失，各項檢查恢復正常，肝脾腫大消失，無明顯壓痛及叩擊痛）90 例，占 37%；好轉（臨床症狀消失或減輕，肝功能 GPT 正常，TTT<6 單位，TFT<(+)，HBsAg、HBeAg、抗-HBc 轉陰一～二項者）129 例，占 53%。總有效率為 90%。

【經驗體會】慢性 B 肝總的病機是本虛標實，治當標本同施。一方面要補肝、脾、腎治本，另一方面要疏肝理氣、清濕熱活血治標。要以補為主，寓消於補，不可本末倒置。偶有急者治標之時，其為權宜之計。

---

⑩ 王新民，〈肝舒湯治療慢性 B 型肝炎臨床觀察〉，《實用中醫內科雜誌》，1994，(1)：14。

慢性 B 肝病程遷延，纏綿難癒，治療當守法守方，從長計宜，用藥要平和柔潤，時時顧護脾胃，緩緩收功，切忌猛浪從事，慎用大寒大熱，補陽勿傷陰，滋陰勿滋膩，益氣勿壅滯，理氣勿剛燥，活血勿傷正，清熱勿伐陽。

B 肝五項轉陰初期，常轉陰復轉陽，此為正氣漸恢復，尚未充，需要繼續服藥治療一段時間，待正氣充足，陰轉即可鞏固。

陽易回，陰難復，肝臟體陰用陽，治療要時時保護肝陰。肝陰一傷，病情迅速發展，預後不良。此方長期服用無副作用。

16.仙百復肝抗纖湯 ❹

【藥物組成】仙百復肝抗纖 I 號方：仙百草 10g，生黃耆 15g，絞股藍 15g，六月雪 20g，廣東石豆蘭 30g，白花蛇舌草 20g，丹參 15g，敗醬草 15g，鬱金 10g，丹皮 10g，生山楂 15g，虎杖 30g，豬苓 15g，山梔根 30g。仙百復肝抗纖 II 號方：仙百草 10g，柴胡 6g，白芍 10g，絞股藍 10g，白花蛇舌草 20g，丹參 15g，虎杖 15g，山梔根 30g，巴戟天 15g，仙靈脾 15g，菟絲子 15g。

【功效】I 號方：健脾益氣，清熱解毒，益陰清熱，涼血活血化瘀。II 號方：健脾益氣，清熱解毒，疏肝解鬱，調補肝腎。

【適應症】慢性 B 型肝炎。

【用藥方法】慢性活動性肝炎用仙百復肝抗纖 I 號方；慢性遷延性肝炎用 II 號方。日一劑，水煎服，2 個月為一療程，總療程 6 個月，恢復正常後，需繼續服藥 1 個月以鞏固療效，定期複查。

【臨床療效】治療三個療程隨訪一年，36 例慢性活動性肝炎中，臨床治癒（主症消失，肝功能、γ-GT 正常，肝脾恢復正常無叩痛，HBsAg、HBeAg 轉陰，隨訪 1 年病情及復常指標無逆轉者）15 例；好轉（主症改

---

❹ 潘泰川，〈仙百復肝抗纖湯治療慢性 B 型肝炎臨床觀察〉，《浙江中醫學院學報》，1994，(1): 24。

善，肝功能、電泳 γ 球蛋白、γ–GT 降至正常。肝臟回縮穩定，叩痛壓痛減輕，HBsAg、HBeAg、抗–HBc 三項中有一～二項轉陰，隨訪 1 年病情及復常指標穩定）10 例；無效（症狀體徵、肝功能、γ–GT、電泳 γ 球蛋白無好轉或加重，B 肝病毒二對半指標無改善）11 例；35 例慢性遷延性肝炎中，臨床治癒 17 例，好轉 9 例，無效 9 例。總臨床治癒率為 45.1%，總有效率 71.8%。

【經驗體會】慢性 B 型肝炎的發病機理甚為複雜，一般認為慢性遷延性肝炎的發病機理主要與細胞免疫功能低下有關，而慢性活動性肝炎除免疫功能低下，還與體液免疫亢進及血循環中免疫複合物存在有關。中醫認為本病屬於脅痛、癥積、虛勞範疇。其病機常由濕熱病邪蘊結不解，日久傷及臟腑氣血，導致衰退性變化和失調性變化。衰退性變化可有陰虛、陽虛、氣虛、血虛、陰陽兩虛等不同。失調性變化多為氣血失調、脾胃不和、心腎不交等；故治療當以祛邪補虛、調理陰陽氣血為原則。據臨床觀察，慢性遷延性肝炎以肝鬱脾腎虧損為主，常見神疲乏力、脅痛、腰酸肢軟、納呆腹脹便溏、脈沉無力等症。而慢性活動性肝炎除肝鬱脾腎虧損外，多兼有血熱陰虛、脈絡瘀阻等症，常有肝脾腫大、面色暗晦、肝掌、蜘蛛痣、黃疸、舌紫或有瘀斑、脈弦數等症，故此擬「復肝抗纖方」I、II 號方分別治之，故能取效。

I 號方具有健脾益氣、清熱解毒、益陰清熱、涼血活血化瘀的作用。藥理證明黃者、豬苓健脾益氣，能提高細胞免疫功能，促進淋巴轉化率及肝細胞增生和干擾素形成。白花蛇舌草可增強免疫功能抑制免疫反應，能刺激單核細胞系統促進吞噬細胞清除抗原。虎杖、敗醬草清熱解毒、活血散瘀，能抑制抗原。鬱金、丹參可清除血中過剩抗原防止免疫複合物產生。丹皮、丹參、山楂能改善肝內血循環，有抗纖維化及降脂降酶，促進吸收和清除沉積免疫複合物。同時丹參可抑制變態反應和體液免疫反應、提高肝病患者血清白蛋白，改善鋅濁異常。六月雪含齊墩果酸，

配廣東石豆蘭、山梔根能養陰清熱解毒，有良好降酶之功。豬苓可抑制病毒複製，增強免疫功能，有利肝細胞修復再生，並能增強糖異生酶活性，促進抗體的形成。

II 號方具有健脾益氣、清熱解毒、疏肝解鬱、調補肝腎的作用。柴胡、白芍疏肝解鬱，配巴戟天、菟絲子、仙靈脾補益肝腎，能提高 T 淋巴細胞比值及淋巴轉化率，增強吞噬細胞功能，絞股藍含人參皂甙和多種人體必須氨基酸和微量元素，對肝損傷有顯著改善和肝細胞再生及護肝降酶作用。

方中仙百草，味辛澀，性溫，是浙南民間治療五步蛇咬傷的秘方，筆者據「南通蛇藥片」能對 HBV 有較強抑制的報導，從中啟發思路，故選之於複方中應用。觀察中表明此藥似有較強抗病毒作用，綜合諸藥起到調節免疫功能，抑制病毒的複製，終止持續感染，改善肝循環，抗纖維化，促進炎症細胞恢復的臨床效果。

「仙百復肝抗纖 I、II 號方」以整體觀念辨證選藥組方，清補結合，扶正祛邪的配伍原則，長期服用，隨症加味，無不良副作用。

17.（李氏）減澳湯 ㊷

【藥物組成】白花蛇舌草、虎杖、茵陳蒿各 30g，生黃耆 50g，貫眾、仙靈脾各 24g，赤芍、當歸、丹參各 15g，柴胡、枳殼各 12g，雞金、山楂各 10g，生甘草 5g。

【功效】清熱解毒，疏肝活血，補益脾腎。

【適應症】HBsAg 陽性。

【用藥方法】每日一劑，水煎服，三十帖為一療程。

【臨床療效】治療 HBsAg 陽性 62 例，其中 42 例 HBsAg 轉陰（其中 33 例肝功能異常，1 例同時伴有肝硬化），16 例有效（HBsAg 滴度明顯下

㊷ 李光耀，〈自擬「減澳湯」治療 HBsAg 陽性 62 例〉，《四川中醫》，1994，(1):
　　28。

降，肝功能正常，臨床症狀基本消失），4 例無效（HBsAg 滴度不下降或下降不明顯，臨床症狀改善不明顯）；轉陰率 67.74%，有效率 93.54%；其陰轉療程最長 3 個月，最短 1 個月。

【經驗體會】目前認為 B 型肝炎病毒不直接造成肝細胞的病變，而機體對 HBV 或病毒顆粒的免疫反應可能是造成 HBV 感染時肝細胞損傷的重要原因。因此，抑制或清除 B 肝病毒及調整機體免疫功能，是治療 B 肝的兩大關鍵。

現代醫學主要採取免疫調節劑、抗病毒和護肝藥治療，但是存在停藥後「反跳」現象的嚴重副作用，而且不能抑制 B 肝病毒複製及消除病毒標誌，因此，必須著眼於中醫中藥治療 B 肝取得突破。通過臨床觀察，筆者認為 B 肝 HBsAg 陽性難於轉陰的病理因素是濕熱疫毒的持續感染，病理產物是瘀血阻滯，病理基礎是脾腎不足，三者互為因果，影響本病的發展、變化與轉歸，是本病的關鍵所在。依據「袪邪可安正」，「正氣存內，邪不可干」的原理，應以清熱解毒，疏肝活血，補益脾腎為治療大法。筆者在臨床上把中醫宏觀辨證立法之理與西醫微觀調節病理狀況之手段相結合，選擇治療 B 肝的特異性藥物組成定法定方「滅澳湯」。方中蛇舌草、虎杖、貫眾清熱化濕解毒，又能抑制、消除 HBV；黃耆、當歸、仙靈脾健脾益腎，補氣養血，調節機體免疫功能；柴胡、茵陳、枳殼、甘草、赤芍、丹參、山楂、雞金疏肝活血，利膽和胃，幫助改善恢復肝功能。在組方選藥中，特別注意選用入肝引經藥，以利於藥物易達病所，直接發揮作用。

18.丹參菊花湯 ④

【藥物組成】丹參 20g，野菊花 15g，豬苓 10g，當歸 12g，茵陳 30g，鬱金 15g，板藍根 15g，雞內金 8g，虎杖 15g，柴胡 12g，黃芩 10g，白芍 12g，甘草 6g。

---

④ 李淑華等，〈丹參菊花湯治療 B 肝體會〉，《河南中醫》，1994，(1)：30。

【加減變化】濕熱內蘊型酌加梔子、龍膽草、蚤休、土茯苓、金錢草、半邊蓮、山豆根等；肝胃不和型酌加石斛、砂仁、厚朴、焦三仙等；氣滯血瘀型酌加桃仁、紅花、薑黃、蒲黃等；肝腎陰虛型酌加熟地、黃精、枸杞子、何首烏、女貞子等。

【功效】清熱利濕，活血解毒。

【適應症】Ｂ肝。

【用藥方法】日一劑，水煎分數次溫服。

【臨床療效】臨床用本方治療Ｂ肝，屢驗屢效。

【經驗體會】Ｂ肝的病程較長，「久病多瘀」，「久病入絡」。《靈樞·五邪篇》說：「邪在肝，則兩脅中痛……惡血在內。」李東垣在《醫學發明·中風同墮墜論》中也說：「血者，皆肝之所主，惡血必歸於肝。」因此無論Ｂ肝屬於何種類型均宜加活血理氣藥物。Ｂ肝患者肝臟的病理解剖也多發現肝竇擴張充血及出血。另外，Ｂ肝在病理變化過程中以變性、壞死、滲出和增生為主。活血藥物有助於滲出物的吸收，防止其纖維化，促進肝組織的新陳代謝，有利於其恢復。待臨床症狀消失後，應繼續鞏固治療，重點調理脾胃，以培補後天之本。

丹參屬苦微寒之品，一味丹參功同四物，能夠「破宿血，生新血」。當歸為補血要藥，既能補肝血又具活血之功。丹參、當歸能攻能補，使補而不滯，攻而不過，野菊花入肝經，清肝之熱毒，虎杖、板藍根清熱解毒，茵陳、黃芩清熱利濕，鬱金、柴胡功善行氣解鬱，雞內金運脾消食，白芍、甘草酸甘養陰，緩急止痛。全方攻補兼施，疏斂同用。滋陰養血藥丹參、當歸、白芍、甘草與行氣解鬱藥鬱金、柴胡同用，疏中有斂，攻中有補。葉天士云：「肝為剛臟，非柔潤不能調和。」芍藥與甘草同用，酸甘化陰柔肝以補肝體，鬱金與柴胡同用，疏散肝氣以助肝用；甘草味甘入脾，與雞內金同用則起到治肝實脾之功。

經現代藥理研究證明，丹參、野菊花能夠抑制Ｂ肝病毒的複製，豬

苓能提高細胞免疫作用，黃芩有抑制免疫球蛋白升高的作用，當歸能降轉氨酶，雞內金有擴張膽管的作用，有利於膽汁的排出。

19. （王氏）B 肝湯 ㊹

【藥物組成】黨參 10g，黃耆 30g，白朮、甘草各 10g，柴胡 12g，白芍 15g，鬱金 12g，丹參 20g，田基黃 30g，虎杖 20g，蛇舌草 30g，枳實 10g，大棗 10 枚。

【功效】清熱解毒，疏肝利膽，健脾化濕，活血行氣。

【適應症】慢性 B 型肝炎。

【用藥方法】水煎服，每日一劑，每劑三煎，早、中、晚飯前空腹服。1 月為一療程，一般二～三療程。一療程後複查肝功能。

【臨床療效】治療慢性 B 型肝炎 50 例，痊癒（症狀消失，兩次複查肝功能正常，HBsAg 轉陰，肝腫大縮小）31 例；好轉（主要症狀好轉，肝功能基本恢復正常，HBsAg 轉陰）16 例；無效（症狀體徵及肝功能，經三療程治療無改變或加重，HBsAg 陽性）5 例。

【經驗體會】中醫認為，本病的產生，多由肝失疏瀉，脾失健運，或中氣不足，致濕熱疫毒蘊結於內，臟腑功能失調，無力排毒外出，邪毒留戀而發病。其病理改變是以濕、熱、瘀、虛為主，故治療以清熱解毒、疏肝利膽、健脾化濕、活血行氣為法，以提高機體免疫功能，袪除病毒。方中黨參、黃耆、白朮、甘草、大棗益氣健脾；柴胡、枳實、鬱金行氣疏肝利膽；丹參、白芍涼血和血，養血補肝，緩急止痛；蛇舌草、虎杖、田基黃清熱利濕解毒，是抗 B 肝病毒之良藥。在臨證中，如濕熱黃疸俱甚者，合「茵陳蒿湯」與龍膽草；厭食甚者，加雞內金、焦三仙；脅痛甚者，加延胡、川楝子；肝硬化、脾腫大者，加三七、土鱉蟲、鱉甲。待病情好轉後，仍堅持服用「B 肝湯」，收效較佳。

20. 運脾舒肝湯 ㊺

㊹　王如政，〈B 肝湯治療慢性 B 型肝炎 50 例〉，《江蘇中醫》，1994，(2): 9。

【藥物組成】茵陳 30g，白朮 12g，茯苓 15g，澤瀉 20g，豬苓 15g，
鹽砂 12g，丹參 30g，鬱金 15g，山楂 15g，柴胡 6g，虎杖 30g，七葉一
枝花 12g。

【加減變化】氣虛者證見神疲乏力，懶言，加黨參 30g，炙甘草 10
g；瘀血明顯，證見脅肋刺痛或夜間為甚，或肝脾腫大，加三七末 2g（沖）；
大便溏，去虎杖加火炭母 15g。

【功效】運脾疏肝，清熱利濕。

【適應症】慢性 B 型病毒性肝炎。

【用藥方法】每日一劑，水煎二次，早晚分服。30 天為一療程。

【臨床療效】治療 85 例，其中臨床治癒（主要症狀消失；肝腫大穩
定無變動或回縮，肝區無壓痛及叩痛；肝功能檢查正常；B 肝病毒複製
指標轉陰，HBsAg 仍可陽性；以上各項保持穩定 6 ～ 12 個月以上）23
例；顯效（主、次症狀消失占半數以上或好轉占 2/3 以上；肝腫大穩定
無變動或回縮，肝區無壓痛及叩痛；肝功能檢查正常或輕微異常，TTT≤8
莫氏單位，GPT≤37.51u（正常值 <301u）；B 肝病毒複製指標一項轉陰，
HBsAg 可陽性）27 例；好轉（主、次症狀消失占 1/3 以上或好轉占半數
以上；肝腫大穩定無變動或回縮，肝區無壓痛及叩痛；肝功能檢查較原
值下降一半以上；B 肝病毒複製指標有所下降，HBsAg 可陽性）24 例；
無效（未達上述標準者）11 例。總有效率為 87.1%。

【經驗體會】慢 B 肝是由於感染 B 肝病毒遷延而形成的一種慢性傳
染病，中醫一般認為與濕熱病毒侵襲有關。「脾主濕土之質，為受濕之區
……」，濕熱外襲，易傷脾胃，脾失運化，濕邪留戀，熱邪難清；濕性黏
膩，易困阻氣機，中焦氣機不暢，「土壅木鬱」，肝氣失於條達，血行不
暢；從而形成慢 B 肝的主要病理變化——濕熱留戀，肝脾失調，氣血失

⑮ 何開發，〈運脾舒肝法治療慢性 B 型病毒性肝炎療效觀察〉，《廣西中醫藥》，
1994，(3)：1。

和。濕熱之邪為主因，肝脾為主要病變臟腑。治療上當以運脾疏肝、清熱利濕為法。脾主運濕，脾氣健運，濕邪有所去路；濕去熱孤，熱邪易清；肝主疏瀉，肝氣條達，氣機調暢，氣血和順，故運脾疏肝之治尤為關鍵。方中白朮、茯苓、澤瀉、豬苓、蠶砂化濕健脾，山楂運脾消導，此六者重在復脾運之功；柴胡、鬱金、丹參疏肝以調氣血；茵陳、七葉一枝花、虎杖清熱利濕解毒，以去濕熱之邪。全方以運脾疏肝為主，清熱利濕解毒為輔，切中病機。

21.（張氏）肝炎 II 號 ❹

【藥物組成】白花蛇舌草、山藥各 30g，虎杖、麥芽、太子參、白朮、鬱金、白芍各 10g，丹參 15g，甘草 6g，大棗 6 枚。

【功效】清熱解毒，疏肝利膽，扶脾和胃，活血行氣。

【適應症】B 型肝炎。

【用藥方法】水煎服，2 日一劑，3 個月為一療程，一般二～三療程。一療程完複查肝功能一次。

【臨床療效】35 例中，痊癒（症狀消失，兩次複查肝功能正常，HBsAg 轉陰，肝大縮小）25 例；好轉（主要症狀好轉，肝功能基本恢復正常，HBsAg 轉陰）7 例；無效（症狀、體徵及肝功能經 3 個月治療無改變或加重，HBsAg 陽性）3 例。

【經驗體會】中醫學認為，B 肝多由於脾失健運，或中氣不足，致使濕熱疫毒蘊結於內，臟腑功能失調，肝失疏瀉，木鬱土更虛，脾虛失運，無力排疫毒外出，邪毒留戀而發病。其病理改變是以虛、濕、熱、瘀為主，故治療以清熱解毒、疏肝利膽、扶脾和胃、活血行氣為法，使正氣充足，袪除病毒，達到治癒 B 肝之目的。

本方是筆者在用蛇虎退黃湯治療黃疸型肝炎過程中，發現黃疸型肝炎合併有 HBsAg 陽性患者，在未加其他藥物的情況下，HBsAg 隨著黃

❹ 張道誠，〈肝炎 II 號方治療 B 型肝炎 35 例〉，《新中醫》，1994，(3)：49。

瘟消失而轉陰受到啟示，同時觀察到 B 型肝炎患者脾虛症狀更突出，病程長，故在「蛇虎退黃湯」的基礎上加入益氣扶脾藥物太子參、白朮，和涼血和血、養血補肝的丹參組成「肝炎 II 號方」，通過 35 例臨床應用，取得滿意效果。本方補虛不滯邪，祛邪不傷正，旨在激發和調節免疫功能，增強機體祛病抗毒能力。為了取得療效，必須守法守方，切忌服藥數劑即更醫更方，延誤病情，此乃治 B 肝之大忌。

22.強活清 B 肝湯 ❹

【藥物組成】女貞子、赤芍各 20g，枸杞子、丹皮、虎杖、白茯苓各 10g，生白朮、薏仁、土茯苓、丹參、生黃耆、白花蛇舌草、蜀羊泉各 30g。

【加減變化】肝腎陰虛型加山萸肉、何首烏、生地黃；陰虛濕熱型加茵陳、金錢草、半枝蓮；氣滯血瘀型加三七、鬱金、桃仁。

【功效】滋養肝腎，活血化瘀，清利濕毒。

【適應症】慢性 B 型肝炎。

【用藥方法】日一劑，水煎分二次內服。

【臨床療效】治療 300 例，基本痊癒（自覺症狀消失，一般情況良好，能勝任一般工作，肝脾腫大回縮或穩定，質地變軟，叩痛消失，肝功能正常，B 肝五項指標轉陰或改善）171 例；好轉（主要症狀消失，肝脾腫大穩定或不變，無明顯叩擊痛，肝功能檢查正常或有輕度異常，B 肝五項指標改善）96 例；無效（自覺症狀無明顯改善，肝功能及 B 肝五項指標無變化）31 例，惡化 2 例。基本治癒率為 57%，好轉率為 32%，總有效率為 89%。

【經驗體會】「強活清 B 肝湯」針對貫穿在慢性 B 肝整個發病過程中「虛」、「濕」、「瘀」之病因病機而組方。此三病機相兼為患，各有側

---

❹ 朱士伏，〈強活清 B 肝湯治療慢性 B 型肝炎 300 例〉，《湖北中醫雜誌》，1994，(3)：29。

重，正虛又兼有濕熱蘊結；濕毒血瘀又伴肝腎陰虧；肝腎陰虧又夾氣鬱血瘀。應用本方需緊扣患者所表現的主要矛盾，再區分矛盾的主次方面，使遣方用藥切中病機，盡量適合每個病例中個體差異性之需要。

「強」法針對肝腎陰虛型：組方以「強」為主。本病早期累及肝脾，後期窮必及腎。腎強精充脾氣足，腎弱陰虧肝氣虛，則免疫功能低下。方中不離女貞、枸杞、萸肉，強腎保精充肝體，補其母而實其子；強腎養肝，保精增液，對阻止病情活動，逆轉病情發展有較好作用，使腎陽得充，濕毒得除，瘀痰得化。

「活」法針對氣滯血瘀型：可見脹痛、面暗、肝掌、蜘蛛痣、肝脾腫大、舌質紫暗、脈細澀。此時正氣已虛，血運無力，痰瘀濕毒膠著，在治療上，調氣活血、化瘀通絡應為主要方面，「強」法為次要方面，可加重養血活血化瘀藥的比例，使瘀血去而新血生，新血生而肝氣調。

「清」法針對陰虛濕熱（毒）型：正虛邪易戀，邪戀正益虛。本應除濕務盡，又恐敗脾損正，此時濕象明顯，陰虛亦顯然；陰虛為本，濕毒為標。解決濕毒與陰虛矛盾，仍當以「清」為先，使正復、濕清、瘀散，氣暢血調，則肝病易於向癒。

23.茵虎赤芍湯 ❹

【藥物組成】茵虎赤芍湯 I 號：茵陳、板藍根、蒲公英各 30g，虎杖、滑石各 18g，梔子、大黃、神麴、麥芽各 10g，赤芍 15g，丹參 20g，雲苓 12g，滑石 18g，甘草 3g。茵虎赤芍湯 II 號：茵陳 20g，虎杖 18g，蒲公英 30g，赤白芍、鬱金、蒼朮各 10g，丹參 20g，柴胡 9g，黃耆、雲苓各 15g，白朮 6g。

【功效】茵虎赤芍湯 I 號：清熱解毒，利濕退黃，涼血活血。茵虎赤芍湯 II 號：清熱解毒，燥濕運脾，益氣活血。

---

❹ 李燕飛，〈茵虎赤芍湯治療慢性活動性 B 型肝炎 58 例臨床觀察〉，《湖北中醫雜誌》，1994，(4)：28。

【適應症】慢性活動性B型肝炎。

【用藥方法】茵虎赤芍湯I號，每日一劑，水煎服。待症狀改善、黃疸漸退、肝功能有所恢復後，改用茵虎赤芍湯II號治療。

【臨床療效】治療58例中，臨床基本治癒43例，顯效7例，好轉5例，無效3例。58例HBsAg陽性，轉陰12例；58例抗-HBc陽性，轉陰17例；39例HBeAg陽性，轉陰24例；抗-HBe陽性產生19例。

【經驗體會】B型慢性活動性肝炎多屬中醫「黃疸」、「脅痛」、「膨脹」等範疇，病程長，纏綿不癒，多虛實夾雜，如治療不當，極易轉為慢活肝重型。筆者認為：濕熱毒邪內侵是該病發病與發生轉變的主要原因，痰濕內阻、瘀血阻絡則為該病發生轉變的主要機理。發病初期，清熱解毒、利濕退黃、涼血活血則為治療該病的關鍵。

「茵虎赤芍湯」I號就是宗此治則，以《傷寒論》中治療黃疸的「茵陳蒿湯」合清熱利濕之「六一散」為主，加虎杖、板藍根、蒲公英、赤芍、丹參等解毒、涼血活血之品組成，全方針對病機，用藥專而不雜，亦體現了關幼波老中醫「治黃必活血、血行黃易卻，治黃需解毒、毒除黃易除」的觀點。治療中須堅持守方用藥，只要主證存在，則不隨意更方，這也是療效、療程優於對照組的主要原因之一。

本病初期治療多用苦寒清利之品，久服易傷脾胃正氣，清利之後邪祛正虛，或邪祛未盡而正虛，亦為臨床多見。慢活肝一方面有蜘蛛痣、靜脈曲張等瘀血表現，另一方面又有鼻衄、齒衄等出血現象，一味地應用活血之品往往加重出血，加用益氣活血、涼血止血之品則能收到較好的效果。後期治療應注意疏肝健脾（運脾）、益氣活血。益氣活血既能改善瘀血症狀，又能防止慢活肝加重而導致出血。此時健脾在運而不在補，運脾則為補脾，其旨為一，但用藥有異。「茵虎赤芍湯」II號就是在此原則下組方，清熱解毒藥物之中加以燥濕運脾、益氣活血之品，對恢復肝功能乃至B肝病毒的陰轉，均有較好療效。

24.活血解毒湯 ❹

【藥物組成】虎杖 20g，半枝蓮 15g，紅花 15g，柴胡 15g，白花蛇舌草 20g，枳殼 15g，香附 10g，北耆 20g，甘草 10g。

【加減變化】兼脾虛者加白朮、鬱金、山楂、神麴；陰虛者加沙參、麥冬、石斛；濕熱者加茵陳、梔子、金錢草；肝胃不和者加半夏、薄荷；GPT 高者加蒲公英、丹參、紫草、七葉一枝花；蛋白倒置者加紫河車、首烏、鹿角膠。

【功效】解毒活血，疏肝理氣。

【適應症】慢性 B 型肝炎。

【用藥方法】每日一劑，水煎分二次服。

【臨床療效】治療 52 例病人，痊癒（HBeAg、HBsAg 及肝功能檢查均為正常，臨床症狀及體徵全部消失，追訪一年未見復發者）3 例；顯效（除 HBsAg 陽性外，其主指標均轉陰，臨床症狀體徵消失）19 例；有效（HBsAg 陽性，檢測指標有兩項轉陰，臨床症狀及體徵有明顯改善）25 例；無效（各項指標無變化，症狀及體徵無改善或惡化）5 例。總有效率為 90.4%。

【經驗體會】慢性 B 型肝炎具有病程長、動態多變化的發病特點，因其病理變化複雜多端，但究其主因可概括為毒侵、正虛、氣鬱、血瘀四大方面。且相互影響，故臨床選用虎杖、半枝蓮、白花蛇舌草為主藥，以解毒清熱，化濕利水，輔以柴胡、枳殼、香附、紅花以行氣活血，北耆以扶正補虛。全方共奏解毒活血、疏肝理氣之效。本方對慢性 B 型肝炎的肝功能有良好改善作用，且有一定的抗病毒效應，使用安全可靠。

25.丹黃健脾保肝湯 ❺

---

❹ 王鳳蘭等，〈活血解毒法治療慢性 B 型肝炎的臨床療效觀察〉，《黑龍江中醫藥》，1994, (4): 14。

❺ 武霞，〈丹黃健脾保肝湯為主治療 B 肝 152 例〉，《江蘇中醫》，1994, (5): 12。

【藥物組成】丹皮（或丹參）、黃芩（或黃耆 15g）、黃精各 10g，黨參（或沙參、生曬參）10g，茯苓（或土茯苓）15g，白朮、白芍各 10g，法半夏、柴胡各 10g，炙甘草、鬱金、陳皮、木香各 6g。

【加減變化】急性期（邪毒蘊於肝膽）：用藥側重清熱解毒利濕，主方可加用茵陳、蚤休、蒲公英增快退黃降酶；病變中期（濕熱纏綿、肝脾瘀滯、正虛漸顯）：應以扶正祛邪、調運肝脾為主，主方加丹參、當歸，黃芩易黃耆或黃精、熟地；病變後期（肝腎陰虛、陰陽虧損），可以酌加滋腎養肝或溫陽化濕之品，如枸杞、生地、肉桂、仙靈脾等。

【功效】健脾助運，疏肝解鬱。

【適應症】B肝。

【用藥方法】每日一劑，水煎分二次服。

【臨床療效】治療 152 例，其中顯效（症狀及體徵消失，肝功能恢復正常，HBsAg 轉陰連續三次者）132 例，占 87.4%；好轉（症狀及體徵基本消失或明顯減輕，肝功能某項指標略有異常，HBsAg 未能轉陰，但滴度下降）14 例，占 9.2%；無效（症狀及體徵未見改善，肝功能指標未見好轉，HBsAg 仍屬陽性）6 例，占 3.4%。總有效率 96.2%。服藥最短 2 月，最長 16 月，平均 8 月。

【經驗體會】B肝臨床表現雖不盡相同，但可歸納為肝、脾、腎三臟病變，核心是脾。脾運失健，久而累及肝、腎。肝炎主要病因為濕熱毒邪留滯不去，致氣滯血瘀，耗氣傷陰。因此，消除病因在 B 肝治療中亦不可忽視，治療應標本兼顧。據此，筆者針對 B 肝在各階段或合併他病，則用藥有所側重。基本方中含「六君子湯」補脾助運，佐柴胡、鬱金、杭芍、木香疏肝氣以解鬱。早期濕熱偏盛或合併膽系炎症，症見嘔惡腹脹，口乾便秘者，丹皮（丹參）、三黃也可並用以增強清熱解毒、活血化瘀作用；如 HBsAg 滴度偏高可以茯苓易土茯苓，加白花蛇舌草清血中熱毒，抑制殺滅肝炎病毒。在治療中不可忽視補益先後二天，扶正以

祛邪，可以黃耆配黃精、山藥氣陰雙補，黃耆配當歸、熟地氣血雙補。在辨證治療的同時還可使用降酶中草藥，辨證選用虎杖、田基黃、五味子、垂盆草、石打穿；B 肝恢復期及 B 肝病毒帶原者無症可辨，可結合辨病輔以中成藥治療，以獲事半功倍之效。總之，中藥治療能較快地改善症狀，有利肝功能恢復，使 HBsAg 滴度下降或轉陰，HBeAg 轉陰，從而防止肝炎病變的進一步發展。

26. 舒肝解毒湯 ❺

【藥物組成】柴胡、枳殼、山楂各 10g，白芍、黃耆各 30g，三棱、莪朮、甘草各 6g，白花蛇舌草 15～30g，虎杖、丹參各 15g。

【功效】清熱利濕，疏肝活血，益氣扶正。

【適應症】慢性 B 型肝炎。

【用藥方法】水煎服，日一劑，連服三十劑為一療程，可服藥一～三個療程。

【臨床療效】治療 27 例，結果治癒 8 例，基本治癒 13 例，好轉 6例。

【經驗體會】在慢性 B 型肝炎的病變過程中，濕熱疫毒是其主要致病因素，肝鬱脾虛是其病變基礎，血瘀則是病理產物。筆者依據病因病機而立方。方中白花蛇舌草及虎杖清熱利濕解毒，「四逆散」疏肝理氣，黃耆益氣健脾，三棱、莪朮、丹參、山楂活血化瘀，甘草益氣解毒兼以調和藥性。全方共奏清熱利濕、疏肝活血、益氣扶正之功。臨床應用此方，需辨證靈活加減。如脾虛加黨參、茯苓，肝腎陰虛合「一貫煎」等。

27. (劉氏) 癒肝湯 ❺

【藥物組成】茵陳、板藍根、土茯苓各 20g，丹皮 9g，柴胡 12g，香附子、黃耆、黨參各 15g，鱉砂、當歸、虎杖各 10g，甘草 5g。

---

❺ 李允敬，〈舒肝解毒湯治療慢性 B 型肝炎 27 例〉，《新中醫》，1994，(6)：52。
❺ 劉福華，〈癒肝湯治療 B 肝 24 例療效觀察〉，《四川中醫》，1994，(9)：21。

【加減變化】脅痛較甚者加川楝子、枳殼各 10g；血瘀者加丹參 10g，田三七 3g（研粉吞服）；食積者加神麴、山楂、雞內金各 10g。

【功效】解毒祛濕，疏肝化瘀，益氣補腎。

【適應症】慢性 B 肝。

【用藥方法】水煎服，每日一劑，每劑分早晚二次於飯前 30 分鐘服，30 天為一個療程。如 HBsAg 轉陰，繼續服「癒肝湯」十劑，以鞏固療效；若 HBsAg 未轉陰，繼續第二個療程。

【臨床療效】24 例患者中，治癒（HBsAg 轉陰，轉氨酶及肝功能恢復正常，追蹤觀察 1 年以上未復發者）9 例，占 38%；有效（經治 3 個月（三個療程）後，HBsAg 滴度下降，轉氨酶及肝功能恢復正常者）13 例，占 54%；無效（連續治療 3 個月，HBsAg 仍為陽性，且滴度不下降，或者反而上升者）2 例，占 8%。總有效率為 92%。

【經驗體會】筆者認為：慢性 B 肝從中醫病機而論，多為濕熱疫毒蘊結，致使肝鬱血瘀、氣血失調、脾腎虧虛所致，其病變重點在肝、脾、腎。治療宜扶正驅邪為基本原則。方中大多數藥物都具有雙向作用，如虎杖、當歸既有活血化瘀之功，又有祛濕解毒之作用；茵陳既為祛濕之要藥，又有疏肝理氣之功效；柴胡、丹皮、甘草既有疏肝理氣之功效，又有啟動免疫、抑制病毒的功能。諸藥合用，既有解毒祛濕、疏肝化瘀、益氣補腎、調理氣血之功，又具有抑制 B 肝病毒、增強免疫機制、保護肝細胞膜的穩定性、改善恢復肝功能等作用，與本病正好合拍。療效與療程的長短有關，故治療要徹底，療程要長。本組 24 例患者在治療過程中，除兩例無效外，其餘 HBsAg 滴度均能轉陰或逐漸下降。療程完畢，肝功能均能恢復正常，說明該方有效。有的之所以未癒，可能是療程短，未堅持服藥之故。這證實了現代醫學所說 B 肝病毒侵襲力極強，人群自然感染力高，病毒複製迅速，一旦感染極難消除之說。故必須採取較長時間的扶正措施，使免疫力提高，再輔以驅邪藥物，標本兼顧，才能消

除其疫毒（B 肝病毒）。

28.B 肝拮抗丸 [53]

【藥物組成】黃耆、何首烏、知母、仙靈脾、丹參、赤芍、鬱金、桃仁、白英、胡黃連、山豆根、蚤休、白花蛇舌草、虎杖、大黃、土茯苓、茵陳、豬苓、厚朴、山楂、生麥芽各 200g，黨參、葛根、女貞子、木通、半枝蓮、當歸、桑寄生、丹皮、茯苓、藿香、白茅根、雞內金各 160g，枸杞子、生地、連翹、貫眾、板藍根、生薏苡仁、苦參、柴胡、地榆、黃芩、甘草各 100g。

【功效】益氣健脾補腎，清利濕熱，解毒活血。

【適應症】慢性 B 型肝炎。

【用藥方法】上藥烤乾共研細末，製成水泛丸或蜜丸備用。口服每次 10g，日服二～三次。用大棗煎湯送服為宜。患者接受本藥治療後，均停用其他一切治療性中西藥。3 個月為一療程。

【臨床療效】治療慢性 B 型肝炎 42 例，基本治癒（自覺症狀消失，肝脾腫大縮小，肝區無壓痛和叩擊痛，肝功能檢查正常，病毒複製指標全面好轉（HBsAg 轉陰、HBeAg 消失或抗–HBe 出現或抗–HBs 轉為陽性，經 6 ～ 12 個月隨訪無反復））19 例；顯效（主要症狀消失，肝脾腫大穩定不變，肝功能檢查正常或不高於正常值的 1 倍，HBeAg 轉陰或下降接近正常，或出現抗–HBe 和抗–HBs）10 例；有效（主要症狀與體徵明顯改善，肝功能下降 50% 以上，HBsAg、HBeAg 下降 1 ～ 3 個滴度）7 例；無效（症狀體徵、化驗指標、B 超音波等檢查無變化或加重）6 例。

【經驗體會】中醫認為本病的發病機理重點在濕熱、毒瘀、正虛三個方面。其中心病機是疫毒蘊結，可累及肝（膽）、脾（胃）、腎三臟。體虛不勝邪，疫毒蘊結肝膽而致疏瀉不利，脾胃運化失司，升降紊亂，肝病日久及腎，耗損精氣，終致肝腎皆虛。治療關鍵在於清利濕熱，解

---

[53] 唐光鈺，〈B 肝拮抗丸治療慢性 B 型肝炎 42 例〉，《新中醫》，1994，(10): 48。

毒活血，扶正祛邪，攻補兼施，而「B 肝拮抗丸」的藥物組成正是緊扣這一病機，扶正祛邪，攻補兼施，補而不滯，攻不傷正。腎旺脾健，肝胃和利，毒熱濕瘀自消，B 型肝炎自癒。

29.復元 B 肝方 ❺❹

【藥物組成】丹參、赤芍、益母草、苦參、土茯苓、露蜂房、蛇舌草、蒲公英、防風、製膽星、石楠葉、炒楮實子、煆瓦楞子、生黃耆、桑寄生、製首烏。

【功效】解毒化濕，祛瘀蠲痰。

【適應症】慢性 B 型肝炎。

【用藥方法】每日一劑，水煎二次溫服，3 個月為一個療程，治療兩個療程。

【臨床療效】治療 79 例，近期療效：HBsAg 轉陰 17 例；HBeAg 轉陰 31 例，其中治療一個療程轉陰 17 例；HBV–DNA 轉陰 32 例，其中治療一個療程轉陰 17 例；ALT 轉陰 60 例。遠期追蹤：對所有 HBsAg、HBcAg、HBV–DNA 轉陰以及 ALT 復常者進行 8 個月追蹤隨訪，連續複查三次，其中有 2 例 HBsAg 重新轉陽，HBeAg 轉陽 1 例，HBV–DNA 均無轉陽，ALT 復常者中有 6 例復升，連續服用本方後 2 例重又復常，4 例低於 60u。

【經驗體會】依據中醫理論分析慢性 B 型肝炎的生理變化特點，筆者認為本病與風濕、毒、瘀、痰、營衛不和有關。筆者試從解毒化濕、祛瘀蠲痰、調和營衛、平衡陰陽立法，來抑制或消除 HBV–DNA，防止肝細胞壞死，和肝組織纖維化，促進肝細胞再生，增強免疫功能。方用苦參、土茯苓、蒲公英解毒祛濕，以抑制和清除 HBV–DNA；丹參、赤芍、益母草活血祛瘀生新，煆瓦楞子、製膽星、炒楮實子、石楠葉健肝

❺❹　黃兆望，〈復元 B 肝方治療慢性 B 型肝炎 79 例〉，《浙江中醫雜誌》，1994, (10)：452。

化瘀，改善肝內微循環，防止纖維化，促進肝細胞再生；生黃耆、桑寄生、製首烏平衡陰陽，穩定肝細胞內環境；露蜂房、防風調和營衛。從治療結果來看，「復元 B 肝方」對 HBV-DNA、HBeAg 轉陽和 ALT 復常等療效滿意。

30.B 肝康煮散 ⑤⑤

【藥物組成】仙鶴草、白花蛇舌草、半邊蓮、黃耆各 30g，白頭翁、薏仁、丹參各 20g，貫眾、大黃、桃仁、枸杞各 10g，仙靈脾 5g。

【功效】清熱解毒，活血化瘀，補腎健脾。

【適應症】HBV 帶原者。

【用藥方法】按以上組成及比例將藥共研細，每次取藥粉 50g，水 200ml 煎沸 5 分鐘服用，日二次。每 70 日為一個療程。

【臨床療效】32 例患者中，7 例具有不同程度神疲乏力、腰膝酸軟、脅痛等症狀患者，不適之症全部在服藥後 1 個月內消失。全部患者經三個療程的治療，HBV 血清標誌物變化如下：HBsAg 轉陰有 11 例 (34%)；HbeAg 轉陰 22 例 (69%)；抗-HBc 轉陰 12 例 (37%)。

【經驗體會】HBV 帶原者是隱性感染，呈慢性發展，其發病機理雖然複雜，但主要與機體免疫力低下有關。特別當 HBV 攜帶以 HBsAg、HBeAg 及抗-HBc 三陽出現時，標誌著 HBV 複製活躍，而且帶原者中真正健康帶毒者極少，大都有肝組織的不同程度損害，又因其與慢性活動性肝炎、肝硬化等病關係密切，危害顯而易見。筆者以為，治療上要注重三個方面，首先是一些清熱解毒藥對 HBV 的吞噬與抑制已得到藥理證實；其二為活血化瘀抗肝纖維化藥物，不但在肝硬變、肝炎期有效，還可促進排毒、提高療效；其三是調整免疫功能、增強自身抗毒能力為一有效途徑，本方即從這三方面組成，方中白花蛇舌草、半邊蓮、貫眾、大黃對 HBV 有效，丹參與桃仁化瘀抗纖維化有效，而且白頭翁和仙鶴草

⑤⑤ 楊環，〈B 肝康煮散治療 HBV 帶原者 32 例〉，《陝西中醫》，1994，(11)：501。

對 HBV 有較好作用，特別是仙鶴草，還有強壯作用，與薏仁、黃耆合用可提高免疫能力，更有枸杞與仙靈脾溫腎助陽，振奮低下的免疫功能。另外，桃仁與大黃合用化瘀排毒，促進肝組織修復，對 HBV 轉陰大有益處。此方組成不但符合中醫醫理，亦符合現代藥理，而且煮散劑內服，不但可節約 50% 的中藥材，而且由於藥物細小，接觸面大，既保證了藥效，又可縮短煎煮時間。

31. 複方過籬寮湯 ❺❻

【藥物組成】過籬寮（籬欄、茉欒藤、過天猛、流籬網）30g，東風桔 20g，炙黃耆 30g，淮山、桑寄生、板藍根、丹參各 15g，虎杖 20g，當歸、白芍各 12g，仙靈脾、大黃各 10g，白花蛇舌草 30g，炙甘草 5g。

【加減變化】濕熱較重者去黃耆加綿茵陳 20g；寒濕偏盛者加製附片 10g（先煎）；肝陰虛者加旱蓮草、女貞子各 15g；氣滯血瘀者加青皮 10g，雞骨草 12g；肝功能異常轉氨酶偏高者加五味子 12g。

【功效】解毒祛濕，疏肝化瘀，調理氣血，益脾補腎。

【適應症】慢性 B 型肝炎。

【用藥方法】上方每日一劑，水煎服。治療期間，絕對禁止飲用任何酒，飲食清淡，禁食雄雞、鯉魚、牛肉、韭菜，注意休息。

【臨床療效】治療 50 例中，臨床痊癒（主要症狀消失，肝功能正常，HBsAg 持續轉陰，肝或（及）脾大回縮正常，隨訪追蹤觀察一年半後複查肝功能正常，HBsAg 陰性）32 例；好轉（臨床症狀消失或減輕，肝功能正常，HBsAg 不轉陰，但滴度顯著下降，肝或（及）脾大不變，無壓痛）8 例；無效（症狀、體檢和實驗室檢查不變）10 例。總有效率 80%。療程最短 2 個月，最長達半年，平均 2.5 個月。

【經驗體會】慢 B 肝患者是因濕熱邪毒蘊結，肝鬱血瘀，氣血失調

---

❺❻ 李裕懷，〈複方過籬寮湯治療慢性 B 型肝炎 50 例報告〉，《河南中醫藥學刊》，1995，(1)：38。

脾腎虧虛所致。其病變責之於肝、脾、腎為主，治療必須解毒袪濕，疏肝化瘀，調理氣血，益脾補腎。故方用過離寮、板藍根、白花蛇舌草清熱解毒利濕；虎杖、當歸、丹參、白芍疏肝解鬱，活血化瘀；黃耆、淮山藥、仙靈脾、桑寄生、炙甘草固護中焦，益脾補腎；大黃能防止肝細胞壞死，促進肝細胞再生，並能抑制及清除 HBsAg、HBeAg。B 型肝炎病毒帶原者，雖無症狀、體徵，無證可辨，仍用此法，加強益脾補腎，以增強機體免疫力，從而收到較好的治療效果。

32.（孟氏）B 肝飲 ❺❼

【藥物組成】茵陳、土茯苓、脾寒草、虎杖、三白草各 15g，枳殼、赤芍、鬱金各 10g，白花蛇舌草、石見穿、爵床、馬蘭各 20g，黨參、黃耆各 12g。

【加減變化】肝脾腫大，加丹參、茅莓根、白背葉根各 15g；脅痛明顯，氣滯血瘀，加地鱉蟲（研粉沖服）10g，螃蟹殼（研粉沖服）5g。

【功效】清熱利濕，健脾益氣，疏肝解鬱。

【適應症】慢性 B 型肝炎。

【用藥方法】每日一劑，水煎服，日服二次，也可將上藥研為粗末，開水泡服代茶飲，30 天為一療程，服二～三個療程。

【臨床療效】治療 28 例，其中慢性遷延性肝炎 16 例，治癒（隨訪一年以後 HBsAg 轉陰穩定，好轉標準各項檢查無異常改變者）9 例；基本治癒（HBsAg 滴度下降至 1:32 以下，或轉陰，好轉標準各項隨訪半年無異常改變者）6 例；好轉（主要症狀消失，脾恢復正常或明顯回縮，肝區無明顯壓痛或叩痛，肝功能檢查恢復正常）1例。慢性活動性肝炎 12 例，治癒（同基本治癒標準，HBsAg 轉陰，觀察 2 年以上病情一直持續穩定，並能參加、勝任正常工作）7 例；基本治癒（自覺症狀消失，肝脾腫大穩定不變或縮小，無叩痛及壓痛，肝功能檢查正常，HBsAg 滴度

❺❼ 孟祥鄂，〈B 肝飲治療慢性 B 型肝炎 28 例〉，《河北中醫》，1995，(1)：9。

下降至 1:32 以下或轉陰，一般健康好轉，參加一般體力勞動後，病情無變化，以上各項隨訪 1 年以上保持穩定）3 例；好轉（主要症狀消失，肝脾腫大穩定不變，且無明顯壓痛或叩痛，肝功能檢查正常或輕度異常）2 例。

【經驗體會】B 肝的病因病機複雜，筆者多年來臨床體會，認為濕熱疫毒，即前人謂之時疫之邪，四時不正之氣侵犯人體，內蘊肝脾，邪無出路，久則損害臟腑，是其主要誘因。在急性期以清熱利濕為急務，如濕邪未淨與熱互裹，日久肝臟受損，肝失條達，氣滯血瘀；脾土失於疏瀉，則不運水穀於週身四肢；而肝鬱則橫克脾土。故濕熱未淨，肝鬱脾虛是其病理機轉。治法以利濕清熱、健脾益氣、疏肝解鬱為主，臨床辨證注意細察濕與熱的孰輕孰重，而用藥則有所側重，而總以不忘扶正為主。方中茵陳、枳殼、鬱金、赤芍疏肝利膽；土茯苓、脾寒草、三白草、馬蘭、爵床清利濕邪；白花蛇舌草、石見穿、虎杖活血散瘀解毒；黨參、黃耆益氣健脾。全方融清熱利濕、健脾益氣於一爐，且有治肝扶脾、利濕清熱、降酶抗毒的功能，臨床療效確切可靠，藥味平淡，長期服用，無任何副作用。

33.HBsAg 轉陰湯 ❺❽

【藥物組成】黃耆、板藍根、萊菔子、旱蓮草各15g，虎杖、鬱金、茯苓、女貞子各 12g，雞內金、柴胡、貫眾、牡丹皮、半枝蓮、白朮、丹參、甘草各10g。

【加減變化】濕熱蘊結者加黨參、砂仁，重用茯苓、白朮；氣滯脅痛甚者加川楝子，重用丹參；肝腎陰虛兼失眠者加生地、棗仁，重用女貞子；肝脾腫大者加鱉甲、赤芍，重用鬱金。

【功效】疏肝健脾補腎，活血涼血，清熱解毒利濕。

---

❺❽ 馬力行，〈HBsAg 轉陰湯治療 B 型肝炎 80 例療效觀察〉，《黑龍江中醫藥》，1995, (1): 8。

【適應症】B型肝炎。

【用藥方法】水煎服，每日服二次，上午服首煎藥 200ml，晚上再服二煎藥汁 200ml，30 日為一療程。

【臨床療效】治療 B 型肝炎 80 例，其中治癒（經治療後症狀、體徵消失，肝功能恢復正常，HBsAg、HBcAg、HBeAg 均轉陰性）42 例；顯效（症狀、體徵明顯減輕，肝功能恢復正常或接近正常，TTT≤6u、ZnTT≤12u、TTT≤8u、γ-GT≤40u、GPT≤200u，HBsAg、HBcAg、HBeAg 一或二項轉陰）28 例；好轉（症狀、體徵減輕，肝功能較治療前明顯恢復（下降 50%）二對半檢測無轉陰）6 例；無效（未達到以上標準者）4 例。總有效率 95%。

【經驗體會】B 型肝炎屬中醫學「脅痛」等範疇，筆者通過收治病例觀察認為病因為濕熱、疫毒深伏血分，病機為正虛邪戀，病本在肝，累及脾腎氣血陰陽，《內經》云：「正氣存內，邪不可干」，「邪之所湊，其氣必虛」。當患者免疫功能低下，抗病能力較弱，感染 B 肝毒邪後，其病毒在肝細胞內不斷繁殖（複製），表現濕熱特性，從而決定了本病的遷延性及難癒性；因濕熱蘊結於內，其病邪可傷陽又損陰，日久可致陰血陽氣損傷，形成正虛邪戀局面，而正氣虧損不盡一樣，或為脾虛，或為肝腎陰虛，或為氣血雙虧，而成肝脾腎三臟同病。《金匱》云：「見肝之病，知肝傳脾，當先實脾。」根據肝喜條達而惡抑鬱的生理特點，因此，在 B 肝的治療中作者立足於中醫藥辨證施治的觀點，以現代免疫學理論為依據採取疏肝、實脾、補腎、活血、涼血、清熱解毒利濕，扶正固本的綜合治則。方中黃耆、女貞子、柴胡、茯苓、白朮、雞內金、萊菔子、甘草、旱蓮草疏肝健脾，滋陰補腎，扶正固本護肝，增強機體免疫功能，終止 B 型肝炎病毒的長期慢性感染狀態。據現代藥理研究，柴胡、甘草不僅有顯著降酶作用，且有明顯減輕肝細胞損傷及代謝障礙效果，同時還有抑制纖維增生的功能。板藍根、虎杖、貫眾、半枝蓮具有抗病毒抗

菌作用，據現代藥理研究，此四味藥有不同程度抑制 HBsAg 或清除 B 肝
病毒作用。鬱金、丹參、牡丹皮理氣活血散瘀使氣血調和，且能擴張肝
內血管，增加肝血流量，改善肝細胞血供，減少病變範圍，促進脂肪代
謝，提高細胞的耐氧能力，減少肝細胞壞死，促進肝細胞再生。諸藥合
用扶正固本，祛邪治標，保護肝細胞，降低轉氨酶，抗病毒，消除 HBeAg，
抑制 HBV 複製，共促 HBsAg 從陽轉陰，從而達到整體調治目的，使肝
功能恢復。

34.祛濕解毒湯 ⑤

【藥物組成】茵陳、虎杖、豬苓各 15g，黃耆、茯苓、板藍根、山
豆根、連翹各 10g，蒼朮 6g，柴胡 5g，乾薑 3g，丹參 20g。

【加減變化】肝區痛者加枸杞、白芍；腹脹者加陳皮、枳殼；胃痛
者加木香；腰痛者加熟地、枸杞；陰虛者去蒼朮、乾薑、豬苓，加沙參、
麥冬、生地。

【功效】利濕解毒，清熱化瘀解鬱。

【適應症】慢性 B 型肝炎。

【用藥方法】水煎服，每日一劑。

【臨床療效】治療 65 例，基本治癒（症狀消失，HBsAg 轉陰，肝
功能恢復正常，隨訪一年無異常改變者）22 例；好轉（自覺症狀消失，
肝功能正常，參加一般勞動後病情無變化，以上各項保持穩定一年以上）
28 例；無效（自覺症狀改善，肝功能不穩定）15 例。

【經驗體會】B 型病毒性肝炎多因濕熱毒邪侵犯肝脾形成。肝氣瘀
結凝滯，濕毒阻滯使肝脾受損，久則累及心腎。其發病慢，持續時間長，
纏綿難癒。因此，治療 B 肝，自始至終，抓住利濕解毒或佐以清熱化瘀
解鬱的大法，使濕熱毒邪祛，肝脾之氣恢復，則病可癒。方中以黃耆、

⑤ 易章俊，〈祛濕解毒湯治療慢性 B 型肝炎 65 例〉，《湖北中醫雜誌》，1995, (1):
　　22。

雲苓、蒼朮、豬苓健脾袪濕，用山豆根、板藍根解毒，虎杖活血解毒，柴胡解鬱，佐茵陳清熱利濕解毒，少佐乾薑護脾陽。

有關資料表明，茵陳能夠改善肝內微循環，防止肝細胞壞死，促進肝細胞再生；板藍根有促進 HBsAg 轉陰作用；連翹有抗病毒降酶作用；柴胡能促進肝臟蛋白的合成，增加肝細胞再生，減輕肝損傷作用；丹參能改善微循環，提高免疫力等功能，對肝病確有療效；虎杖能促進肝細胞的修復、再生及減輕炎症等；山豆根能抑制 HBV 的複製；黃耆能調節機體免疫平衡；豬苓製劑能促進肝細胞再生，促進 B 肝表面抗體產生和免疫調節作用。

35.白丹轉陰合劑 ⑥

【藥物組成】黃耆 15g，白朮 15g，丹參 30g，三七 5g（沖服），薏苡仁 20g，敗醬草 30g，虎杖 20g，白花蛇舌草 20g，鬱金 15g，澤瀉 15g，女貞子 20g，甘草 10g。

【功效】益氣健脾，活血化瘀，清熱解毒利濕。

【適應症】慢性 B 型肝炎，症見疲倦乏力，食慾不振，腹脹，脅肋疼痛，厭油膩，口苦，口黏，口乾，大便乾或稀，舌質苔黃或白膩，脈弦細數。

【用藥方法】每日一劑，冷水浸泡 60 分鐘後文火煎至 300ml。日服三次，每次 100ml，空腹服用。3 個月為一個療程，肝功能恢復正常後上述藥共為細末，裝入空心膠囊，每服 6g，日二次，以鞏固療效。

【臨床療效】治療 30 例中，治癒（自覺症狀消失，肝脾腫大縮小，肝功能恢復正常，B 肝病毒標誌物轉陰，隨訪半年以上未復發者）14 例；好轉（主要症狀消失或顯著減輕，肝脾腫大無變動，肝功能恢復正常，HBsAg 陰性）12 例；無效（臨床體徵及症狀無改善，肝功能檢測無改變，

⑥ 陳潔等，〈自擬白丹轉陰合劑治療慢性 B 型肝炎 30 例〉，《河北中醫》，1995，(1)：14。

HBsAg 陽性）4 例。總有效率 86.7%。

【經驗體會】慢性 B 肝發病機理複雜，常有轉歸成肝硬化的趨勢，病後較難痊癒，中醫認為乃正氣不足、毒邪內侵、氣鬱不暢、瘀血內阻所致，此四者互相聯繫，互相影響，共同決定肝病的發生、發展及轉歸，不扶正氣則邪毒難祛，不攻毒邪則正氣難扶，鬱不解則血難通，血不行則氣必滯，故治療多從整體出發，清邪毒，祛瘀血，扶正氣，可包括有調節機體免疫功能的涵義。方中黃耆、白朮益氣健脾祛濕；丹參、三七、鬱金祛瘀血，疏肝解鬱；敗醬草、虎杖、白花蛇舌草除濕解毒清熱；薏苡仁、澤瀉健脾利濕；女貞子、甘草補肝腎調和諸藥。本方具有明顯抑制 HBV 複製，直接殺滅 B 肝病毒，改善肝臟微循環，增加肝內血流量，減少肝內膠原纖維的形成，降解肝內形成的膠原纖維，消炎利膽，促進肝細胞修復，啟動肝細胞再生，增加 T 細胞比值，促使抗體形成，有明顯的雙相調節作用和使 B 肝表面抗原和 e 抗原轉陰的作用。本合劑無毒副作用，安全可靠。慢 B 肝病程較長，臨床症狀和肝功能容易反覆，在治療過程中，不能隨意變方，更不要一見肝功能正常就立即停藥，以免導致反覆。筆者的體會是連續複查肝功能三次以上各項指標正常時（每月複查一次）方可停藥。

36.燮清 B 肝湯 ❻

【藥物組成】生黃耆 15g，生薏仁 20g，炒白朮 12g，製首烏 15g，淫羊藿 10g，土茯苓 10g，柴胡 10g，丹參 15g，鬱金 8g，澤蘭 10g，山楂 15g，虎杖 12g，白芍 15g，麥芽 15g，白花蛇舌草 25g。

【加減變化】肝鬱氣滯型：加當歸 10g，香附 10g；濕熱困脾型：去首烏、淫羊藿，加半夏 10g，佩蘭 10g，黃蘗 8g；陰虛血瘀型：去淫羊藿、炒白朮，柴胡減至 6g，加枸杞子 10g，丹皮 10g，紅花 6g；脾腎陽

❻ 喻和平，〈燮清 B 肝湯為主治療 86 例慢性 B 型肝炎臨床體會〉，《陝西中醫學院學報》，1995，(1)：22。

虛型：去山楂、白芍，加紅參 3g（另燉兌服），菟絲子 10g，巴戟天 10g。

【功效】爕理陰陽，清邪扶正，疏肝養肝，活血養血。

【適應症】慢性 B 型肝炎。

【用藥方法】水煎，每日一劑，分二次溫服，10 歲以下兒童藥物劑量減半，服藥 1 個月為一療程。

【臨床療效】86 例經治療後痊癒（1 年之內化驗三次以上肝功能全部恢復正常，B 肝標誌物全轉陰，臨床症狀全部消失）43 例，占 50%；明顯好轉（肝功能恢復正常，B 肝標誌物治前有二～三項陽性，經治後只有一項未轉陰，且臨床症狀明顯好轉）23 例，占 26.7%；好轉（B 肝標誌物治前有二～三項陽性，經治後只有一項轉陰，肝功能有一～二項異常，臨床症狀稍改善）15 例，占 17.4%；無效（治療三個療程以後 B 肝標誌物未見轉陰，肝功能無好轉，臨床症狀未見改善）5 例，占 5.9%。總有效率為 94.1%。在痊癒和明顯好轉的病例中，服藥時間最短為二個療程，最長為五個療程。在無效 5 例中，發病時間 10 年以上有 3 例。

【經驗體會】B 型肝炎病毒侵入人體，雖然病變部位在肝，但是病毒在體內的複製產物濕、熱、瘀、毒之邪易滯留體內，造成人體臟腑功能紊亂，陰陽氣血失調，形成臨床證候上「虛」、「實」互見的錯雜局面，如上熱下寒、裏寒外熱、口乾不欲飲、大便初硬後溏等，因此中醫對於 B 肝的診治正如同診治其他疾病一樣，應從整體觀念出發，抓住「病」與「證」之間的內在聯繫，採取中醫宏觀辨證與現代醫學微觀辨病相結合的辨治方法進行診治，這樣才能把握治療 B 肝的主動權，在用藥上不被病名束縛手腳。祛邪解毒類藥應與扶正固本類藥對證應用，使標本兼顧，然後根據「邪」、「正」強弱加大解毒或扶正藥物的劑量，這樣才能達到既除病毒而不傷正氣、扶正氣以助驅除病毒的雙重調節作用。

「爕清 B 肝湯」的組方具有辨病與辨證相結合的用藥特點，方中生

黃耆、薏仁、炒白朮、製首烏、淫羊藿、白芍等具有調和氣血、變理陰陽、扶正除邪的功用，經現代藥理研究有提高機體細胞免疫功能的作用；土茯苓、柴胡、虎杖、丹參、澤蘭、鬱金、山楂、白花蛇舌草、麥芽等具有清熱解毒、疏肝解鬱、活血化瘀的功能，經現代藥理研究有直接清除病毒、抑制病毒複製的作用。由此可見「變清 B 肝湯」全方具備了驅邪扶正、攻補兼施、陰陽並調、氣血兼顧的多功能作用，因此用於治療不同證型的 B 型肝炎均能收到佳效。

37.調理肝脾方 ㉒

【藥物組成】黃耆 30g，貫眾、當歸、女貞子各 15g，大黃、五味子、白朮各 10g，赤芍 12g，柴胡 8g，敗醬草、白花蛇舌草各 20g。

【加減變化】濕熱中阻型：去白朮、女貞子，加茵陳、虎杖各 15g，梔子 10g；肝鬱脾虛型：去敗醬草，加鬱金、豬苓各 15g，枳殼 12g，苡米 20g，澤瀉 10g；肝腎陰虛型：去柴胡、敗醬草，加菟絲子、枸杞子各 15g，淮山藥 30g；瘀血阻絡型：去白花蛇舌草，加三七 10g，丹參 30g，延胡、鬱金各 15g；脾腎陽虛型：去敗醬草、大黃，加仙靈脾、仙茅各 10g，肉蓯蓉、巴戟天、黨參各 15g。

【功效】解毒祛濕，疏肝活絡，培補脾腎。

【適應症】B 型肝炎。

【用藥方法】每日一劑，水煎二次，分三次溫服。1 個月為一療程，治癒後鞏固治療半個月。

【臨床療效】305 例經一～六個療程治療，臨床治癒（自覺症狀消失，肝功能恢復正常，肝臟腫大恢復正常無明顯壓痛或叩擊痛，HBsAg 連續兩次檢查轉陰，隨訪半年無復發）71 例；好轉（主要症狀消失，肝區無明顯壓痛或叩擊痛，肝功能基本恢復正常，HBsAg 滴度下降）207 例；無效（臨床症狀及肝功能無變化，HBsAg 持續陽性）27 例。總有效率為

㉒ 陳子忠等，〈調理肝脾治慢性 B 型肝炎〉，《湖北中醫雜誌》，1995，(2)：37。

91.1%。其中，治療一個療程主要症狀消失者 62 例，治療兩個療程肝功能恢復正常者 204 例，治療三個療程以上者 12 例。

【經驗體會】目前多數學者認為，慢性 B 型肝炎病理與機體免疫應答和免疫調節功能紊亂有關。中醫認為，其主要病機是肝鬱傷陰。據臨床觀察，多半由於平素體虛脾弱，飲食不節，濕熱疫毒之邪乘虛而入，深伏於血分，侵襲肝臟所致。病位在肝，其本在脾，濕熱疫毒之邪是外因，脾虛正氣不足是內因。以中焦濕熱，氣滯血瘀之邪實為標，以臟腑氣陰損傷之正虛為本，錯綜複雜，虛實相間。

筆者以大黃、敗醬草、白花蛇舌草、貫眾清熱解毒祛濕，當歸、赤芍養血活血，柴胡疏肝解鬱，黃耆、雲苓、白朮益氣健脾，女貞子滋肝之陰，五味子入肝安神。全方共奏解毒祛濕、疏肝活絡、培補脾腎之功，攻補兼施，攻而不過，補而不滯。臨床應用時，應做到辨證分析，權衡邪正虛實，隨症加減。

38. 慢肝湯 ❻❸

【藥物組成】黃耆、茯苓、雞內金、五爪龍、敗醬草各 20g，丹皮、丹參、鬼箭羽各 12g，銀花、雞骨草各 15g，柴胡、鬱金各 10g，甘草 8g。

【加減變化】脅痛較劇者加藿香、佩蘭各 10g；口苦溲黃者加黃芩、淡竹葉、木通各 12g；五心煩熱、口乾者加知母 10g，鱉甲、地骨皮各 15g；伴黃疸者加茵陳、虎杖、田基黃各 15g；肝脾腫大加三棱、鱉甲、穿山甲各 10g；伴肝硬化腹水者加馬鞭草 15g，車前子、澤瀉各 20g；齒衄、鼻衄者加旱蓮草、仙鶴草各 12g。

【功效】健脾解毒，行氣化瘀。

【適應症】慢性 B 型肝炎。

---

❻❸　郭桃美等，〈慢肝湯治療慢性 B 型肝炎 107 例〉，《湖南中醫學院學報》，1995，(2)：27。

【用藥方法】上藥每天一劑，水煎分二次服，2 個月為一療程，一般服一～三個療程。

【臨床療效】107 例中，痊癒（臨床症狀均消失，腫大肝脾回縮或穩定不變，肝功能各項檢查恢復正常，HBsAg、HBeAg、抗-HBc 轉陰，隨訪 1 年以上療效穩定）40 例；顯效（同痊癒標準，但 1 年以內有復發者）23 例；有效（主要症狀明顯改善，腫大肝脾穩定不變，肝功能基本恢復正常，HBsAg、HBeAg、抗-HBc 仍陽性）31 例；無效（達不到有效標準者）13 例。總有效率為 37.85%。107 例 HBsAg 陽性者有 63 例轉陰，轉陰率為 58.88%；72 例 HBeAg 陽性者有 49 例轉陰，轉陰率為 68.06%；70 例抗-HBc 陽性者 37 例轉陰，轉陰率 52.86%。

【經驗體會】慢性 B 型肝炎由於病程較長，加上初期屢用苦寒清熱燥濕之藥，常導致脾虛氣滯；久病必有瘀，故瘀血凝結亦是慢性 B 型肝炎的病機之一。基於慢性 B 型肝炎存在的脾虛和血瘀病理，筆者立健脾解毒、行氣化瘀之法，用於臨床，療效較滿意。方中黃耆、茯苓、雞內金健脾；鬱金、柴胡行氣，銀花、五爪龍、敗醬草、雞骨草清熱利濕解毒；丹參、丹皮、鬼箭羽活血祛瘀。諸藥合用，脾健氣行，毒除瘀祛，因而對慢性 B 型肝炎療效顯著。從療效來看，本方可能有抑制和消除 B 肝抗原、防止肝細胞壞死及增強免疫功能等作用。

39.舒肝方 [64]

【藥物組成】枯明礬 12g，浙貝母 10g，黨參 15g，黃耆 15g，當歸 15g，白朮 10g，赤白芍各 15g，豬苓 15g，茯苓 10g，蒲公英 15g，白花蛇舌草 15g，黃蘗 10g，柴胡 10g，甘草 6g。

【加減變化】有黃疸者加茵陳、梔子；腎虛者加菟絲子、仙茅；肝脾腫大者加鱉甲；TTT、ZnTT 增高者加黃精、枸杞子。

[64] 梅炳南等，〈舒肝方治療慢性 B 型肝炎 175 例臨床觀察〉，《黑龍江中醫藥》，1995，(2)：9。

【功效】燥濕化痰，健脾疏肝，清熱解毒。

【適應症】慢性 B 型肝炎。

【用藥方法】第一階段，每日服湯藥一劑，分早晚服。第二階段按比例增減製成散劑或丸藥，每天早晚各服 15g（丸藥 6g 二粒）。2 個月為一個療程，1 個月為一階段。

【臨床療效】治療慢遷肝 94 例，基本痊癒（症狀消失，肝脾恢復正常或穩定不變，無叩壓痛，肝功能恢復正常，經兩次複查無波動，停藥 3 個月無變化）48 例；顯效（主要症狀消失，肝脾恢復正常或穩定不變，GPT 降到正常或不高於正常一倍，TTT≤6 單位，或已達到基本治癒標準而於停藥後三個月肝功能有輕微波動）23 例；有效（主要症狀及體徵明顯改善，GPT、TTT、ZnTT 降至原指標的 50% 以上）16 例；無效（未達到有效指標者）7 例。總有效率 92.65%。慢活肝 81 例，基本痊癒 35 例，顯效 17 例，有效 15 例，無效 14 例。總有效率 82.7%。HBsAg 的變化：慢遷肝 94 例，總轉陰率 68.1%；慢活肝 81 例，總轉陰率 53.1%。二者轉陰率為 60.5%。HBeAg 的變化：慢遷肝 55 例，總轉陰率 78.2%；慢活肝 63 例，總轉陰率 77.7%。二者總轉陰率為 78%。

【經驗體會】現代醫學認為，B 肝病毒在人體內持續感染，使免疫功能失調。它的失調，普遍顯現在免疫功能不全、體液免疫亢進、自身免疫現象和免疫複合物損害等多種情況，還可繼發肝細胞損害等情況的出現。筆者根據 B 肝患者的臨床表現，從中醫角度認為，慢性 B 肝是由於邪氣內伏、痰濕蘊熱、肝鬱脾虛所致。濕為陰邪，與熱蘊結，留伏於人體，繼則損傷氣血陰陽，累及他臟，提出以燥濕化痰、健脾疏肝、清熱解毒、綜合調節這一方法及時阻斷惡性循環的形成，恢復機體各系統功能的動態平衡，為肝臟自身修復創造條件。這可能比單純用抗病毒，或保護肝細胞，或調節免疫功能的治療更具有合理性。方中選用枯明礬、浙貝母燥濕化痰，清熱解毒以清除 B 肝病毒，控制 B 肝病毒複製。寇宗

奭云：「礬石酸寒無毒……燥濕解毒……善治疸疾。」《金匱要略》云：「硝
石礬石散治女勞疸。」張景嶽云：「貝母味苦性寒，最降痰氣，善解鬱結，
滑肝火，除黃疸。」根據臨床觀察，二藥合用，治療B肝之功更宏。黨參、
黃耆補脾益氣，提高機體防禦功能；白朮、茯苓、豬苓健脾利濕；當歸、
赤白芍養血疏肝；柴胡、甘草疏肝透邪解毒；蒲公英、黃藥、白花蛇舌
草加強清熱解毒之力。慢性B肝病程遷延，纏綿難癒，治療當守法守方，
從長計宜，用藥要平和，時時顧護脾胃，緩緩收功，切忌猛浪從事，慎
用大寒大熱，補陽燥濕勿傷陰，滋陰勿滋膩，益氣勿滯，理氣勿剛燥，
活血勿傷正，清熱勿伐陽。在治療過程中，B肝病毒標誌物轉陰初期，
常有轉陰復轉陽，此為正氣漸復，尚未充，需堅持服藥一段時間，待正
氣充足，陰轉即可鞏固。須注意的是，「舒肝方」不宜隨意增減，特別是
枯明礬、浙貝母不能缺少，否則療效欠佳。

40.解毒健脾活血湯 ❻

【藥物組成】蒲公英、土茯苓各30g，茯苓、板藍根各15g，虎杖25
g，黨參、山楂、黃耆各20g，甘草6g，白朮、鬱金、厚朴各12g。

【加減變化】大便秘結者加大黃（後下）10g；脾氣虛者去板藍根，
加陳皮6g；肝陰不足者去板藍根，加白芍、女貞子各15g；瘀血甚者加
丹參15g；肝脾腫大者加丹參、鱉甲等。

【功效】解毒化濕，健脾活血。

【適應症】慢性B型肝炎。

【用藥方法】日一劑，水煎分二次溫服。3個月為一療程。

【臨床療效】治療慢性B型肝炎72例，其中慢遷肝53例，臨床治
癒（自覺症狀消失，肝脾腫大恢復正常或縮小，無壓痛及叩擊痛，肝功
能檢查正常，參加一般體力勞動後病情無變化，觀察2年以上，病情持

---

❻ 楊杏池，〈解毒健脾活血湯治療慢性B型肝炎72例〉，《新中醫》，1995，(2)：
47。

續穩定並能勝任正常工作）32 例；好轉（主要症狀消失，肝脾腫大穩定不變，且無明顯壓痛及叩擊痛，肝功能檢查正常或輕微異常）18 例；無效（症狀、體徵同治療前，肝功能無明顯改善）3 例。慢活肝 19 例，臨床治癒 4 例，好轉 13 例，無效 2 例。

【經驗體會】「解毒健脾活血湯」是筆者篩選出來的集解毒化濕、健脾活血於一爐的自擬方。方中虎杖、蒲公英、土茯苓、板藍根清熱解毒，且虎杖兼通下，土茯苓兼化濕，以清除體內濕熱疫毒之邪，阻斷 B 肝病毒的持續感染；黨參、白朮、茯苓、黃耆、甘草性味甘平，補脾益氣，脾氣健運，既可使濕邪得化，又能杜絕生濕之源；鬱金疏肝解鬱，與活血化瘀的山楂為伍，對慢 B 肝之兼鬱、兼瘀證，可謂切中病機，鬱瘀除，肝臟的血液循環改善，又有利於 HBV 的清除；取厚朴辛能行氣以消脹，香能化濕以散滿，苦能下氣以導滯，實為治濕困脾胃之良品。諸藥為方，清熱不嫌其寒，化濕不嫌其燥，健脾而不壅，疏肝活血又無太過之弊，對阻斷 B 肝病毒的持續感染，促進 B 肝表面抗原陽性的轉陰，有顯著的療效。

41. 益氣湯 ⑥

【藥物組成】黨參、蒲公英各 15g，炒白朮、炒枳殼、茯苓、赤白芍、山楂、陳皮、當歸、甘草各 10g，黃耆 30g，砂仁 5g（後下）。

【加減變化】氣陰兩傷者加沙參、麥冬各 10g，山藥 15g，去枳殼、砂仁、赤芍；濕熱並重，黃疸加深，或二對半檢查二項以上陽性者，加茵陳 15g，虎杖、夏枯草各 10g；氣滯瘀阻，腹脹，面色灰暗，舌面有紫氣或紫斑者，加丹參、川芎、仙靈脾各 10g，紅花 5g。

【功效】益氣健脾解毒。

【適應症】B 肝。

【用藥方法】日一劑，水煎服。

---

⑥ 顧為政，〈以運脾益氣為主治療 B 肝 68 例〉，《四川中醫》, 1995, (2): 16。

【臨床療效】治療 68 例，其中顯效（症狀和體徵消失，肝功能恢復正常，二對半連續檢查二次以上均為陰性者）51 例；有效（症狀及體徵基本消失或明顯減輕，肝功能指標中僅穀丙轉氨酶稍高，波動在 50～60 單位之間，或二對半僅表抗陽性者）12 例；無效 5 例。顯效率 75%，總有效率 92.6%。服藥最短的 2 個月，最長者 1 年，平均 7 個月。

【經驗體會】「B 肝」病毒的核心，是濕熱病邪膠著於脾，脾失運化，久而正虛邪戀，病毒進一步累及肝膽腎等臟腑，造成複雜多變的病機。目前臨床上治療 B 肝的藥物，多數作用是清除「B 肝」病毒，而忽視了扶正可以祛邪的治療方法。儘管某些藥物能增強人體免疫功能，但不能替代運脾益氣、化濕祛邪的治療作用。中醫強調脾胃為後天之本，氣血生化之源；脾胃一虛，四臟皆無生氣，故疾病日久矣。所以筆者以運脾益氣為主，組成合理的中藥複方，不失為治療「B 肝」，特別是中後期「B 肝」病人較理想的治療方法。

42.黃耆建中湯 ❻

【藥物組成】生黃耆、飴糖、桂枝、生白芍、生甘草、大棗、金錢草、丹參、木瓜、黃芩、白术、鬱金。

【功效】益氣建中，利膽活血。

【適應症】B 肝病毒攜帶。

【用藥方法】每日一劑，分二～三次服。3 個月為一療程。

【臨床療效】100 例患者經 1 療程治療，HBsAg 轉陰 60 例，占 60%；HBeAg 轉陰 68 例，占 68%。

【經驗體會】B 肝病毒帶原者，在臨床上雖無任何症狀和體徵，但對人身健康危害極大。在治療方面，不少學者認為病毒感染乃濕熱之邪侵襲肝膽而成，故採用利濕和清熱為大法，但在臨床應用中效果不甚理

❻　李祥松，〈黃耆建中湯加味治療 B 肝病毒帶原者 100 例〉，《浙江中醫學院學報》，1995，(3)：26。

想。《難經・七十七難》云：「見肝之病，則知肝當傳之於脾，故先實其脾氣。」《金匱要略》、《傷寒論》兩書中提出了健脾益腎、和解樞機等多種治療法則，並創制了「小建中湯」、「柴胡湯」等方劑；「黃耆建中湯」加金錢草、丹參、白朮等具有益氣建中、利膽活血作用。據現代藥理研究，益氣健脾活血藥具有抑制病毒複製、調整免疫功能、促進抗體形成的作用。所以「黃耆建中湯」加味對 HBsAg、HBeAg 陽性轉陰和預防轉化有較好的作用。

43.益氣活血解毒湯 ⑱

【藥物組成】黃耆、丹參、虎杖各 18g，黨參、半枝蓮、板藍根各 15g，白朮、柴胡、鬱金各 12g，茯苓 20g，甘草 6g。

【加減變化】肝脾腫大鬱金、丹參加量；腹水加澤瀉。

【功效】益氣健脾，活血化瘀解毒。

【適應症】慢性 B 型肝炎。

【用藥方法】每日一劑，水煎二次，早晚各服一次，30 天為一療程。連續用藥三療程。

【臨床療效】68 例中基本治癒（自覺症狀消失，肝脾腫大恢復正常或縮小，肝區無壓痛，肝功能正常，病毒複製指標全面好轉（HBsAg、HBeAg 轉陰或出現抗-HBe、抗-HBs），隨訪半年無反復）34 例；好轉（主要症狀消失，肝脾腫大穩定不變或縮小，肝功能正常或接近正常，HBsAg、HBeAg 轉陰或下降 2～3 個滴度，或出現抗-HBe、抗-HBs）26 例；無效（主要症狀、體徵及各項檢查均無明顯變化）8 例。總有效率 88.24%。治療後 B 肝病毒血清學標誌物的變化：HBsAg 轉陰 34 例 (50%)，HBeAg 轉陰 35 例 (51.44%)，抗-HBc 轉陰 23 例 (33.82%)，抗-HBe 轉陽 28 例 (41.18%)，抗-HBs 轉陽 6 例 (8.96%)。

---

⑱ 楊亞平，〈益氣活血解毒湯治療慢性 B 型肝炎 68 例〉，《新中醫》, 1995, (3): 50。

【經驗體會】慢性B型肝炎的發病機理甚為複雜，但在整個病變過程中，濕熱疫毒的持續感染是其病理因素，正氣不足是其病理基礎，瘀血阻滯是其病理產物，三者互為因果，故病情持續遷延難癒。「益氣活血解毒湯」具有扶正祛邪的作用，通過臨床觀察表明，確能很快而穩定地消除或改善患者的症狀和體徵。使肝功能和B肝病毒血清學標誌全面改善。

44.貫虎湯 ⑩

【藥物組成】貫眾 30g，虎杖 15g，茵陳 15g，半枝蓮 12g，連翹 12g，砂仁 10g，藿香 10g，赤芍 12g，黨參 20g，黃耆 30g。

【功效】清熱利濕，調氣活血，補益正氣。

【適應症】慢性B型肝炎。

【用藥方法】上藥加水 800ml，煎至 400ml，再加水 600ml，煎至 300ml，二液合併，每次 350ml，日二次。

【臨床療效】治療 90 例，基本治癒（自覺症狀消失，肝脾腫大，穩定不變或縮小，無壓痛及叩擊痛，肝功能檢查正常，以上各項指標穩定 1 年以上）33 例；有效（主要症狀消失或基本消失；肝脾腫大穩定不變，且無明顯壓痛及叩擊痛，肝功能檢查正常或原值下降 50% 以上，並持續 3 個月者）46 例；無效（療程結束後，GPT 不下降者）11 例。總有效率為 87.78%。

【經驗體會】慢性B型肝炎屬中醫學「脅痛」、「黃疸」等證範疇。其病因多由濕熱疫毒侵入機體，內舍於肝，毒入於血所致。機體正氣虧虛，免疫功能紊亂低下，是其發病的重要病機，肝失調達，濕熱疫毒熾盛，氣血凝滯是其基本病理變化。因此，本病多屬本虛標實之證，虛實挾雜，正虛邪戀，常使病情纏綿難治。主方貫眾、虎杖、半枝蓮、連翹

⑩ 王俊，〈自擬「貫虎湯」治療慢性B型肝炎 90 例臨床觀察〉，《河南中醫藥學刊》，1995,（4）: 49。

清熱解毒，涼血散瘀；砂仁、藿香芳香化濁；茵陳清熱利濕退黃；赤芍活血清熱；黨參、黃耆補中益氣，托邪外出。諸藥配伍，攻補兼施，共奏清熱利濕、調氣活血、補益正氣之效，故治療慢性 B 型肝炎，常能獲效。

45.通陽解毒湯 ❼⓿

【藥物組成】肉蓯蓉、巴戟天、仙鶴草各 6g，露蜂房、葛根各 10g，生地 12g，土茯苓、蒲公英各 15g，虎杖、白花蛇舌草各 20g。

【加減變化】腎陰虛加北沙參、女貞子；濕熱甚加黃芩、茵陳；血瘀加丹參；鼻衄較頻者用懷牛膝、焦山梔；脅痛加白芍、延胡；腹脹便溏加白朮、薏苡仁。

【功效】通陽解毒。

【適應症】慢性 B 型肝炎正氣較強，邪毒留戀者；對正虛邪戀的病人藥量可酌減。

【用藥方法】水煎服，每日一劑，分二次服，1 個月為一個療程。

【臨床療效】153 例慢性 B 型肝炎患者，服藥一個療程後，肝功能恢復正常者 23 例，占 15%；服藥兩個療程後，肝功能恢復正常者 94 例，占 61%；服藥三～四個療程，肝功能正常者 34 例，占 22%；未顯效 2 例，占 1.3%。

153 例免疫學治療前檢查結果：HBsAg、HBeAg、抗-HBc 均陽性。治療期間每月檢查一次，連續檢查三次後，HBsAg 轉陰者 6 例 (3.9%)，HBeAg 轉陰者 79 例 (52%)，抗-HBc 轉陰者 3 例 (1.9%)。這一治療前後檢查結果對比說明助陽通陽解毒法對 HBV 感染的各項指標均有不同程度改變，促使 HBeAg 轉陰的效果明顯，而 HBsAg、抗-HBc 次之，一般服藥時間兩個療程，或三～四個療程。

---

❼⓿ 周桂雲等，〈慢性 B 型肝炎從助陽通陽解毒論治 153 例〉，《河北中醫》, 1995, (4)：11。

【經驗體會】153 例慢性 B 型肝炎，均為通過中醫辨證論治，從助陽通陽解毒而取得療效的。主要掌握時機與把握分寸，有清有補孰先孰後、孰輕孰重來治療慢性 B 型肝炎。對病程短、e 抗原陽性、正氣較強的患者，應側重大劑量清熱為主，配伍小量助陽（益氣）藥，但是清需有制，補當有節，因此在治療中，其比例以三～四份苦寒清熱解毒藥中加入一份的助陽益氣藥，以保持其「少火」則有效；若量過大，則易成「壯火」，所謂「少火生氣，壯火食氣」，總宜變理陰陽，以平為期。對病程較長，長期攜帶 B 肝病毒，肝功能反覆異常，使正氣日減，腎精逐漸被暗耗，故有「五臟之傷，窮必及腎」，這是本病易見腎精不足的主要原因。用溫而不熱、補而不峻、助陽通陽藥為主，清熱解毒藥為輔，正氣盛使內蘊之毒方能有蒸騰外越之勢，所以用助陽通陽解法達到了治病求本的目的。

46.肝炎 I 號 ❼

【藥物組成】太子參 30g，白朮 10g，茯苓 10g，陳皮 10g，生甘草 5g，炒麥芽 15g，板藍根 30g，虎杖 10g，貫眾 10g，白花蛇舌草 10g。

【功效】益氣健脾和胃，清熱利濕，涼血活血解毒。

【適應症】B 型肝炎。

【用藥方法】水煎服，每日一劑。3 個月為一療程。檢查肝功能一次。服藥期間停服其他藥物，禁酒，忌辛辣生冷，忌鵝、鯉魚、老公雞，勿勞累。

【臨床療效】200 例患者治療 90 天，HBsAg 陽轉陰者 52 例，占 26%，HBeAg 陽轉陰 54 例，占 52.8%，抗–HBs 轉陽 8 例，占 4%，ALT 正常 45 例，占 94.9%。治療 180 天，HBsAg 陽轉陰者 96 例，占 48%，HBeAg 轉陰 68 例，占 66%，抗–HBs 轉陽 24 例，占 12%，ALT 正常 47 例，占

❼ 張立新，〈肝炎 I 號治療 B 型肝炎 200 例報告〉，《安徽中醫臨床雜誌》，1995，(4)：36。

98.9%。

【經驗體會】慢性 B 型肝炎是臨床常見病，有關資料認為，現代醫學認為，B 肝病毒 (HBV) 是導致慢性 B 型肝炎的主要原因，免疫功能低下或缺陷或自身免疫反應是發病的重要病機。中醫認為慢性 B 型肝炎邪是濕熱蘊結、正氣虛的表現。《內經》曰：「正氣存內，邪不可干」，「邪之所湊，其氣必虛」。緊緊抓住慢性 B 型肝炎「本虛標實」，辨病與辨證相結合，護胃氣。「肝炎 I 號方」體現扶正去邪的治本原則。用太子參 30 g，補助正氣，太子參，性甘平，現代藥理研究可增加免疫能力，且又免助熱之虞，炒白朮、茯苓、陳皮、生甘草、炒麥芽健脾益胃，又免長期清熱涼血解毒之品累及胃陽，脾胃為後天之本，《內經》曰：「胃氣壯，五臟六腑皆壯也。」用板藍根、貫眾、虎杖、白花蛇舌草，清熱利濕，涼血活血解毒以祛邪。本方補虛而不滯邪，去邪而不傷正，旨在激發和調節免疫功能。

47.（賈氏）益氣解毒湯 [72]

【藥物組成】黃耆 20g，炒白朮 20g，黃精 30g，首烏 15g，白花蛇舌草 30g，半枝蓮 15g，虎杖 15g，板藍根 15g，丹參 15g。

【加減變化】濕熱未清加酒膽草 6g，藿香 10g，佩蘭 10g；肝胃不和加白蔻 10g，代赭石 10g，旋覆花 10g；肝鬱脾虛加醋柴胡 15g，鬱金 12g，炒薏仁 20g；脾虛濕困加雲苓 20g，炒薏仁 20g，川朴 15g；脾腎兩虛加仙靈脾 6g，桑寄生 30g，女貞子 15g；肝腎陰虛加枸杞子 15g，女貞子 15g，桑椹子 10g，菟絲子 15g；氣血兩虛加阿膠 15g，黨參 15g，當歸 15g；氣滯血瘀加鱉甲 15g，生牡蠣 20g，當歸 15g，內金 10g。

【功效】益氣養陰，清熱利濕解毒。

【適應症】B 型肝炎。

---

[72] 賈文慧等，〈益氣解毒法治療 B 型肝炎 200 例療效觀察〉，《國醫論壇》，1995，(4)：31。

【用藥方法】每日一劑，早、晚各煎服一次，60天為一療程，30天複查一次肝功能、五項放免（放射免疫檢驗指標）、B超音波及其他生化指標，同時觀察主要症狀及陽性體徵。

【臨床療效】治療B型肝炎200例，臨床治癒（主要症狀消失，肝功能正常，HBeAg、HBsAg轉陰，隨訪1年以上無復發）98例，其中三～四個療程治癒38例，五～六個療程治癒29例；顯效（主要症狀消失或減輕，肝功能正常，HBeAg轉陰，抗–HBe陽性）96例，其中一～二個療程顯效54例，三個療程顯效42例；無效（用藥三個療程諸症不減，肝功能反覆異常）6例。總有效率97％。

【經驗體會】慢性肝炎，多由於急性肝炎遷延復發而成，病程長，臨床症狀複雜，病情多反覆。究其病因不外有以下兩方面：一是祛邪不當，本病以濕熱為因，開始治療時若病重藥輕，或未掌握濕熱瀉利的途徑以致餘邪殘留，或過用苦寒之味，傷及中州，使濕邪難以化散，漸漸形成慢性；二是忽視扶正，肝炎初期，邪氣鴟張，應以祛邪為主，當邪去過半，正氣已傷之時，佐以扶正，以助祛邪，正氣恢復，外邪才能徹底清除，如若只知攻邪而不考慮扶正，勢必要犯「虛虛實實」之戒，以致正不抗邪，外邪留戀深竄，逐漸遷延日久成為慢性。而以益氣解毒立法既可提高免疫功能，顧復正氣，同時又可清熱利濕解毒以驅邪外出，標本兼顧，故收效滿意。

48.抗原解毒湯 [73]

【藥物組成】黃耆15g，虎杖15g，丹參15g，鬱金10g，枸杞15g，白花蛇舌草20g，土茯苓15g，板藍根15g，半枝蓮15g，白茅根15g，車前子15g，甘草5g。

【加減變化】食慾不振加山楂、麥芽；脾虛有濕加茯苓、生薏苡仁；

---

[73] 張為民，〈「抗原解毒湯」治療92例「B肝」病毒帶原者的療效觀察〉，《江西中醫藥》，1995，(4)：22。

肝陰虛加生地、北沙參、麥冬；脾腎陽虛加仙靈脾、巴戟天、菟絲子、白朮；肝區痛加川楝子、延胡。

【功效】化瘀解鬱，清熱解毒。

【適應症】B 肝病毒帶原。

【用藥方法】日一劑，水煎分次溫服。

【臨床療效】92 例中，有 5 例服藥 30 天 HBsAg (+) 滴度顯著下降；16 例服藥 60 天 HBsAg (+) 滴度顯著下降；12 例服藥 90 天 HBsAg (+) 滴度顯著下降；5 例 5～6 個月 HBsAg (+) 滴度有下降。HBsAg (+) 2 個月轉陰者 18 例，3～4 個月轉陰者 15 例，5～6 個月轉陰者 3 例。17 例無變化，1 例為亞急性肝炎死亡。治癒率為 39.1%，好轉率為 41.3%，總有效率為 80.4%。個別偶有頭暈感，停藥即恢復，無其他副作用。

【經驗體會】無論是慢性遷延性肝炎，病人 HBsAg 陽性者，還是無症狀慢性 HBsAg 陽性帶原者，多為正氣虛弱，濕熱疫毒所致。無症狀 HBsAg 陽性帶原者猶如體內之伏邪（病毒），若身體強壯，正氣旺盛則不會出現任何症狀，一旦過度勞倦，或感受其他邪氣，使臟腑功能失調，機體抗病力低下時，體內濕熱疫毒則會干擾氣血，傷害肝，即可出現一系列臨床症狀。「抗原解毒湯」，既有扶正，又有抑制或清除病毒的作用，方中黃耆、枸杞、甘草益氣扶正，增強免疫；丹參、鬱金化瘀解鬱，改善肝功能；白花蛇舌草、半枝蓮、土茯苓、板藍根清熱解毒以抗病毒；虎杖清熱解毒化瘀利濕；白茅根清血分熱毒；車前子清熱利濕使毒從尿利。諸藥共奏益氣扶正、調節免疫、抑制病毒、改善肝功能、疏通循環與增強體質的效果。

通過臨床觀察，筆者體驗到，無症狀 HBsAg 陽性帶原者，滴度越高，服藥轉陰越慢；滴度較低，則服藥轉陰較快。凡肝功損害的 HBsAg 陽性者，服藥轉陰率高於肝功能無損害者。慢性遷延性肝炎服藥轉陰較慢，必須堅持三～六個療程服藥，且不能間斷，才能轉陰。

49. 癒肝煎 ❼

【藥物組成】丹參 15g，當歸、白芍各 10g，茵陳、虎杖、板藍根各 20g，白朮、茯苓、陳皮、柴胡各 12g，鬱金、甘草各 9g。

【加減變化】肝區疼痛者加川楝子、延胡、紅花；泛惡者加竹茹、半夏；腹脹者加枳殼、木香、大腹皮；納差食少者加山楂、麥芽、神麯；腹瀉便溏者加炒山藥、炒扁豆；失眠者加合歡皮、夜交藤；鼻衄或齒衄者酌加仙鶴草、茜草、三七參、小薊、水牛角等；肝脾腫大者加三棱、莪朮、鱉甲、牡蠣等；GPT 持續升高者加五味子、生山楂、敗醬草、蒲公英等；TTT 異常者加「烏雞白鳳丸」口服；白蛋白偏低者加黨參、黃耆、大棗；球蛋白偏高者加穿山甲、地鱉蟲、炙鱉甲。

【功效】疏肝解鬱，養血柔肝，健脾益氣，清熱利濕解毒。

【適應症】慢性 B 型肝炎。

【用藥方法】每日一劑，水煎二次，早晚各服一次，30 天為一療程，連續治療二～三療程。

【臨床療效】30 例中基本治癒（自覺症狀消失，肝脾腫大恢復正常或縮小，無壓痛及叩擊痛，肝功能檢查正常，HBsAg、HBeAg 轉陰或出現抗-HBe、抗-HBs，1 年以內無反復）13 例，占 43.3%；好轉（主要症狀消失，肝脾腫大穩定不變或縮小，無明顯壓痛及叩擊痛，肝功能正常或接近正常，HBsAg、HBeAg 轉陰或滴度下降，或出現抗-HBe、抗-HBs）14 例，占 46.7%；無效（主要症狀、體徵及各項檢查無明顯變化）3 例，占 10%。總有效率 90%。

【經驗體會】本病多由濕熱邪毒侵襲，致肝失疏瀉，脾失健運，從而出現脅痛腹脹、納呆食少、神疲乏力、身目發黃等症。方中柴胡、鬱金、陳皮疏肝解鬱，理氣調中；當歸、白芍、丹參養血柔肝，補血行血；

---

❼ 馬繼紅等，〈癒肝煎治療慢性 B 型肝炎 30 例療效觀察〉，《山西中醫》，1995，(6)：14。

白朮、茯苓、甘草健脾除濕，益氣補中；茵陳、虎杖、板藍根清熱利濕，解毒保肝。諸藥合用，補肝體而助肝用，益脾氣而利濕濁，既使氣血兼顧，又無留邪之弊。

現代藥理研究認為，丹參具有改善微循環及調節組織的修復與再生作用，用於慢性肝炎和早期肝硬化，可減輕症狀，促進肝功能和肝脾腫大的恢復；茵陳含茵陳素、綠原酸和咖啡酸，《本草經》謂：「主濕寒熱邪氣，熱結黃疸。」具有明顯的利膽護肝作用，以其為君藥的「茵陳蒿湯」對肝損傷的大鼠有明顯減輕作用，使肝細胞內糖的含量增加，並降低血清穀丙轉氨酶的活力，茵陳及「茵陳蒿湯」能抑制 $\beta-$ 葡萄糖醛酸酶的活性，從而使葡萄糖醛酸不被分解，加強其在肝臟中的解毒能力；板藍根、茯苓具有促進免疫功能的作用；柴胡具有抗肝炎病毒及明顯的保肝作用，能使穀丙轉氨酶和穀草轉氨酶降低，組織損害減輕，肝功能恢復正常，臨床也證實其降酶幅度大、速度快；甘草中所含的甘草甜素治療急性和慢性病毒性肝炎均有一定療效，能明顯縮短療程，恢復肝功能，降低穀丙轉氨酶活力和使 B 型肝炎表面抗原及 e 抗原陽性病例大部分轉陰，使患者肝功能好轉，免疫球蛋白 IgG、IgA、IgM 恢復。本方組方合理，主要成分藥理作用明確，故收良效。

50.蒲貝慢肝湯 ❼❺

【藥物組成】蒲公英 30g，浙貝 20g，虎杖 30g，垂盆草 30g，蛇舌草 30g，石見穿 20g。

【加減變化】熱勝加銀花、板藍根、丹皮；濕勝加生米仁（生薏苡仁）、土茯苓、豬苓；黃疸加茵陳、過路黃；若大便秘結者加生大黃。

【功效】清熱利濕，活血解毒。

【適應症】B 型慢活肝。

---

❼❺ 楊定為，〈蒲貝慢肝湯治療 B 型慢活肝 62 例〉，《浙江中醫學院學報》，1995，(6)：25。

【用藥方法】每日一劑，水煎二次分服，上午 9 時及晚上 21 時各服一次。服藥時間以 6 個月為限。

【臨床療效】治療 B 型慢活肝 62 例，基本痊癒（HBsAg、HBeAg 轉陰，GPT 正常，臨床症狀基本消失，能勝任一般工作）12 例，占 19.3%；顯效（HBeAg 轉陰，GPT 正常，臨床症狀明顯好轉，能勝任一般工作）42 例，占 67.7%；有效（GPT 正常，臨床症狀好轉）4 例，占 6.5%；無效（GPT 在正常值以上者）4 例，占 6.5%。總有效率為 93.5%。

【經驗體會】B 肝長期不癒，濕熱久羈，肝氣失疏，久病則肝絡瘀滯，故濕熱和瘀滯是 B 型慢活肝的病理基礎，治療當以清熱利濕、活血解毒為根本大法。本方以蒲公英、垂盆草、蛇舌草、虎杖清熱利濕，解毒降酶，且蒲公英有疏肝和胃，虎杖有活血祛瘀之功；浙貝、石見穿清熱化痰，軟堅散結，祛瘀消症。諸藥合用，共奏清熱利濕、解毒降酶、活血祛瘀、軟堅消症之功。本方清熱毒而不陰凝，活血利濕而不傷正。況蒲公英、浙貝還具和胃之功，使本方久服亦不會損傷胃氣，以利於長期服藥治療。在 B 型慢活肝的治療中，要注意兩個方面，一是防止轉為肝硬化，一是防止惡變成肝癌，本方中浙貝、石見穿、蛇舌草等有軟堅散結、祛瘀消症、消除腫瘤之功。另外還可加用生米仁、白英、半枝蓮、莪朮等藥物，以增強本方的祛瘀消症、消除腫瘤的功效。

51. 加減小柴胡湯 ❼

【藥物組成】柴胡 12g，黃芩、半夏、人參各 10g，炙甘草 6g，大棗 6 枚，生薑 6g。

【加減變化】肝胃不和型，去人參，加當歸、白芍、鬱金、陳皮、香附及枳實；肝鬱脾虛型，加當歸、白芍、黃耆、茯苓及鬱金；氣滯血瘀型，加當歸、白芍、川芎、桃仁、紅花及雞血藤；肝膽濕熱型，去人

❼ 胡家庭，〈小柴胡湯加減治療慢性活動性 B 型病毒性肝炎 56 例〉，《四川中醫》，1995, (6): 22。

參、甘草，加茵陳蒿、梔子、大黃；肝腎陰虛型，去生薑，加當歸、生地黃、沙參、麥冬及枸杞子；寒凝肝脈型，加當歸、鬱金、白芍、桂枝及製附子。

【功效】疏肝健脾和胃。

【適應症】慢性活動性 B 型病毒性肝炎。

【用藥方法】以上諸藥加生水 1,500ml，浸泡 15 ～ 20 分鐘，文火煎二次，每次取藥汁 300ml，二次調和，每次服 200ml，每日三次。30 天為一個療程，均治療三個療程。

【臨床療效】治療慢性活動性 B 型病毒性肝炎 56 例，其中顯效（主要症狀消失，體徵改善，ALT 及 STB（血清總膽紅素）降為正常）22 例；有效（臨床症狀及體徵有所改善，ALT 及 STB 下降接近正常，但未至正常）15 例；無效（症狀及體徵無明顯改善，ALT 及 STB 無明顯下降或升高）19 例。總有效率為 66.07%。

【經驗體會】中醫認為，慢性 B 肝是由於感受疫毒濕濁之邪，正虛邪戀，累及肝脾，肝氣鬱結，影響脾胃腎之氣血陰陽，虛實相兼。治則多採用疏肝和胃、健脾疏肝、化瘀通肝、清熱瀉肝和滋腎柔肝。方中柴胡、鬱金疏肝解鬱，當歸、白芍養血柔肝，白芍、茯苓和甘草健脾和中，當歸、白芍和川芎補血養陰，行氣活血，茵陳、梔子及大黃具有苦燥脾腎肝膽之濕，寒涼脾腎肝膽之熱；半夏、生薑、黃芩合用辛開苦降，和胃理脾，行氣導滯。現代醫學認為，慢性活動性肝炎的發病機理主要與 HBV 的持續性感染、機體的免疫病理反應及進行性肝損傷等有關。因此其治療應包括抗 HBV、調節免疫和改善肝功能及減輕肝臟病變，以阻止肝細胞繼續壞死，促進肝細胞修復和再生，防止或減少肝纖維化。近來研究認為，柴胡主要含柴胡皂甙，具有抗肝損傷、防止脂肪變性及利膽作用，黃芩主要含黃芩甙、漢黃芩素等，有解熱、利尿、利膽和保護肝臟作用；甘草含有甘草甜素，用於治療病毒性肝炎已取得較好療效。筆

者體會，「加減小柴胡湯」治療 CAHB 有較好的降 ALT 和退黃作用，有一定的調節免疫和抑制 HBV 複製作用。停藥後經 3 ～ 9 個月的隨訪，未見復發。

52.B 肝復原丸 ❼

【藥物組成】丹參 50g，枸杞子 40g，女貞子 90g，沙參 40g，麥冬 45g，川楝子 40g，焦白朮 40g，枳殼 30g，鬱金 30g，澤蘭 20g，豬苓 40g，麥芽 40g，虎杖 45g，白花蛇舌草 90g。

【功效】清熱解毒，活血化瘀，健脾化濕。

【適應症】慢性 B 型肝炎。

【用藥方法】上藥共為細末，裝膠囊備用。日服三次，飯後 4 ～ 6 粒。1 個月為一療程，連續治療一～三療程。

【臨床療效】治療慢性 B 型肝炎 54 例，基本治癒（自覺症狀消失，肝（脾）腫大縮小，肝區無疼痛，肝功能檢查正常，HBsAg 轉陰）27 例；顯效（主要症狀消失，肝脾腫大穩定，肝功能檢查正常，HBsAg 轉陰或趨於正常）13 例；有效（主要症狀及體徵明顯改善，肝功能檢查指標下降 50% 以上，HBsAg 下降 1 ～ 3 個滴度）8 例；無效（症狀、體徵、化驗指標、B 超音波等無明顯變化或加重）6 例。總有效率為 87.5%。

【經驗體會】B 肝病程長，治療頗為棘手。病理特點為濕熱虛鬱，虛實夾雜。其中以肝腎虧虛至為重要，治療首重養陰；隨著病情發展，「久病入絡」、「久病多鬱」，在病理上也多發現肝竇擴張充血及出血現象，治療上使用活血化瘀藥物可促進肝組織新陳代謝，防止肝細胞纖維化；脾為後天之本，宗「見肝實脾」之訓，加入健脾益氣化濕之味乃增加抗體所必需；邪毒入肝，祛除毒氣又為第一要義。筆者據此而製「B 肝復原丸」，方中「一貫煎」諸藥，滋補肝腎，理氣解鬱；增白花蛇舌草、虎

---

❼ 劉健運等，〈B 肝復原丸治療慢性 B 型肝炎 54 例〉，《國醫論壇》，1995, (6)：38。

杖、鬱金、澤蘭葉以清熱解毒，活血化瘀，枳殼、白朮、麥芽、豬苓以
健脾化濕，振奮胃腸。現代藥理研究證明，丹參、虎杖、白花蛇舌草能
抑制 B 肝病毒的複製；豬苓能提高細胞免疫力；女貞子可增加 T 細胞，
降低轉氨酶；枳殼、鬱金、澤蘭葉能擴張膽管，有利於膽汁的排出。因
B 肝病屬慢性、進行性損害疾病，故「圖以丸藥緩治之」。全方配伍嚴謹，
扶正祛邪，具有補不壅中、攻不傷正之特點。驗之臨床，HBsAg 轉陰率
高，肝功能恢復較快，療效確切，是治療 B 肝病較為理想之方藥。

53.益肝解毒湯 **❼❽**

【藥物組成】黃耆 30 ～ 40g，炒白朮、敗醬草、虎杖、白花蛇舌草、
丹參各 20 ～ 30g，炙鱉甲 15g（先煎），當歸 15 ～ 20g，女貞子、生首
烏各 15g，柴胡 10 ～ 15g，生甘草 10g。

【加減變化】有黃膽者加酒軍 15g，茵陳 30g，炒梔子 10g；穀丙轉
氨酶在 200 單位以上者加田基黃 30g，板藍根 20g；肝脾大者加炮甲珠 9g
（先煎）；上腹脹痛者加炒枳殼、木香各 15g；脅痛者加鬱金 15g，白芍
30g；肝腎陰虛者加黃蘗、生地各 30g；脾胃虛弱者加黨參、茯苓、炒扁
豆各 15g；苔膩厚者，酌加藿香梗、佩蘭、薏仁、茵陳、白蔻 1 ～ 2 味。

【功效】益肝健脾，理氣活血，清解疫毒。

【適應症】慢性 B 型肝炎。

【用藥方法】每日一劑，1 月為一療程。服藥期間忌飲酒、控制辛
辣油膩食品。

【臨床療效】經過三～八個療程的治療，20 例慢性遷延型肝炎中：顯
效（主要症狀消失，體力恢復，肝脾回縮或正常，肝功能恢復正常，B 肝
三系 (HBsAg、HBeAg、HBcAg) 陽性者轉陰，1 年內三次複查（3 個月一
次）無逆轉）11 例，占 55%；有效（主要症狀、體徵好轉，穀丙轉氨酶及

---

❼❽ 宋代義，〈益肝解毒湯治療慢性 B 型肝炎的臨床研究〉，《四川中醫》，1995, (7)：
21。

白球蛋白比值接近正常或一度正常後，又有輕度反復，B肝三系陽性者，有一至二項轉陰）8例，占40%；無效（經上法治療兩個療程後，主症、肝功能、B肝三系、肝脾大小均無明顯改善者）1例，占5%；有效率為95%。17例慢性活動型肝炎中：顯效5例，占29.4%；有效8例，占47.1%；無效4例，占23.5%；有效率為76.5%。總有效率為86.5%。隨訪一年以上，顯效者無一例復發。

【經驗體會】慢性肝炎病的臨床表現雖以正氣不足、脾胃虛弱、肝鬱血瘀、肝腎陰虛諸症多見，而濕熱疫毒症狀儘管不十分明顯，但並非全無，特別是轉氨酶等的升高，是以說明疫毒的存在。故筆者認為在立法、組方時，既要重視益肝健脾，理氣活血，又要重視清解疫毒，以除致病之源。所以，方中以耆朮益氣健脾；當歸、首烏、女貞子養肝血、補肝陰治其本；佐以蛇舌草、敗醬草、虎杖清解疫毒，丹參活血化瘀，以改善肝內微循環，增加肝臟血流量，減少病變部位缺血，從而加速病灶修復；鱉甲軟堅散結，縮小肝脾，柴胡疏肝理氣以助脾運。諸藥相配，既益肝健脾，理氣活血，又清解疫毒，使肝功能得以恢復。尤其是耆朮配鱉甲有較明顯的升高血漿蛋白之效，能使蛋白代謝障礙得到改善。但是，耆朮、鱉甲、蛇舌草等必須久用，否則難以取效。本方攻不傷正，補不礙邪，是治療慢性肝炎的理想方劑。

54.舒肝理血湯 [79]

【藥物組成】柴胡、甘草各10g，赤芍、鬱金、丹參、白朮各20g，枳殼15g，黃耆30g。

【加減變化】兼黃疸者加茵陳、金錢草、大黃；口乾口苦加黃連、沙參、花粉；脅肋脹痛加延胡、木瓜；噁心嘔吐選加半夏、竹茹、赭石、紫蘇、陳皮；納呆腹悶選加砂仁、草蔻、香櫞、蒼朮；厭油噁心加山楂、內金、澤瀉；腹脹選加木香、厚朴、草蔻、大腹皮；五心煩熱選用女貞

❼⑨ 薄利民，〈舒肝理血湯治療慢性B型肝炎98例〉，《陝西中醫》，1995, (7): 290。

子、丹皮、地骨皮、銀柴胡；自汗盜汗選用龍骨、牡蠣、烏梅、浮小麥、麻黃根；肝脾腫大選用川芎、地鱉蟲、山甲、三七、土貝母、三棱、莪朮、月季花；ALT 增高選加紫草、公英，或沖服五味子散劑；HBsAg 陽性加虎杖、蛇舌草、紫草、丹皮、蚤休、夏枯草、山豆根；HBeAg 陽性者重用紫草、丹皮、女貞子；虛甚者選用人參、黨參、西洋參、仙靈脾、巴戟天。

【功效】疏肝理氣，益氣健脾。

【適應症】慢性 B 型肝炎。

【用藥方法】水煎服，日一劑。

【臨床療效】治療慢性 B 型肝炎 98 例，痊癒（臨床症狀及體徵完全消失，化驗檢測各項正常，1 年無復發）53 例；顯效（臨床症狀及體徵基本消失，肝功能正常，HBsAg 仍呈陽性）30 例；有效（臨床症狀及體徵大部分好轉，部分肝功能輕度異常）12 例；無效（症狀及體徵無明顯好轉）3 例。總有效率 97%。

【經驗體會】慢性 B 型肝炎係由病毒對肝臟較長時間的破壞作用，臟體受到不同程度的損害，其疏瀉功能遭到明顯的破壞，肝主疏瀉而喜條達，肝鬱則脾失健運，而出現一系列食慾不振、乏力、腹脹等證。「疏肝理血湯」本著疏肝理氣、理血和營、益氣健脾等原則而制方，在辨證的基礎上兼辨病用藥和對症用藥，故而獲得比較理想的治療效果。

55.（劉氏）化瘀解毒湯 ⑧⓪

【藥物組成】柴胡、綿茵陳、澤瀉、茯苓、丹參、虎杖各 15g，桃仁 12g，金土鱉 6g，板藍根 20g，白背葉根 30g。

【加減變化】濕熱型於基本方中加田基黃 30g，雞骨草 20g；肝氣鬱結加枳殼、鬱金各 15g；脅痛明顯者，加延胡索、川楝子各 15g；脾虛倦怠納差加太子參 15g，白朮 10g；肝脾腫大加穿山甲 10g；陰虛加龜板、

---

⑧⓪ 劉煥蘭，〈化瘀解毒湯治療慢性 B 型肝炎 39 例〉，《新中醫》，1995，(9): 48。

鱉甲各 15g；大便秘結加大黃（後下）10g；肝病日久，病毒滯留加枸杞子 15g，淮山藥、土茯苓各 20g，烏龜 1 隻，加水燉服，每週一～二次。

【功效】清熱解毒，活血化瘀。

【適應症】慢性 B 型肝炎。

【用藥方法】每日一劑，水煎二次，早晚各服一次，療程 3 個月。服藥期間禁飲酒，少吃煎炸辛辣之品，注意休息。

【臨床療效】治療慢性 B 型肝炎 39 例，基本治癒（自覺症狀消失，肝脾腫大縮小，肝功能檢查正常，病毒複製指標全面好轉，HBsAg 轉陰，而抗–HBs 轉為陽性，或 HBsAg 滴度下降至 1:32 以下，且隨訪 1 年無復發）17 例；顯效（主要症狀消失，肝脾腫大穩定不變，肝功能檢查正常或稍高，HBsAg 滴度下降接近正常）9 例；有效（主要症狀與體徵明顯改善，肝功能下降 50% 以上，HBsAg 滴度下降）5 例；無效（治療前後無明顯變化，甚或加重）8 例。總有效率為 79.5%。

【經驗體會】根據 B 型肝炎病的臨床表現，其病理機轉主要是疫毒留戀，氣滯血瘀，本虛標實。筆者據此自擬「化瘀解毒湯」，其中虎杖、綿茵陳、板藍根、白背葉根清解邪毒，丹參、桃仁、金土鱉活血化瘀，柴胡、澤瀉、茯苓疏肝健脾。總的原則立足於祛邪。筆者認為化瘀解毒是慢性 B 型肝炎的主要治則，因而抗病毒、解毒、排毒應貫穿本病治療的始終，縱使臨床症狀消失，肝功能檢查正常，HBsAg 轉陰後，仍應堅持服藥一段時間，以鞏固療效。研究報導，有些清熱解毒藥，如虎杖、板藍根有抑制 HBsAg 的作用，綿茵陳能減輕肝細胞變性及壞死的病理過程。有些活血化瘀藥如丹參有祛瘀生新、改善肝內微循環、防止纖維化、促進肝細胞再生作用。

56.扶正解毒活血湯 ❸

【藥物組成】黃耆、丹參、土茯苓、太子參各 30g，柴胡 18g，蒼朮、白芍各 15g，半夏、黃芩各 10g，虎杖、白花蛇舌草各 20g，蚤休 9g，炙甘草 6g，大棗 6 枚。

【加減變化】兼見脾虛加白朮、雞內金；肝氣鬱結加鬱金、佛手；肝陰不足加女貞子、生地黃、沙參；平素陽虛之體加淫羊藿、製附片；轉氨酶增高明顯者加蒲公英、紫草、葛根、生山楂。

【功效】扶正解毒，保肝活血。

【適應症】慢性 B 型肝炎。

【用藥方法】每日一劑，水煎分二次服。60 天為一個療程，一般連續治療二～三個療程。

【臨床療效】治療慢性 B 型肝炎 22 例，治癒（HBsAg、HBeAg 及肝功能檢查均正常，臨床症狀及體徵全部消失，隨訪半年未見復發者）1 例；顯效（除 HBsAg 仍陽性外，B 肝五項中其他主要指標均轉陰，臨床症狀及體徵消失者）9 例；有效（除 HBsAg 陽性外，B 肝五項檢測指標中有兩項轉為臨界值，臨床症狀及體徵有明顯改善者）10 例；無效（各項指標無變化，症狀及體徵無改善或惡化者）2 例。

【經驗體會】慢性 B 型肝炎，病程纏綿，症情複雜，但究其主因可概括為毒侵、正虛、肝鬱、血瘀，且相互影響。中醫學認為，由於人體正氣不足，機體抗病力低下，濕熱毒邪稽留為其重要原因之一，正虛邪留是疾病長期不癒的必然結果。基於上述認識，筆者認為，扶正氣、祛瘀血、清餘毒是治療本病的根本治則，故採用扶正保肝解毒化瘀法，方中以「小柴胡湯」為主調理肝脾，用黃耆、太子參、丹參既能益氣扶正，又能活血生血，以助扶正之力。文獻報導，「小柴胡湯」具有使巨噬細胞、

---

❸ 符思等，〈扶正解毒活血法治療慢性 B 型肝炎 22 例〉，《新中醫》, 1995, (11): 44。

T細胞機能活化，白血球細胞間素產生增加，誘導產生干擾素，LAK細胞活性上升等增強免疫功能的作用；黃耆、人參（指太子參）有提高細胞免疫和體液免疫的作用；虎杖、蒲公英、蚤休清熱解毒；柴胡、丹參、鬱金配伍可疏肝行氣，活血化瘀，促進肝臟循環，增強網狀內皮系統吞噬功能；蒼朮、土茯苓、白花蛇舌草清熱利濕，使濕熱從小便而出，以助肝臟的解毒之功。

57.參耆歸苓丸 ⑧²

【藥物組成】黃耆 250g，丹參 150g，當歸 75g，赤芍 60g，豬苓 60g，野菊花 75g，山楂 100g，參三七 50g，巴戟天 60g。

【功效】益氣健脾補腎，活血化瘀解毒。

【適應症】慢性 B 型肝炎。

【用藥方法】以上藥物曬乾或烘乾，共研細末過 100 目篩。煉蜜為丸，每丸重約 10g，每次服一丸，每日一次。

【臨床療效】治療 360 例，其中基本治癒（病毒複製指標全面好轉，HBsAg 轉陰，HBeAg 消失，或抗-HBe 出現，或抗-HBs 轉陽，肝功能各項指標均正常，自覺症狀消失，經半年到 1 年隨訪無反復者）89 例；顯效（HBsAg 轉陰或下降接近正常，或出現抗-HBe、抗-HBs 的任何一項，主要症狀消失，肝功能正常或不高於正常值的一倍）148 例；有效（HBsAg、HBeAg 下降 1～3 個稀釋度，主要症狀和體徵明顯改善，肝功能指標下降 50% 以上）86 例；無效（主要症狀雖有好轉，但化驗指標無變化）37 例。總有效率 89.7%。

【經驗體會】慢性 B 型肝炎屬於中醫「脅痛」、「黃疸」、「虛勞」、「積聚」等範疇。其病因為濕熱疫毒深伏血分，病機為正虛邪戀。病位在肝，其本在腎，牽制於脾，病久不癒，往往導致氣血陰陽失調，臨床表現輕

---

⑧² 郭亞平等，〈參耆歸苓丸治療慢性 B 型肝炎 360 例臨床觀察〉，《河南中醫藥學刊》，1996，(1)：37。

重不一，虛實錯雜，治療以扶正袪邪為主，扶正多用益氣健脾補腎之品，袪邪多用活血化瘀解毒之藥。「參耆歸苓丸」以黃耆為首選，重在益氣健脾，培補後天以資生化之源；丹參、當歸、赤芍、參三七活血化瘀，通絡調肝以榮藏血之臟；豬苓、野菊花清利濕熱，解毒逐邪；山楂開胃消食，以助運化；巴戟天培補腎陽、扶助正氣。全方扶正袪邪，標本兼顧，用藥精練純正，配伍合理合法，因此用於臨床，效果較為滿意。現代醫學認為，慢性 B 型肝炎的發病機理主要是 B 肝病毒的持續感染，致機體的免疫功能紊亂，從而引起清除病毒能力下降，並造成自身免疫的病理反應，使慢性肝損害成為持續性和進行性。研究表明：黃耆、丹參、當歸、參三七、赤芍能增強機體免疫功能，對干擾素系統有明顯的促進作用。尤其黃耆可明顯提高病人的免疫功能，治 B 肝確有較好療效；野菊花有廣譜抗菌、抗病毒作用，對 B 肝病毒有明顯抑制作用；豬苓除了抑制 B 肝病毒外，尚有增強補體活性、增強細胞免疫的作用。

58. 複方半蓮飲 ❽

【藥物組成】半邊蓮、半枝蓮、白花蛇舌草各 150g，益母草 50g，柴胡、當歸、白芍、白朮、茯苓各 20g，甘草、薄荷、煨薑各 10g。

【加減變化】若伴腹水者加三棱、莪朮、木香、檳榔、沉香、赤芍、澤瀉、茯苓皮、大腹皮、商陸、黑牽牛、白牽牛；便秘者加大黃、芒硝；氣虛者加黃耆；陽虛者加淫羊藿、吳茱萸、肉桂；脾虛者加扁豆、淮山藥；陰虛者加沙參。

【功效】清熱解毒，調和肝脾。

【適應症】B 型肝炎。

【用藥方法】水煎服，日一劑。

【臨床療效】治療 50 例，總有效率為 98%。

【經驗體會】B 型肝炎係 B 肝病毒所致，目前發病率較高。中醫認

❽ 夏先福，〈複方半蓮飲治療 B 型肝炎 50 例〉，《陝西中醫》，1996，(1)：3。

為無論任何肝炎，均由濕熱蘊結，或怒氣傷肝，肝氣鬱結，肝克脾土，或中氣不足，致使疫毒蘊結於肝脾，臟腑功能失調，肝失疏瀉，木鬱更虛，則脾失健運，無力排出疫毒，因而邪毒留戀而發病。其病理變化以濕、熱、瘀、虛為主，若失調或失治誤治，則惡化肝質變硬，形成腹水症，此時氣滯血瘀，水氣內停，血水相搏。立法宜以清熱解毒，調和肝脾，將清熱解毒、行氣破氣、活血利水作為主要治療法則。自擬「複方半蓮飲」具有清熱解毒、疏肝行氣、活血利水功效，主治氣滯血瘀、血水相搏而形成水氣內停，再選用太平惠民和劑局方「加味逍遙散」調和肝脾為主方。在運用此方時，劑量上如半邊蓮、白花蛇舌草、半枝蓮必須重用 100 ～ 150g 以上；若腹水（重、中、輕），其症必見肚大青筋、腹脹如鼓、大小便不利為主要表現。「複方半蓮飲」加減運用，藥性雖強有小毒，但攻伐之力能出奇制勝，只要把握用量得當，病輕者宜小劑，病重者宜大劑，病難者宜峻劑，藥性平和，無副作用，收效頗佳，但要堅持「守方」，方能奏效。

59. 抗毒澳平湯 [84]

【藥物組成】雞爪草、黃耆各30g，夏枯草、平地木、丹參、黨參、禹餘糧、虎杖、鹿銜草各15g，露蜂房、白朮、五味子、鬱金各10g，甘草6g。

【加減變化】肝鬱氣滯偏重者加柴胡、枳殼各 10g；濕熱偏盛者加薏苡仁、茵陳各15g；日久脾虛者加山藥15g，茯苓10g；腎陰受損者加山萸肉10g，枸杞15g；腎陽虧虛者加仙靈脾、巴戟天各15g；GPT>200u以上者加垂盆草30g；肝脾腫大者加鱉甲、馬鞭草各15g；輕度肝硬化腹水者加白馬骨、牽牛子、大腹皮各15g。

【功效】益氣健脾，清熱解毒，活血化瘀。

---

[84] 張守福，〈自擬抗毒澳平湯治療慢性 B 肝 236 例〉，《安徽中醫臨床雜誌》，1996，(2)：62。

【適應症】慢性 B 肝。

【用藥方法】1 日一劑，水煎分二次服。45 天為一療程。治療期間停用其他藥物。

【臨床療效】236 例中，臨床治癒（即臨床症狀消失，肝功能正常，HBsAg、HBeAg 轉陰，隨診 1 年複查無異常改變者）48 例，占 20.3%；顯效（主要症狀消失，肝腫大回縮，無叩擊痛及壓痛，肝功能恢復正常，病毒複製標誌消失，HBsAg 仍陽性，以上各項保持穩定半年以上）122 例，占 51.7%；有效（即主要症狀消失，肝脾腫大無變動且無明顯壓痛及叩痛，肝功能輕度異常，病毒複製標誌水平降低（滴度降低））59 例，占 25.0%；無效（症狀及理化檢查無明顯改變甚或加重）7 例，占 3.0%。總有效率為 97.0%。大多數患者用「抗毒澳平湯」治療 1 個療程後見效。

【經驗體會】B 肝屬中醫「脅痛」、「瘟疫」範疇。「邪之所湊，其氣必虛」，人體正氣不足，濕熱疫毒內侵，隱伏血分，傷陰損陽，暗耗氣血，寒熱互結，而成本虛標實之證，病勢纏綿，治療應守「扶正祛邪，調理氣血」之原則。方中黃耆益氣扶正，白朮、黨參益氣健脾，鬱金疏肝理氣，露蜂房、鹿銜草、夏枯草、虎杖、雞爪草、平地木清熱解毒；薏苡仁健脾滲濕；丹參活血化瘀，甘草調和藥性；加上含有多種微量元素的禹餘糧和降低 GPT 作用明顯之五味子，故而收效顯著。肝病每易及脾，應佐加健胃運脾之品，酌選山藥、雞內金、大棗、山楂等，健而不燥，補而不膩。肝臟「體陰而用陽」，濕熱疫毒內侵人體，鬱久化火，易耗肝陰，應佐加酸甘化陰之品，柔潤補肝之中佐以輕疏。病久入絡成瘀，需兼以活血祛瘀，特別對 HBsAg 陽性而無臨床表現者。

60.（姜氏）益氣解毒湯 ⑧⑤

【藥物組成】黨參 30g（紅參或西洋參 6 ～ 10g），黃耆 30g，白朮

---

⑧⑤ 姜卓，〈益氣解毒湯治療慢性 B 型肝炎 60 例〉，《實用中醫內科雜誌》，1996，(2): 31。

10g，白芍 15g，丹參 15g，虎杖 30g，蛇舌草 30g，陳皮 10g，枳殼 10g，生山楂 15g。

【加減變化】肝區痛劇加柴胡、鬱金、川楝子；伴黃疸加茵陳、山梔，濕盛加法半夏、蒼朮、厚朴；便秘加大黃；陰虛加鱉甲、龜板、生地；陽虛加仙茅、仙靈脾、菟絲子；瘀血明顯加穿山甲、三棱、赤芍；有出血傾向加「二至丸」、茜草或加服參三七粉；浮腫加馬鞭草、車前子、豬茯苓（指豬苓、茯苓二藥）等。

【功效】益氣解毒，行氣活血。

【適應症】慢性 B 型肝炎，以肝區疼痛、神疲乏力、腹脹納少為主症。

【用藥方法】每日一帖，水煎服，1 月為一療程。一般二～三療程，一療程複查一次肝功能。

【臨床療效】治療 60 例，其中痊癒（臨床症狀和體徵基本消失，兩次複查肝功能正常，HBsAg 轉陰）20 例；好轉（臨床症狀及體徵明顯好轉，肝功能基本正常，HBsAg 轉陰或抗–HBc 陽性）34 例；無效（臨床症狀、體徵及肝功能，經三個療程治療，無改變或加重，二對半檢查大三陽）6 例。

【經驗體會】慢性 B 型肝炎屬「疫毒」範疇，疫毒經口、皮膚、血液侵入機體，與正氣相搏，正不勝邪，致濕熱疫毒蘊結於內，臟腑功能失調，無力排毒外出，邪毒羈留並發病。「邪之所湊，其氣必虛」闡明了正氣虛是發病的關鍵。現代醫學認為：慢性肝炎多由急性肝炎誤治、失治或 B 肝病毒帶原者；肝炎病毒不能清除，機體自身免疫功能紊亂，引起肝細胞損害，致慢性肝損傷。治療以益氣解毒為主，兼行氣活血，達到提高機體免疫機能祛除病毒的目的。

61.益腎解毒湯 ❿

【藥物組成】仙靈脾、女貞子、菟絲子、枸杞子、虎杖根、山豆根、土茯苓、製大黃。

【功效】益腎解毒。

【適應症】慢性 B 肝。

【用藥方法】每日一劑，水煎服，早晚二次，3 個月為一療程，一般治療兩個療程。

【臨床療效】治療 57 例，近期痊癒 9 例，好轉 44 例，無效 4 例。總有效率 93.0%。

【經驗體會】中國中醫研究院陳立華教授稱 B 型肝炎病毒 (HBV) 為「陰濕毒」，具有抑制陽氣，易於內伏營血臟腑絡脈，纏綿難祛。現代醫學認為主要是機體細胞免疫功能低下，缺乏清除病毒的防禦機能，導致 HBV 長期滯留體內，從而促使 B 肝轉向慢性和發展為肝硬化的原因。筆者認為 B 肝既是毒邪引起，解毒固然重要，但 B 肝毒邪易於入裏，又易抑制陽氣，倘一派苦寒，則冰凝氣血，導致毒邪內陷，難以出現激烈抗邪局面，不利毒邪清除，故予益腎藥反佐之，兩法結合，「益腎解毒」頗為合拍。方中仙靈脾、女貞子、枸杞子、菟絲子補而不峻，溫而不燥，和緩柔潤，並經臨床及實驗證明有提高免疫、促進網狀內皮系統和巨噬細胞的功能，誘導干擾素生成增加；虎杖根、山豆根、土茯苓對 HBV-DNA 有較強抑制作用，有利慢肝病理活動減輕；大黃具有廣譜抗病毒作用，對 HBV 有明顯抑制作用，且增強補體活性，增強細胞免疫作用。

此外，根據筆者臨床觀察，運用本法治療最初 10～20 天，往往出現肝功能反跳，但症狀未見加重，部分反有減輕，不改變方藥繼續服用，B 肝病毒標誌可獲陰轉，肝功能亦自行復常。國內外不少學者報告，病

❿ 周勝生等，〈益腎解毒法治療慢性 B 肝 66 例觀察〉，《實用中醫內科雜誌》，1996，(2)：6。

毒標誌陰轉前，可呈 ALT 反跳；中醫所謂「欲降先升」、「上行極而下」等理論，對此不無啟發；故出現這種情況，實際上是藥物擊中靶細胞，促進病情有改變的佳兆，務必先告知病人，不出現正邪激烈交爭，正邪相持局面不能終止。

62.六草四蟲湯 ❽

【藥物組成】敗醬草 50g，白花蛇舌草、夏枯草、金錢草、車前草各 30g，龍膽草 6g，大蜈蚣 3 條，水蛭、地鱉蟲（土鱉蟲）各 12g，製鱉甲 9g。

【加減變化】有肝掌、蜘蛛痣者加赤芍 30g，三七粉（沖）12g；有腹水者加澤蘭 30g，澤瀉 20g；肝脾腫大者加丹參 30g，生大黃（先煎）6g；有黃疸者加茵陳、白茅根各 30g；肝鬱氣滯者加醋柴胡、醋香附各 12g；肝腎陰虧者加生白芍、枸杞子各 30g；脾虛濕困者加黃耆 45g，白朮 30g；腸燥便秘者加生大黃（後下）9g，桃仁 15g。

【功效】清熱解毒，化痰祛瘀。

【適應症】慢性 B 型肝炎。

【用藥方法】日一劑，水煎分二次溫服，治療最少 3 個月，一般為半年左右。

【臨床療效】治療慢性 B 型肝炎 128 例，痊癒（症狀體徵消失，肝功能正常，B 肝標誌物轉陰，隨訪 1 年以上無復發）66 例；基本治癒（症狀體徵消失，肝功能正常，HBsAg 尚未轉陰，隨訪半年無反復）28 例；好轉（主要症狀消失，肝脾腫大縮小，肝功能正常，HBsAg、HBeAg 尚未轉陰，但出現抗–HBe、抗–HBs）22 例；無效（症狀體徵及各項檢查均無明顯變化）12 例。其中慢遷肝痊癒 55 例，基本治癒 16 例，好轉 6 例，無效 4 例；慢活肝痊癒 11 例，基本治癒 12 例，好轉 16 例，無效 8 例。總有效率 93.75%。

❽ 劉貴生，〈六草四蟲湯治療慢性 B 型肝炎 128 例〉，《新中醫》，1996, (2): 50.

治療後 B 肝五項變化：HBsAg 轉陰 66 例，占 51.5%；HBeAg 轉陰 94 例，占 73.44%；抗–HBc 轉陰 54 例，占 42.9%；抗–HBe 轉陽 42 例，占 32.81%；抗–HBs 轉陽 16 例，占 12.50%。

【經驗體會】慢性 B 肝，從中醫學的觀點看，内因為肝氣鬱結，外因為濕熱疫毒持續感染所致，久病入絡，其病理產物瘀血痰火瘀閉肝臟，痼結難解。葉桂學派人物吳瑭治療肝病認為「肝鬱久則血瘀，瘀者必通絡」，因而提出「治肝必治絡」的主張。「六草四蟲湯」清熱解毒瀉火，搜剔痰瘀。實踐證明，該方有明顯的降酶、降絮作用，不僅對促進肝細胞再生、防止肝細胞變性和壞死有特殊功效，而且對 B 肝標誌物轉陰效果明顯。若病情明顯好轉後，亦可將該方製成丸劑鞏固治療，取「久病入絡，宿邪宜緩攻」之意。

63.二仙轉陰湯 ⑧

【藥物組成】仙鶴草、白花蛇舌草、半邊蓮、黃耆各 30g，白頭翁、薏苡仁、丹參各 20g，貫眾、大黃、桃仁、枸杞子各 10g，仙靈脾 5g。

【加減變化】肝脾腫大或早期肝硬化者加生牡蠣（先煎）30g。

【功效】清熱解毒，活血化瘀，補腎健脾。

【適應症】HBV 帶原者。

【用藥方法】文火久煎，日一劑，分二次溫服。煎藥時水要給足以保證有效成分溶出。

【臨床療效】所有患者不同程度之肝區隱痛、神疲乏力等症狀均在 1 個月內消失。在經過二～三個療程的治療後，HBsAg 轉陰 29 例，占 34%；HBeAg 轉陰 59 例，占 71%；抗–HBc 轉陰 33 例，占 9%。

【經驗體會】HBV 帶原者係隱性感染，呈慢性發展，其發病機理雖然複雜，但主要與機體免疫力低下有關。特別是當 HBV 帶原者以 HBsAg、HBeAg 及抗–HBc 三陽出現時，標誌著 HBV 複製活躍，而且帶

⑧ 楊環，〈二仙轉陰湯治療 HBV 帶原者 83 例〉，《新中醫》，1996，(2)：51。

原者中真正健康帶毒者極少，大都有肝組織的不同程度損害，又因其與慢性活動性肝炎、肝硬化等病關係密切，危害明顯。筆者以為，治療上要注重三個方面，首先是一些清熱解毒藥對 HBV 的吞噬與抑制已得到藥理證實，其二是活血化瘀抗肝纖維化藥物，不但在肝硬變、肝炎期有效，還可促進排毒，提高療效；其三是調整免疫功能、增強自身抗毒能力為一有效途徑。本方即從這三方面組成，方中白花蛇舌草、半邊蓮、貫眾、大黃清熱解毒；丹參、桃仁化瘀抗纖維化；白頭翁、仙鶴草對 HBV 標誌物陰轉有較好作用，特別是仙鶴草還有強壯作用，與薏仁、黃耆合用可提高免疫能力；枸杞子、仙靈脾溫腎助陽，振奮低下的免疫功能，桃仁、大黃合用化瘀排毒，促進肝組織修復，對 HBV 轉陰大有益處。

64.健脾補腎解毒活血湯 ❽⑨

【藥物組成】黃耆、丹參、白花蛇舌草各 30g，白朮、茯苓、黃精、菟絲子、桑寄生、虎杖、鬱金、蠶砂各 15g，柴胡 12g，半枝蓮 20g，甘草 6g。

【加減變化】有黃疸者加茵陳 20g，山梔子 10g；肝區疼痛者加白芍、延胡索各 20g；食慾不振者加雞內金 15g，麥芽 10g；腹脹者加枳殼 10g；噁心厭油膩者加半夏 9g；腰膝痠軟者加懷牛膝 20g，女貞子 15g。

【功效】健脾益氣，滋補肝腎，活血祛瘀，清熱利濕解毒。

【適應症】慢性 B 型肝炎。

【用藥方法】上藥日一劑，早晚各煎服一次，30 天為一療程，每療程複查一次肝功能及 B 肝五項，連續用藥三個療程。

【臨床療效】72 例中基本治癒（臨床自覺症狀消失，肝脾腫大恢復正常或縮小，肝功能正常，一般健康情況好轉，HBsAg、HBeAg 及抗-HBc 轉陰或抗-HBe、抗-HBs 轉陽，以上各項經三次複查 2 年後無波動者）36 例；

❽⑨ 岳建平，〈健脾補腎解毒活血法治療慢性 B 型肝炎 72 例〉，《新中醫》，1996，(3)：48。

好轉（主要症狀消失，肝脾腫大穩定不變或縮小，肝功能正常或接近正常，HBsAg、HBeAg 轉陰或下降 2～3 個滴度，或出現抗-HBe、抗-HBs）28 例；無效（主要症狀體徵及各項檢查均無明顯改變）8 例。總有效率為 88.89％。治療後 B 肝病毒血清學標誌物的變化：HBsAg 轉陰 36 例，占 50%；HBeAg 轉陰 37 例，占 51.39%；抗-HBc 轉陰 25 例，占 34.72%；抗-HBe 轉陽 32 例，占 44.44%；抗-HBs 轉陽 8 例，占 11.11%。

【經驗體會】慢性 B 型肝炎的發病，其主要原因在於正氣不足，抵抗力低下。在整個病理過程中，濕熱疫毒的持續感染是其病理因素，正氣不足是其病理基礎，瘀血阻滯是其病理產物，三者互為因果，故病情遷延難癒。而正氣不足主要是脾腎兩虛，腎為先天之本，脾為後天之本，脾腎俱虛，則元氣不足，根本不固，元氣虧損，則無力抗邪外出，以致邪氣留戀，病久不癒。方中以黃耆、白朮、茯苓、甘草健脾益氣，桑寄生、菟絲子、黃精滋補肝腎，丹參、柴胡、鬱金活血祛瘀，虎杖既能活血化瘀，又能清熱利濕解毒，蠶砂、半枝蓮、白花蛇舌草清熱利濕解毒。本方補虛而不滯邪，祛邪而不傷正，旨在激發和調節免疫功能，增強機體祛病抗毒能力。為了取得療效，必須守法守方，切忌服藥數劑即更醫更方，延誤病情，此乃治 B 肝之大忌。

65.（裴氏）B 肝解毒湯 ❾⓪

【藥物組成】柴胡、枳殼、當歸、丹參各 15g，白芍 12g，甘草 10g，銀花、白花蛇舌草、連翹、蒲公英各 30g，紫花地丁、野菊花、虎杖各 20g。

【功效】疏肝解鬱，清熱解毒。

【適應症】慢性 B 型肝炎。

【用藥方法】每日一劑，水煎二次，每次煎約 200ml，早晚各服一

❾⓪ 裴志剛，〈B 肝解毒湯治療慢性 B 型肝炎 HBeAg 陽性 52 例療效觀察〉，《新中醫》，1996，(3)：49。

次，療程 3 個月。

【臨床療效】治療慢性 B 型肝炎 HBeAg 陽性 52 例，近期治癒（自覺症狀消除，肝功能恢復正常，HBsAg 轉陰，抗-HBs 轉陽，HBeAg 轉陰，HBV-DNA 轉陰）8 例，占 15.4%；顯效（自覺症狀消除，肝功能恢復正常，HBeAg 轉陰或抗-HBe 轉陽，HBV-DNA 轉陰）21 例，占 40%；有效（自覺症狀基本消除，肝功能基本恢復正常，但 HBV 標誌物及 HBV-DNA 無明顯變化）18 例，占 34.6%；無效（治療前後自覺症狀及各項指標均無明顯改變）5 例，占 10%。總有效率 90%。血清 HBsAg 轉陰 8 例，占 15.4%；抗-HBs 轉陽 4 例，占 7.7%；HBeAg 轉陰 29 例，占 55%，抗-HBe 轉陽 26 例，占 50%。

【經驗體會】B 型肝炎病理機制較為複雜，多數學者認為與機體免疫應答和免疫調節功能紊亂有關。而 HBeAg 陽性，則說明 B 肝病毒在體內複製活躍，對肝細胞破壞較重，傳染性強，且易形成慢性肝炎和重型肝炎。所以，促進 HBeAg 轉陰，改善肝功能，可以說是目前治療慢性 B 型肝炎的主要目的。

本組病例以納差、乏力、腹脹、右脅隱痛或刺痛、舌質淡或黯、苔薄白或白厚、脈弦細或弦滑等肝鬱表現為主。「B 肝解毒湯」是由「四逆散」合「五味消毒飲」加味而組成。其中「四逆散」疏肝解鬱，調暢氣機。據現代藥理研究，「四逆散」具有免疫啟動、抗炎症、抗肝細胞損害、改善肝功能等作用，合「五味消毒飲」以清熱解毒，加強抗病毒能力。方中銀花、連翹、蒲公英、紫花地丁、野菊花、白花蛇舌草、虎杖能刺激網狀內皮系統增生和增強吞噬細胞活力，以清除 B 肝病毒，抑制病毒複製；當歸、丹參活血化瘀，可改善肝臟循環，促進肝細胞再生，防止肝纖維化等作用。故本方組成，既可改善肝臟的病理變化，改善肝功能，又可清除病毒，抑制病毒複製，應用於臨床，取得了較滿意療效。

66.（陳氏）B 肝解毒湯 ❾❶

【藥物組成】半枝蓮 30g，紫金牛、黃耆各 20g，石見穿、白花蛇舌草、白朮、枳殼各 15g，柴胡 8g，藿香、雞內金各 12g，鬱金、赤芍各 10g。

【功效】清熱解毒，疏肝健脾，化濕活血。

【適應症】慢性 B 型肝炎。

【用藥方法】水煎服，每日一劑，每劑三煎，飯前服。1 個月為一療程，一般治療二～三療程。

【臨床療效】治療慢性 B 型肝炎 160 例，痊癒（症狀消失，兩次複查肝功能正常，二對半大三陽轉陰，肝腫大恢復正常，隨診 2 年無異常改變）46 例；好轉（主要症狀好轉，肝功能基本恢復正常，HBsAg 轉陰，隨診半年無異常改變）110 例；無效（症狀、體徵及肝功能、二對半，經三個療程治療無改變甚或加重）4 例。

【經驗體會】慢性 B 型肝炎多因急性肝炎失治、誤治，致使熱毒久蘊，脾濕纏留，臟腑功能失調，無力排除病毒。B 肝治療的重點是抗病毒和免疫調控，抑制 B 肝病毒的複製是直接的目標，抗病毒治療是根治的關鍵所在，治療應以清熱解毒、疏肝行氣、健脾化濕、活血止痛為法。方中半枝蓮、紫金牛、石見穿、白花蛇舌草清熱解毒，是治療 B 肝的良藥；柴胡、枳殼疏肝行氣；黃耆、白朮、藿香、雞內金健脾化濕；鬱金、赤芍活血止痛。黃疸甚者加茵陳、三白草，脅痛甚者加延胡索、八月札，肝脾腫大者加鱉甲、澤蘭，脘腹脹甚者加厚朴、砂仁，納穀甚差者加焦三仙。用該方治療見效後，囑病人堅持服用二～三療程，則收效更佳。

67. B 肝蠲毒湯 ❾❷

❾❶ 陳純章，〈B 肝解毒湯治療慢性 B 型肝炎 160 例〉，《安徽中醫臨床雜誌》，1996，(3)：113。

❾❷ 付國久，〈B 肝蠲毒湯治療慢性 B 型肝炎 48 例臨床觀察〉，《陝西中醫函授》，

【藥物組成】柴胡 12g，白芍 15g，白朮 15g，茯苓 15g，黃耆 30g，赤芍 15g，丹參 20g，土茯苓 15g，板藍根 10g，山梔 10g，酒大黃 10g，山藥 15g，炙甘草 6g。

【加減變化】肝膽濕熱型：右脅脹滿，脘腹滿悶，噁心厭油，身目黃，小便赤，大便黏膩，舌苔黃膩，脈弦滑數，加茵陳、白茅根、瓜蔞。脾腎陽虛型：畏寒喜暖，食少便溏，食穀不化，少腹腰膝冷痛，下肢浮腫，舌質淡，脈沉細無力或沉遲，重用黃耆，加人參、砂仁。瘀血阻絡型：肝脾腫大，質地較硬，面色晦暗，蜘蛛痣，肝掌，女子行經腹痛，經水色暗有塊，舌質暗紫或有瘀斑，脈沉細澀，加用活血化瘀、涼血解毒藥三棱、莪朮、血竭、大黃、半枝蓮、穿山甲。肝鬱脾虛型：脅肋脹滿，精神抑鬱，性情急躁，面色萎黃，納食減少，口淡乏味，脘痞腹脹，大便溏薄，舌淡苔白，脈沉細，加白蔻仁、鬱金、香附。肝腎陰虛型：頭暈耳鳴，兩目乾澀，口燥咽乾，失眠多夢，五心煩熱，腰膝酸軟，舌體紅瘦少津或有裂紋，脈細數無力，加沙參、麥冬、枸杞。

【功效】補氣健脾，疏肝解鬱，活血化瘀。

【適應症】慢性 B 型肝炎。

【用藥方法】日一劑，水煎服，早、中、晚飯前空腹服，1 個月為一療程，連服 3 個月。

【臨床療效】治療 48 例，其中痊癒（症狀及體徵消失，肝功能恢復正常，HBsAg 轉陰；肝功能檢查各項指標保持穩定 1 年以上）26 例，占 54.2%；好轉（主要症狀及體徵基本消失或明顯減輕，肝功能某項指標略有異常，HBsAg 未能轉陰，但效價下降 2 個滴度以上；經 3 個月後複查三次，療效穩定者）18 例，占 37.5%；無效（經三個療程治療，症狀及體徵未見改善，肝功能指標未見好轉，HBsAg 滴度無明顯下降者）4 例，占 8.3%。總有效率為 91.7%

1996, (3): 19。

【經驗體會】慢性 B 型肝炎，多由於急性肝炎失治、誤治或因 B 肝病毒帶原，肝炎病毒在體內未能清除，持續感染，機體自身免疫功能低下，B 肝病毒難以清除所致。慢性 B 型肝炎發病機理十分複雜，病人臨床表現雖不盡相同，而肝病傳脾，肝木乘脾之症狀較為突出。臨床表現為倦怠無力、納差、腹脹便溏、脅肋疼痛。據中醫「正氣存內，邪不可干，邪之所湊，其氣必虛」和「最虛之處便是留邪之處」的理論，以補氣健脾。黃耆、白朮、雲苓、山藥、甘草扶正以助脾運，現代藥理研究有增強網狀內皮系統吞噬功能，增強身體營養，發揮機體防禦能力，有助於自身穩定和終止一些有害免疫反應的發生，促進肝細胞修復；柴胡、白芍疏肝解鬱，現代研究有保護肝細胞和改善肝功能作用；丹參、赤芍活血化瘀，現代醫學研究能改善微循環，減少病變部位缺血，加速病灶修復，促進肝細胞再生；山梔、大黃、土茯苓、板藍根，涼血，解毒，利濕，有促進干擾素產生，增強細胞免疫功能，抗 B 肝病毒，降低轉氨酶作用。「B 肝蠲毒湯」有扶正祛邪、驅毒外出、標本兼顧之功效，故臨床療效較好。

68.滋木清解湯 ❽

【藥物組成】蒲公英 20g，黃芩 15g，貫眾 15g，白花蛇舌草 20g，板藍根 15g，山豆根 10g，五味子 8g，枸杞 15g，黃精 30g，薏仁 30g，虎杖 15g，甘草 5g。

【加減變化】黃疸者加茵陳、黃蘗；脅痛者加鬱金、白芍；大便乾者加大黃；氣虛乏力者加黃耆、黨參；肝脾腫大者加赤芍、三七。

【功效】清熱解毒利濕，滋陰柔肝生津。

【適應症】B 型肝炎。

【用藥方法】每日一劑，水煎二次，分二次口服，每月服二十六～

---

❽ 羅錫萬等，〈滋木清解湯治療慢性 B 型肝炎 40 例〉，《福建中醫藥》，1996, (3)：17。

三十劑，2 個月為一療程。

【臨床療效】40 例患者經治療後，臨床治癒（自覺症狀消失，各項檢查恢復正常，肝脾腫大縮小，無明顯壓痛及叩擊痛）17 例，占 42.5%；好轉（臨床症狀消失或減輕，肝功能 GPT 正常，TTT<6u，TFT<(+)，HBsAg、HBeAg，抗-HBc 轉陰一～二項者）19 例，占 47.5%；無效（肝功能及 HBsAg、HBeAg、抗-HBc 無改善，症狀、體徵無好轉）4 例，占 10%。總有效率 90%。

【經驗體會】B 型肝炎的治療，目前現代醫學認為主要從應用抗病毒藥物和調整機體免疫功能及改善肝細胞功能三方面著手。中醫認為慢性 B 型肝炎總的病機是本虛標實，濕熱毒邪侵犯人體，而正氣不能徹底驅邪外出，致使熱毒餘邪留戀為患。正勝則 HBsAg 轉陰，邪勝則 HBsAg 轉陽，治以標本同施，扶正祛邪並用，祛邪即祛除濕熱病毒，扶正以調補臟腑功能。因病原唯「毒」是本，B 肝病毒經血液體液轉入專著於肝，治療應以祛除毒氣為第一要義。故用清熱解毒之板藍根、蒲公英、貫眾、黃芩、白花蛇舌草、山豆根、甘草；利濕解毒之茵陳；通腑解毒之大黃、虎杖；酸斂解毒之五味子；涼血解毒之赤芍。又因陽易回，陰難復，肝臟體陰而用陽，治療要時時注意保肝陰，肝陰一傷，病情迅速發展，預後不良，故用五味子、枸杞、黃精以滋陰柔肝生津，調整、提高機體免疫和增強肝的解毒功能，以達扶正祛邪（病毒）、治癒疾病之目的。佐用薏苡仁祛除濕熱兼健脾胃，以防清熱解毒藥的寒，滋養肝木之藥的膩。

根據文獻報導清熱解毒藥有抗菌消炎作用，在肝炎其主要作用是減輕肝實質炎症，減少肝細胞變性壞死，促進肝細胞修復和再生，從而使肝功能恢復正常；清熱解毒藥有免疫調節作用，如山豆根、白花蛇舌草有抑制體液免疫反應，黃芩苷能抑制主動和被動過敏反應，甘草甜素則抑制抗體的產生；清熱解毒藥還能使肝細胞內肝醣元蓄積增加，使肝臟解毒功能增強，中和毒素、減輕毒物對肝細胞粒線體和溶酶體的破壞。

69. 調肝解毒湯 ❹

【藥物組成】黃耆、白花蛇舌草、蒲公英各 30g，鱉甲、丹參、虎杖、太子參、貫眾、赤芍各 15g，佛手、製首烏、柴胡、枸杞子、甘草各 10g。

【功效】清熱解毒調肝。

【適應症】慢性 B 型肝炎。

【用藥方法】每日一劑，水煎二次，早晚分服，60 天為一療程。每療程複查一次肝功能及二對半。

【臨床療效】治療慢性 B 型肝炎 82 例，臨床治癒（自覺症狀消失，肝功能正常，HBsAg、HBeAg、抗-HBc 轉陰，隨訪半年無反復）35 例；好轉（主要症狀消失，肝功能正常或接近正常，HBeAg 轉陰或抗-HBc 轉陰，或出現抗-HBe、抗-HBs）37 例；無效（主要症狀、體徵及各項檢查均無明顯變化）10 例。總有效率 87.8%。

【經驗體會】機體正氣不足，無力以抗邪，則 B 肝病毒乘虛而入。患病之後，又因邪毒的長期作祟，致使機體陰陽失調，氣血受挫，不僅肝氣滯，肝血瘀，且有肝陽傷，肝陰虧；不僅肝臟受挫，且每累及脾腎。故用柴胡、佛手行肝氣之滯，丹參、赤芍祛肝血之瘀，黃耆補肝陽，鱉甲補肝陰，太子參、甘草補土扶木，枸杞子、首烏滋水養肝；然邪毒一日不去，則正氣一日不寧，故以白花蛇舌草、虎杖、貫眾、蒲公英清除濕毒，邪毒去則正氣安。是方不言益肝而云調肝者，乃肝體可益而肝用須調，脾腎可益而肝臟須調，故調者，調其肝脾腎也，調其陰陽氣血也。本方可隨人體偏陰偏陽的不同，或病邪的深淺新久，調整用量或加減化裁。

70. 轉陰湯 ❺

❹ 張玉明，〈調肝解毒湯治療慢性 B 型肝炎 82 例〉，《新中醫》，1996，(4)：46。
❺ 王學平，〈轉陰湯治療慢性 B 型肝炎 100 例〉，《新中醫》，1996，(4)：46。

【藥物組成】黃耆、黨參、赤芍各20g，白花蛇舌草、丹參各30g，茯苓、焦三仙、五味子各15g，柴胡、當歸、蚤休、甘草各10g。

【加減變化】肝區疼痛者加川楝子、延胡索、白芍；有黃疸者加茵陳、山梔子；肝脾腫大者加鱉甲。

【功效】健脾益氣，化濕解毒。

【適應症】慢性B型肝炎。

【用藥方法】日一劑，水煎分二次溫服，2個月為一療程。

【臨床療效】治療慢性B型肝炎100例，臨床治癒（自覺症狀消失，肝功能檢查正常，HBsAg、HBeAg、抗–HBc轉陰，隨訪1年以上無復發）40例；好轉（主要症狀消失，肝功能檢查正常或輕微異常，HBsAg滴度下降）54例；無效（症狀及體徵同治療前，肝功能無明顯改善）6例。

【經驗體會】慢性B型肝炎發病機理較複雜，中醫認為本病多由正氣虛損、濕熱毒邪侵入所致。病初在肝，日久及脾。《難經》：「見肝之病，則知肝當傳之於脾，故先實其脾氣，無令得受肝之邪也。」《難經》治肝實脾的治療思想，目的使脾氣充實，正氣強盛，從而截斷病邪傳變途徑，抗邪卻病。方中黃耆、黨參、茯苓、甘草等健脾益氣，能夠調整、提高機體免疫和解毒功能，發揮機體防禦能力；白花蛇舌草、蚤休清除體內濕熱疫毒之邪，阻斷B肝病毒的持續感染。諸藥合用，健脾益氣，化濕解毒。對促進B肝表面抗原的轉陰，有較好療效。

71. 健肝湯 ❾❻

【藥物組成】生黃耆、丹參各20g，白朮、枸杞子各12g，當歸、柴胡各10g，太子參、鬱金、赤芍、白芍、茵陳各15g，白花蛇舌草、生麥芽各30g。

【加減變化】黃疸明顯者去生黃耆，加澤瀉15g，並加重茵陳用量；

---

❾❻ 高居芳，〈健肝湯治療慢性B型肝炎156例〉，《安徽中醫學院學報》，1996，(4)：17。

腹脹明顯者加枳殼 10g，炒萊菔子 15g；失眠者加酸棗仁 20g；肝脾腫大者加桃仁、紅花各 10g。

【功效】疏肝健脾，養陰活血，清熱利濕。

【適應症】慢性 B 型肝炎。

【用藥方法】每日一劑，早晚各煎服一次，1 個月為一個療程，每個療程後複查肝功能。

【臨床療效】治療慢性 B 型肝炎 156 例，其中顯效（臨床症狀及體症消失，肝功能複查正常，五項指標轉陰）40 例，占 26%；有效（臨床主要症狀緩解，主要體徵較治療前好轉，肝功能複查正常，HBsAg 滴度下降，五項指標部分轉陰）84 例，占 53%；好轉（臨床主要症狀緩解，主要體徵及肝功能複查較治療前明顯好轉，五項指標無變化）27 例，占 17%；無效（服藥後臨床症狀、體徵及肝功能未見明顯改善，五項指標無改變）5 例，占 4%。總有效率達 96%。

【經驗體會】筆者認為，慢性 B 型肝炎患者儘管臨床症狀表現不一，但在病機上仍有共性可尋，即濕熱餘邪未消，濕邪滯留於脾胃，熱邪蘊鬱於肝膽，導致運化失司，疏瀉不利。又因肝藏血，鬱熱與血相結成瘀，最終導致機體的陰陽氣血失調。所以對於絕大多數病例，在辨證治療上應把握住三個環節，即清除餘邪，扶正補虛，調理氣血。

「健肝湯」針對慢性 B 型肝炎之虛、鬱、濕、熱、瘀病機而設。方中黃耆、白朮、太子參益氣健脾，促運化；柴胡、鬱金、生麥芽疏肝理氣，暢達氣機；白芍、當歸、枸杞子滋血而養肝體；丹參、赤芍涼血散瘀，合柴胡、鬱金等，調達氣血而歸和平；白花蛇舌草清熱解毒，茵陳清熱利濕，除餘邪以安正。全方融健脾、養肝與清熱、利濕、化瘀於一爐，標本兼顧，補而不滯，攻而不峻，共奏疏肝健脾、養營活血、清熱利濕之功，以應本病虛實錯雜之勢。

慢性 B 型肝炎病程遷延，纏綿難癒，治療上應從長計宜，一般不應

少於兩個療程，病情穩定後應再鞏固治療一個療程。

72. B 肝轉陰丸 ❼

【藥物組成】白花蛇舌草、冬瓜子、黃耆、板藍根、魚腥草各 500g，黨參、白朮、黃精、虎杖、大棗、何首烏、半枝蓮各 300g，菌靈芝、青黛、生白芍、生棗仁、枸杞子、生山楂、生穀芽、菟絲子各 150g，丹參、黃芩、柴胡、生大黃、三七、生甘草各 100g。

【功效】清熱解毒，活血化瘀，健脾疏肝。

【適應症】B 肝。

【用藥方法】上藥共碾為細粉，和勻過 80 ～ 100 目細羅，用冷開水泛為小丸，曬乾或低溫乾燥即得。每服 6g，日服三次，溫開水送服。6個月為一療程。忌食過多油膩及辛辣食物。

【臨床療效】多數患者服一～二個療程，少數患者服三～四個療程。206 例中，治癒（症狀、體徵消失，實驗室檢查肝功能正常，澳抗陰性，二對半正常，半年以上未復發者）126 例，占 61.16%；好轉（症狀、體徵消失，實驗室檢查肝功能正常，澳抗陰性，二對半部分正常者）36 例，占 17.48%；有效（症狀、體徵消失，實驗室檢查肝功能正常，澳抗陰性，二對半仍異常者）26 例，占 12.62%；無效（症狀、體徵及實驗室檢查無變化者）18 例，占 8.74%。總有效率達 91.26%。

【經驗體會】B 肝，屬於中醫學中「肝溫」範圍。其病理機制為「濕熱」。由於肝疏瀉失職，病久則傷脾。《難經》云：「見肝之病，則知肝當傳之於脾，故先實其脾氣，無令得受肝之邪也。」因治肝病必先實脾，故在治療中以「清肝經毒熱，補脾養肝陰」為主，佐以「養血活血化瘀」為法。因此，筆者自製「B 肝轉陰丸」治療，從 206 例的療效觀察，除18 例無效外，無 1 例發生毒副反應，與其他治療 B 肝的藥物相比，「B 肝轉陰丸」的療效為佳。「B 肝轉陰丸」可使肝之疏瀉正常，能疏肝經，瀉

❼ 汪宗發，〈B 肝轉陰丸治療 B 肝 206 例〉，《四川中醫》，1996, (5): 23。

鬱熱，養肝陰，培脾氣，則脾氣壯，脾經濕邪得除，達到濕熱去肝病自癒之功。「B 肝轉陰丸」在藥理作用方面發現能提高免疫、促進消化、增加血清總蛋白、增強膽汁排瀉、防止醣元減少、降低穀丙轉氨酶、抑制脂肪沉積、抑制肝炎病毒等八大作用。

73. 馬蘭鼠麯湯 ❾❽

【藥物組成】馬蘭 15g，鼠麯草 30g，歪頭菜 15g。

【加減變化】氣虛者加黃耆、黨參；脾虛便溏者另炒山藥、土茯苓；黃疸者加虎杖、鳳尾草、金錢草；低熱者加柴胡；腹脹者加雞血藤；肝脾腫大者加茅莓、鱉甲。

【功效】疏肝健脾，清熱除濕，解毒化瘀。

【適應症】B 肝。

【用藥方法】每日一劑，水煎早晚分二次服，15 日為一療程。

【臨床療效】60 例中，臨床治癒（臨床症狀及體徵消失，肝功能正常，HBsAg 檢查三次以上均為陰性，2 年以上未復發者）40 例，其中慢性遷延性肝炎 20 例，慢性活動性肝炎 15 例，B 肝病毒帶原者 5 例；基本治癒（自覺症狀消失，肝功能正常，HBsAg 轉陰 1 年以上未復發者）7 例，其中慢性遷延性肝炎 4 例，慢性活動性肝炎 3 例；有效（主要症狀基本消失，肝脾腫大穩定不變，無明顯壓痛及叩擊痛，肝功能及 HBsAg 都有不同程度改善，且持續 3 個月以上）8 例；無效（主要症狀、體徵、肝功能及 HBsAg 均無好轉）5 例。

【經驗體會】中醫認為，B 型肝炎的病因與濕熱毒邪有關，病變部位在肝膽脾胃，其病理主要責之肝、脾，肝失疏瀉，脾失健運，導致水津不布，濕濁內停；鬱久化熱，釀成病毒，阻遏脾胃，壅滯肝膽，發為本病。方中馬蘭辛涼，入肝肺經和陽明血分，清熱解毒，散瘀消積；鼠麯草甘、酸、平，入肝經，涼血，清熱，利濕解毒；歪頭菜甘、平，入

---

❾❽ 杜照全，〈馬蘭鼠麯湯治療 B 肝 64 例〉，《河南中醫藥學刊》，1996, (5): 30。

肝胃經，補虛調肝，止痛利尿。三藥合用共奏疏肝健脾、清熱除濕、益氣化瘀之效。藥物雖少，效果滿意。

74.清澳湯 ❾❾

【藥物組成】板藍根、黃耆各 30g，丹參、大黃、桃仁、生地、黨參、茯苓、三棱、莪朮、白花蛇舌草、川芎各 10g。

【功效】益氣健脾，清熱解毒，活血袪瘀。

【適應症】B 肝病毒帶原者。

【用藥方法】水煎服，日一劑，2 個月為一療程。治療前均做二對半、肝功能和肝膽 B 超音波，每療程後重複上述檢查，轉陰病例繼續服藥 1 個月鞏固療效。並作 0、1、6 個月三次檢查，連續轉陰為有效。

【臨床療效】經一個療程治療後有 4 例各項指標轉陰，經兩個療程治療後，血清 HBV 標誌物如下：HBsAg 轉陰者 16 例 (37.2%)；HBeAg 轉陰者 32 例 (74.4%)；抗–HBc 轉陰者 17 例 (39.5%)。3 例神疲力乏者均症狀消除。

【經驗體會】從現代醫學角度講，凡 HBV 帶原者均為細胞免疫力較低者，實質上都有不同的肝細胞損害而釋放出 HBsAg。由於攜帶 HBV 者免疫反應不充分，產生病毒再感染，使感染持續存在。「清澳湯」從中藥提高人體免疫力，改善微循環，從而抗肝細胞損害後纖維化，並可直接殺滅和抑制病毒立意，攻補兼施，攻毒而不傷正，扶正兼攻毒，不僅符合現代藥理，亦符合中醫傳統方荊思想，故取得一定療效。

75.柴耆四物湯 ❿

【藥物組成】柴胡 10g，黃耆 12g，丹參 10g，板藍根 30g，敗醬草 30g，甘草 6g。

---

❾❾ 魏玲，〈清澳湯治療 B 肝病毒帶原者 43 例〉，《陝西中醫》，1996，(7)：316。

❿ 江偉，〈柴耆四物湯治療慢性 B 型肝炎 80 例探討〉，《江蘇中醫》，1996，(8)：12。

【加減變化】如肝膽濕熱型加茵陳、梔子、黃芩；氣虛加太子參；血瘀加赤芍；氣陰兩虛加太子參、女貞子。

【功效】補益元氣，解毒化瘀。

【適應症】慢性 B 型肝炎。

【用藥方法】每日一劑，水煎分二次服，4 週為一療程。可連續治療二～三個療程。

【臨床療效】80 例患者經治療，顯效（主要症狀和體徵消失，肝脾回縮，肝功能恢復正常，血清學指標正常）55 例，占 68.75%；有效（症狀和體徵改善，肝功能好轉，且其他一項以上血清學指標好轉）23 例，占 28.75%；無效（主要症狀、體徵無明顯改善，肝功能和血清學檢查無改善或惡化）2 例，占 2.5%。總有效率 97.75%。隨訪觀察 6 個月至 1 年，55 例顯效者中，肝功能異常、HBeAg 轉陽 5 例，占 9.1%；其中 2 例(3.63%)再次住院。

【經驗體會】慢性 B 型肝炎屬中醫「脅痛」、「肝著」、「肝鬱」的範疇，多因機體正氣虛弱，邪毒與瘀血互結，鬱久化熱，損傷臟腑之氣，正虛邪實，遷延不癒，變為慢性。由於患者體質不同，表現各異，常分為肝膽濕熱型、氣虛型、血瘀型、氣陰兩虛型等證型。

筆者根據中醫辨證施治及現代免疫學理論，採取扶正祛邪，化瘀解毒的方法，扶正的重點在補益元氣即提高免疫機能，祛邪的重點在解毒化瘀，即抑制 B 肝病毒複製，改善肝臟的微循環，自擬「柴耆四物湯」為基本方進行加減治療。方中柴胡理氣清肝熱，黃耆補氣扶正，丹參涼血化瘀，板藍根、敗醬草清熱解毒，利膽退黃，甘草益氣保肝，調和諸藥。本方具有增強免疫功能，改善肝臟微循環、肝纖維增生，抑制殺滅肝炎病毒，降酶，降絮等作用，故療效明顯。

76.黃耆蛇虎復肝湯 ⑩

⑩ 李方玉，〈黃耆蛇虎復肝湯治療慢性 B 型肝炎 88 例〉，《實用中西醫結合雜誌》，

【藥物組成】黃耆、白花蛇舌草、土茯苓各 30g，虎杖、貫眾、丹
參、薏苡仁、女貞子、茯苓各 20g，柴胡 10g。

【加減變化】濕熱重者於基本方中加茵陳、田基黃各 30g；大便秘
結者加大黃（後下）10g；脅痛明顯者加川棟子、延胡索各 12g；脾虛納
差者加黨參 20g，白朮、雞內金、焦三仙各 10g；肝脾腫大者加牡蠣 30
g，穿山甲 10g；合併腹水者加大腹皮、澤蘭各 15g；陰虛明顯者加龜板、
鱉甲各 10g；病毒滯留者加枸杞子、山豆根各 10g，淮山藥 20g；轉氨酶
持續不降者加五味子 15g。

【功效】健脾化濕，解毒活血。

【適應症】慢性 Ｂ 型肝炎。

【用藥方法】每日一劑，水煎分二次服。3 個月為一療程，一療程
不癒者繼續第二療程。

【臨床療效】88 例患者經一～二療程治療，臨床治癒（自覺症狀消失，
肝脾腫大恢復正常或回縮，肝功能正常，HBV-M 全面好轉（HBsAg、
HBeAg、抗-HBc 轉陰或出現抗-HBs、抗-HBe），隨訪 1 年無反復）38 例；
顯效（主要症狀消失，肝脾腫大明顯回縮，肝功能正常，HBV-M 明顯好
轉（滴度比治療前下降 75% 以上，HBeAg 轉陰，或抗-HBc 轉陰，或出現
抗-HBe），隨訪 1 年無反復）31 例；有效（主要症狀明顯好轉，肝脾腫大
有所回縮，肝功能接近正常，HBV-M 好轉（滴度比治療前下降 50% 以上，
HBeAg 轉陰或抗-HBe 轉陽），隨訪 1 年無反復）11 例；無效（未達到有
效標準者）8 例。總有效率 90.91%。HBsAg 轉陰 46 例(52.27%)，HBeAg
轉陰 48 例 (64.55%)，抗-HBc 轉陰 31 例 (35.23%)，抗-HBs 轉陽 16 例
(18.18%)，抗-HBe 轉陽 42 例 (47.73%)。

【經驗體會】慢 Ｂ 肝的發病機理甚為複雜，但在整個病變過程中，
濕熱疫毒的持續感染是其致病因素，正氣不足（肝脾腎功能失調）是其

病理基礎，瘀血阻滯，是其病理產物，三者互為因果，使病情持續遷延難癒。根據本病以正虛、濕熱、疫毒、瘀血貫穿病程始終的基本病理特點，筆者篩選出集健脾化濕、解毒活血於一爐的貫穿本病療程始終的「黃耆蛇虎復肝湯」治療本病。方中黃耆、茯苓、薏苡仁、女貞子扶正固本，健脾化濕，養肝補腎，能增強機體免疫功能，且對 HBV 有明顯抑制作用，黃耆扶正祛邪，托毒外出，是治療慢 B 肝必需之品；蛇舌草、虎杖、土茯苓、貫眾、丹參清熱化濕，解毒活血，清除體內濕熱疫毒之邪，提高機體吞噬毒素能力和增強肝臟解毒能力，抑制和清除免疫複合物對肝細胞的損害，增加肝血流量，使之得到充足營養，恢復代償功能，促使肝細胞對壞死區進行完全性再生而修復，有利於肝臟的病理恢復和肝脾腫大的回縮；柴胡有免疫調節和誘發干擾素產生的作用。全方扶正固本祛邪，祛邪不傷正，扶正不滯邪，相得益彰，旨在提高機體免疫功能和抗病毒功能，重振自身抗病能力，抑制 HBV 複製，促進 HBV 清除，從而延緩、阻斷、逆轉慢 B 肝的病理改變過程。

77.（喻氏）B 肝湯 ⑩

【藥物組成】茵陳、虎杖、靈芝、板藍根、黃耆、赤芍各 15g，當歸、山藥、黃蘗、澤瀉、黨參、白朮各 12g，甘草、大黃各 6g。

【功效】清熱利濕，益氣健脾。

【適應症】HBsAg 陽性。

【用藥方法】每日一劑，日三煎三服，連服 8 天，停藥 2 天。3 個月為一療程。

【臨床療效】7 例患者轉陰 4 例，未轉陰 3 例（滴度下降 2 例：1 例 1:256 降至 1:64，1 例 1:128 降至 1:32），最短療程 3 個月，最長療程 10 個月。

【經驗體會】現代醫學認為：對急、慢性 B 型肝炎病毒感染，特別

⑩ 喻先榮，〈自擬 B 肝湯治療 HBsAg 陽性 7 例〉，《四川中醫》，1996, (11): 37。

是病毒複製指標陽性，包括 HBsAg、HBeAg 及 HBV-DNA 均陽性者，抗病毒治療是一項關鍵性措施，理想的抗病毒藥物應當選擇抑制病毒繁殖的某個環節，而不抑制宿主細胞的代謝，同時還具有改善機體病毒免疫應答的能力，且能防止病毒感染時病毒基因和宿主基因整合。但目前西醫抗病毒藥物的效果不滿意。「B 肝湯」是筆者基於以上理論，並根據中醫「見肝之病，知肝傳脾，當先實脾」和脾土能生肝木及脾為濕土之臟，脾健水濕自運之理論而組方。方中茵陳、虎杖、板藍根、黃藥、澤瀉、生軍（生大黃）清熱利濕，抗 B 肝病毒；赤芍、當歸、山藥、黃耆、甘草、黨參、靈芝、白朮健脾、補氣、益血，增強機體免疫力。

78. 四君柴芩麥味湯 ⓲

【藥物組成】泡參、黃耆、黃芩、女貞子各 15g，麥冬、五味子、豬苓各 12g，白朮、茯苓、柴胡、丹皮、甘草各 10g。

【加減變化】低燒加青蒿、知母；嘔吐加藿香、薑半夏；肝區痛加白芍、延胡；食差加焦三仙。

【功效】益氣養陰，清熱利濕。

【適應症】B 型肝炎。

【用藥方法】上方每日一劑，水煎三次，取汁約 600ml，分三次溫服。

【臨床療效】治療 B 型肝炎 800 例，其中顯效（服藥 3～6 個月，主要症狀及體徵消失，肝功能及電泳蛋白、B 超音波檢查完全正常，HBsAg、HBeAg 連續兩次轉陰，再隨訪半年未見復發）240 例；有效（服藥 3～6 個月，主要症狀及體徵基本消失，肝功、電泳蛋白、B 超音波檢查明顯改善，HBsAg、HBeAg 轉陰，但隨訪半年期間有少數病例 HBsAg 復轉陽性）400 例；無效（服藥 3～6 個月，主要症狀及體徵無變化或加重，肝功能、電泳蛋白、B 超音波檢查明顯異常，HBsAg、HBeAg

⓲ 李壽彭，〈益氣養陰清熱法治療 B 型肝炎 800 例〉，《陝西中醫》，1997, (1): 4。

持續陽性）160 例。

【經驗體會】筆者通過臨床實踐，體會到 B 肝病多為濕熱及氣陰兩虛，病機則濕熱邪毒為標、肝腎脾虛為本，治宜攻補兼施。自擬「四君柴芩麥味湯」具有苦寒以清利濕熱，甘寒滋潤以養陰，達到清熱除濕以祛邪，健脾補氣，滋肝養腎以扶正。方中「四君子湯」加黃耆補氣健脾，女貞子、麥冬、五味子柔肝養陰補腎；柴胡、黃芩疏肝清熱除濕；丹皮清熱涼血。共奏益氣養陰清熱作用，促成 B 肝患者康復。

另外可借鑒醫界科研成果，用於臨床提高療效，如通過五味子提取聯苯雙酯；女貞子提取齊墩果酸；豬苓中提取豬苓多糖；臨床試驗丹皮有抗 B 肝病毒的作用；黃耆有明顯提高病人免疫功能；柴胡能抑制肝損害，增加肝醣元；甘草甜素可改善肝功能；五味子可降低轉氨酶等等。將有效藥品共擬於一方，提高機體免疫功能，糾正白蛋白低下，增加 T 淋巴細胞數量，促進 T 淋巴細胞轉化，藉以清除 B 肝病毒而達治療 B 肝的目的。

79.（曾氏）減澳湯 ❿

【藥物組成】柴胡 6g，赤芍、枳殼、瓜蔞各 10g，法半夏 6g，白朮 15g，黃連 6g，蚤休 20g，土茯苓 25g，山豆根 6g，三七 5g（磨汁兌服），甘草 6g。

【加減變化】肝鬱脾虛型者加太子參、黃耆、鬱金、川楝；濕熱內蘊型者加茵陳、山梔、虎杖、白花蛇舌草。

【功效】疏肝理氣，清熱解毒，健脾益氣，活血化瘀。

【適應症】HBsAg 陽性。

【用藥方法】每劑頭煎加水 400ml，煎 20 分鐘取汁 150ml，二煎加水 300ml，煎 15 分鐘，取汁 100ml，兩煎混合分二次口服。每日一劑，

---

❿ 曾介綏等，〈減澳湯治療 HBsAg 陽性 150 例臨床觀察〉，《湖南中醫雜誌》，1997，(2)：6。

3 個月為一療程。

【臨床療效】治療 HBsAg 陽性 150 例，其中治癒（HBsAg 轉陰，臨床症狀消失）63 例；有效（HBsAg 陽性稀釋倍數降低，臨床症狀消失或基本消失）77 例；無效（HBsAg 仍為陽性，臨床症狀無改善）10 例。總有效率 93.3%。

【經驗體會】筆者認為滅澳湯具有調理肝脾，透達表裏，清熱解毒，活血通絡以增強機體免疫的作用。本方以疏肝理氣、清熱解毒、健脾益氣、活血化瘀藥組合成方，符合目前公認的抑制 B 肝病毒複製、清除 B 肝病毒和調整機體免疫功能等治療方法。方中以「四逆散」調理肝脾，順其情志，使氣血暢達；「小陷胸湯」清熱化痰以除痰熱互結，宣暢肺氣，旺金以克木；白朮、甘草益氣健脾，補土以養木；三七活血通絡，祛瘀生新；山豆根、土茯苓、蚤休清熱解毒涼血，祛邪安正；山豆根性味苦寒，與黃連相須配伍，可增強清熱解毒功效，並能消除山豆根對胃腸道的中毒反應，與白朮、甘草合用，久服可益胃生津，增進食慾；三七能促進血液循環，增強人體免疫功能，故對促進 HBsAg 轉陰大有裨益。

80.酸味益肝湯 ⑩

【藥物組成】山茱萸 12g，烏梅 10g，五味子 12g，白芍 12g，生山楂 15g，黃耆 15g，白朮 12g，陳皮 10g，丹參 20g，敗醬草 20g，生甘草 6g。

【功效】益肝健脾，活血化瘀。

【適應症】B 型肝炎。

【用藥方法】水煎服，每日一劑，早晚分二次口服。2 個月為一個療程，服藥期間每 2 個月複查一次肝功能及二對半。

【臨床療效】治療 84 例，其中臨床治癒（自覺症狀消失，肝功能恢復正常，HBsAg、HBeAg、抗–HBc 轉陰，隨訪一年無反復）36 例；好

⑩ 閆培林，〈酸味益肝湯治療 B 型肝炎〉，《實用中醫內科雜誌》，1997，(2)：5。

轉（自覺症狀消失，肝功能恢復正常，HBeAg 轉陰或抗–HBc 轉陰，或出現抗–HBe、抗–HBs 陽性）34 例；無效（主要症狀及體徵各項檢查均無明顯變化）14 例。總有效率 83.3%，HBsAg 轉陰率 42.8%。

【經驗體會】筆者觀察前賢治療 B 型肝炎，總以肝膽濕熱、濕濁困脾、氣滯血瘀、脾氣虛弱及肝腎陰虛等法辨證施治，雖然患者在臨床症狀及肝功能恢復方面，比較滿意，但是患者 B 肝標誌物 HBsAg、HBeAg、抗–HBc 遲遲不能陰轉，而以上三項持續陽性，則 B 型肝炎極易復發，而且持續日久，又容易導致肝硬化及肝癌。所以，筆者根據《素問·陰陽應象大論》云：「木生酸，酸生肝。」即酸味入肝，酸味能滋養肝體之理論，在治療 B 型肝炎的方中，加入有益肝體的酸味藥治療本病，取得了良好的效果，且 B 肝標誌物的轉陰率也大大提高。方中山茱萸、烏梅、五味子、白芍、生山楂以其酸味而引諸藥入肝，且又能滋養肝氣，柔肝止痛。現代藥理研究證明：五味子、生山楂、白芍、山茱萸及烏梅等藥對降低轉氨酶，恢復肝細胞功能及 HBsAg 轉陰有良好的作用。黃耆、白朮、陳皮、甘草健脾益氣，能調整、提高機體免疫和解毒功能，發揮機體防禦能力。丹參、生山楂、敗醬草等活血化瘀藥能抑制體液免疫反應，清除免疫複合物，對解除患者臨床症狀，修復損害的肝細胞，防止肝纖維化有一定的作用。

81.土鱉大黃飲 ⑩⑥

【藥物組成】丹參、茯苓、金錢草、白茅根、虎杖各 20g，白花蛇舌草、茵陳各 30g，土鱉蟲、大黃、柴胡各 10g，龍膽草 8g，甘草 6g。

【加減變化】熱重於濕加田基黃、梔子；濕重於熱加生薏苡仁、車前草；肝區痛甚者加白芍、延胡索；納差者加雞內金、麥芽；腹脹甚者加枳殼、佛手；噁心厭油甚者加半夏、藿香；脾虛者加黨參。

---

⑩⑥ 林銳金，〈土鱉大黃飲治療急性 B 型肝炎 106 例療效觀察〉，《新中醫》，1997，
(2)：46。

【功效】清熱解毒，利膽祛濕，疏肝健脾，活血祛瘀。

【適應症】急性 B 型肝炎。

【用藥方法】上藥每日一劑，早晚各煎服一次。服藥後保持大便質軟，每日二～三次，若大便少且硬加重大黃用量，大便質稀量多者減少大黃用量。3 個月為一療程，每療程前後均檢查肝功能、二對半及 HBV-DNA。

【臨床療效】106 例中近期治癒（自覺症狀消除，肝脾腫大恢復正常，肝功能恢復正常，HBsAg、HBeAg、抗-HBc 均轉陰或抗-HBs 轉陽，HBV-DNA 轉陰）34 例；顯效（自覺症狀消失，肝脾腫大縮小，肝功能恢復正常，HBeAg 轉陰，或抗-HBe 轉陽，HBV-DNA 轉陰）30 例；有效（自覺症狀基本消除，肝功能基本恢復正常，但 B 肝病毒標誌物和 HBV-DNA 無明顯變化）15 例；無效（自覺症狀及各項指標均無明顯變化）27 例。總有效率為 74.53%。治療後 B 肝病毒血清學標誌物的變化：HBsAg 轉陰 34 例，占 32.07%；HBeAg 轉陰 64 例，占 60.37%；抗-HBc 轉陰 47 例，占 43.4%；抗-HBs 轉陽 28 例，占 26.41%；抗-HBe 轉陽 58 例，占 54.71%；HBV-DNA 轉陰 64 例，占 60.37%。

【經驗體會】急性 B 型肝炎是濕熱疫毒內蘊肝脾，阻滯血絡導致肝失疏瀉，脾失健運，氣機失條，血絡瘀阻而出現一系列症狀。早期以實邪為主，正氣尚未太虛，治療以截斷病邪傳變為首務，宜用清熱祛濕解毒重劑以抗邪，配以疏肝健脾，活血通絡。方中白花蛇舌草、虎杖、大黃清熱祛濕解毒；茯苓、茵陳清熱利濕退黃，茯苓還有健脾作用；金錢草、白茅根協助茯苓利尿祛濕，促進邪毒從下焦小便排除；金錢草、龍膽草、柴胡、大黃有清熱解毒，疏肝利膽通便作用，促進邪毒從肝膽腸道排出；柴胡還有引經作用，引諸藥直達肝臟病所；丹參、土鱉蟲、大黃有活血祛瘀除血熱之功；甘草清熱解毒，調和諸藥。本方重在清熱祛濕解毒驅邪，促使濕熱邪毒從小便、肝膽腸道排除，以截斷病邪傳變，

直折病勢，促進康復。諸藥合用，共奏清熱祛濕、解毒利膽、疏肝健脾、活血祛瘀之功，頗合病機，故有良好效果。

82. 當歸貝母苦參湯 ❿

【藥物組成】當歸 10～15g，貝母 10g，苦參 15～30g。

【加減變化】無明顯症狀似無證可辨者加柴胡、白朮、丹參、茜草；濕熱者加茵陳、柴胡、連翹、蒲公英、益母草；黃疸者加柴胡、茵陳、秦艽、鬱金；牙宣（牙齦出血）及其他出血現象者加茜草、丹皮；氣虛者加仙靈脾、黃耆或黨參、太子參；陰虛者加天花粉、白芍、百合、女貞子；納差厭油者加生山楂、生麥芽；肝區痛者加葛根、鬱金；脘腹脹滿是慢性 B 肝常見症狀，根據其發作時間、部位、性質，可選用理氣藥製香附、青皮、川楝子、佛手、川厚朴中一味，必須伍用蒲公英。所加藥物皆為常用量。

【功效】調氣和血化痰。

【適應症】慢性 B 型肝炎。

【用藥方法】每日一劑，煎煮時第一汁與第二汁混合後分早中晚三次服，最好為餐前用，要求患者作息時間要有規律，不得過於勞累，非中度以上不必休息。忌食豬頭肉、動物肝臟及酒類，少食生涼及辛辣食物，宜低鹽多醋。

【臨床療效】193 例經 3 個月治療後，肝功能輕度 97 例，中度 84 例，皆恢復正常；重度 12 例中 8 例恢復正常，4 例因其他原因轉住院治療，未見惡化及死亡者。經 PCR（聚合酶連鎖反應）法 HBV–DNA 檢測的 83 例中有 29 例 HBV–DNA 轉陰，占 34.94%，經 HBV–M 複檢的 193 例中有 77 例 HBeAg 轉陰，占 39.90%。

【經驗體會】慢性病毒性 B 型肝炎目前尚無特異性治療方法，中醫

---

❿ 唐長金等，〈當歸貝母苦參湯為主治療慢性 B 型肝炎 193 例〉，《安徽中醫臨床雜誌》，1997，(6)：302。

認為其病因病機是濕熱痰瘀未淨，臟腑失調，血氣虛弱。根據整體觀點及辨證論治這一特點，結合現代研究成果，採用證病並辨，抓主證顧兼證，注重肺肝二臟之間關係，使升降復常，五臟氣機調暢。前人經驗善治濕、痰、瘀者皆先治氣，是調氣行則濕化，則水行，則血行。肺主氣及制節，肝主疏瀉而藏血，肝與肺是互相制約的關係。清代大醫葉桂云：「肝從左升，肺以右降，升降得宜則氣機舒展。」現代研究證實肝病的發生與發展肺臟起著重要作用。前列腺素的生成是損傷後的內穩定機制，可緩解病理生理改變，前列腺素 El 具有護肝降酶，促肝細胞再生，改善肝腎微循環及防止內毒素血症的作用。肺可合成已知的全部前列腺素，肺臟又是前列腺素滅活地，肝病調肺符合這一研究結果。所用藥物當歸除有養血潤燥作用外，《本草經》有「主咳逆上氣」，現已證實「可防止肝醣元減少，可通過抑制脂質過氧化而緩解自由基損傷反應，從而減輕肝細胞損傷」。貝母《本草別錄》記有「療腹中結實，心下滿，安五臟，利骨髓」作用。苦參《本草經》記「主心腹結氣，癥積積聚，黃疸，溺有餘瀝，逐水」作用。慢性 B 型肝炎治療調肝理肺為本，清熱解毒，化痰濁和血脈是標，治療本著調氣以復肺用，和血以利肝脈，化痰濁以祛阻遏氣機之邪，而收五臟調和、病損向癒之功。

83.舒肝健脾化濕解毒湯 ⑩

【藥物組成】白朮、柴胡各 12g，青皮、枳殼（麩炒）、厚朴、黃芩各 9g，蒼朮（炒）、半夏（薑製）各 10g，丹參、赤芍、白芍各 15g，淫羊藿 18g，甘草 6g，土茯苓 25g，白花蛇舌草 30g。

【加減變化】氣虛加黃耆 30g，黨參 15g；氣鬱甚者加香附（醋炙）15g，鬱金 12g；肝腎陰虛加山茱萸、女貞子各 20g；腎陽虛甚加乾薑 9g，製附片（先煎 30 分鐘）12g；濕熱黃疸加茵陳 30g，梔子 15g；瘀痛

---

⑩ 曲良義等，〈舒肝健脾化濕解毒湯治療 B 型肝炎 64 例臨床觀察〉，《新中醫》，1997，(8)：39。

加牡丹皮、延胡索各 12g；腹水加澤蘭 20g，豬苓 15g；肝脾腫大加穿山甲粉（沖服）12g，鱉甲（醋炙）40g；食慾不振加麥芽（炒）、生山楂各 30g，白豆蔻（搗後下）9g。

【功效】疏肝健脾，化濕解毒。

【適應症】B 型肝炎。

【用藥方法】將上藥加適量清水浸泡 30 分鐘後，煎 30 分鐘，連煎二次，將二次藥液混合裝保溫瓶內分三次溫服，每日一劑，兒童酌減，2 個月為一療程。服藥期間忌煙、酒、辛辣，嚴禁房事，注意休息。

【臨床療效】64 例中痊癒（臨床症狀、體徵消失，肝功能恢復正常，二對半轉陰，上述各項經兩次複查 1 年以上無波動者）12 例，占 18.75%；顯效（治療後患者症狀、體徵消失，肝功能正常，二對半 HBsAg、HBeAg 轉陰，抗–HBe、抗–HBs、抗–HBc 仍為陽性，經二次複查無變化者）36 例，占 56.25%；有效（經治療後達到痊癒標準項內的前三項，HBsAg 滴度療程結束後有所下降，症狀、體徵有改善）14 例，占 21.87%；無效（經治療後症狀、體徵無明顯變化者）2 例，占 3.13%。

【經驗體會】長期臨床中認為本病存在濕毒血瘀、氣滯血瘀、血瘀氣滯等證型。雖病位在肝，但病理上與各臟腑相互影響，關係密切；通過臨床觀察慢活肝早期仍屬肝脾失調，脾虛失運，肝邪內生，鬱久生熱階段，若治療不當，病情遷延發展，鬱熱化火損氣耗津，濕熱入絡則血脈瘀阻，在臟則損傷內臟之陰，導致血瘀氣滯，相互影響，陰陽紊亂。在治療上，選定治標在肝、治根於腎的治子滋母法。B 肝病毒入侵於肝，肝內必虛，肝細胞免疫功能低下，抑制 T 細胞功能，引起自身免疫功能反應，導致肝細胞持續損傷所致；腎主骨生髓，藏精，肝藏血，調節血量，精血相互資生充養，功能活動才能正常；免疫活性細胞來源於幹細胞，幹細胞歸骨髓所生，腎主骨生髓，故腎精充盈，則肝血充沛。由此可見，《內經》五行學說中的治子滋母法，治標在肝，根在腎，多年來用

之不衰是合乎邏輯的。肝主疏瀉氣機，肝病多鬱（瘀），故有百病皆源於鬱、諸鬱多責之於肝之說。選藥上，首選柴胡疏肝解鬱、和樞機、平寒熱，合青皮、枳殼、厚朴理氣導滯；丹參、赤芍除氣滯之瘀；白朮、甘草益氣健脾化濕；蒼朮、半夏燥濕健脾，又佐黃芩、白花蛇舌草以清熱解毒，合白芍柔肝斂陰預防瘀熱損肝傷陰；土茯苓、黃芩、白花蛇舌草清熱利濕，使濕熱從小便而出，此即「治濕不利小便非其治也」。方中重用白花蛇舌草不僅僅是活血化瘀，解毒利尿，預防 B 肝轉變為肝硬化及肝腫瘤，重要的是為瘀開放門路，防止瘀化復之為瘀；淫羊藿補腎壯陽，使陽氣化生陰精，充實骨髓，生長幹細胞，增強免疫活性細胞抗禦 B 肝病毒，恢復肝功能。

84.（吳氏）清肝湯 ❿

【藥物組成】茵陳 200～250g，黃連 12g，梔子 30g，柴胡 20g，鬱金 15g，丹參 30g，白朮 30g，雲苓 30g，二花 20g，板藍根 20g，赤小豆 30g。

【加減變化】噁心嘔吐加竹茹 12g，半夏 18g，以降逆止嘔；納呆加焦三仙各 30g，內金 12g，砂仁 12g，以消食導滯健胃；胃脘痞滿，舌苔白厚膩者加白蔻仁 12g，藿香 10g，佩蘭 12g，滑石 30g，以芳香化濕；肝區疼者加延胡 18g，川楝子 18g，以活血化瘀止疼；黃疸深者加赤芍 40g，清肝活血。

【功效】清熱利濕，疏肝利膽，解毒化瘀。

【適應症】B 型黃疸型肝炎。

【用藥方法】每日一劑，水煎服，第一煎 30 分鐘，第二煎 20 分鐘，茵陳後下，每日一劑，飯後 2 小時溫服，小兒劑量酌減。

【臨床療效】62 例中，痊癒（症狀、體徵消失，肝功能正常，B 肝

---

❿ 吳連琴，〈自擬清肝湯治療急性 B 型黃疸型肝炎 62 例〉，《實用中西醫結合雜誌》，1997，(10): 2309。

五項全部轉陰，隨訪一年無異常改變）38 例，占 61%；基本治癒（症狀、體徵消失，肝功能恢復正常，但 B 肝表面抗原、核心抗體或 e 抗原仍陽性）19 例，占 31%；好轉（症狀消失，肝功能恢復正常，肝脾回縮，無明顯壓疼，有叩擊疼，B 超音波檢查、脾肝仍未恢復正常）3 例，占 4.8%；無效（未達到好轉標準）2 例，占 3.2%。1 個月內痊癒者 45 例，占 72.5%，1 個月以上者 27 例，占 27.5%，療程最短 27 天，最長 54 天。

【經驗體會】本病屬中醫「黃疸」、「脅痛」、「積聚」等範疇，臨床體會本病發病原因是濕熱毒邪經血液侵入肝臟，使肝血瘀滯，失於疏瀉，膽汁外溢而致黃疸，木克脾土，脾胃被濕熱壅滯，氣機不暢，土壅木鬱，胃氣失於和降則噁心、嘔吐、納呆。清肝湯清熱利濕，疏肝利膽，解毒化瘀。方中茵陳、黃連、梔子清利肝膽濕熱以退黃為主藥；輔以柴胡、鬱金以疏肝利膽，白朮、雲苓健脾化濕，使中焦壅滯得消，二花、板藍根清熱解毒，丹參涼血活血。B 肝病毒為濕熱病毒，古人云：「治濕不利小便，非其治也。」故用車前子一味，使濕熱從小便而出，諸藥合用，使濕利熱清，壅滯得消，木鬱得解，肝膽疏瀉正常，毒邪外瀉，氣血和暢。經多年臨床經驗，本方清熱不傷正，利濕不傷陰，契合病機，確具病徵消退快、肝功恢復迅速等特點，茵陳用量超過常用量之數倍，但無任何副作用，也是療效好的主要作用。

85. 扶正解毒方 ⑩

【藥物組成】黃耆、白花蛇舌草各 30g，太子參、女貞子、虎杖、丹參、敗醬草、板藍根、山豆根、貫眾各 15g，茯苓、淫羊藿各 10g，甘草 6g，大棗 5 枚。

【加減變化】肝鬱脾虛為主者加薏苡仁、炒白朮、醋柴胡、鬱金；濕熱中阻為主加茵陳、梔子、大黃、澤瀉，去黃耆、淫羊藿、女貞子、

---

⑩ 梁啟明，〈扶正解毒方聯合干擾能治療慢性 B 型肝炎 30 例〉，《新中醫》，1997，(11)：42。

甘草；偏於痰瘀互結者加瓜蔞皮、橘絡、薑黃，去黃者、女貞子；肝腎陰虛為主加枸杞子、南沙參、石斛、天花粉，去虎杖、丹參；脾腎陽虛為主加巴戟天、菟絲子、杜仲，去虎杖、貫眾；兼有瘀血阻絡者加生蒲黃、五靈脂、炙鱉甲、紅花；若干擾能引起發熱者適當選加牡丹皮、地骨皮、青蒿、銀柴胡、黃芩等。

【功效】益氣健脾，養肝益腎，清熱解毒，活血化瘀。

【適應症】慢性B型肝炎。

【用藥方法】日一劑，水煎分二次服用，3個月為一個療程。同時聯合應用干擾能300萬u，肌注，隔日一次，3個月為一個療程。一般連用一～二個療程。

【臨床療效】治療慢性B型肝炎30例，顯效（主症消失，肝功能正常，HBV標誌物陰性，隨訪1年無復發）10例；有效（主症消失或明顯好轉，肝功能基本正常，HBeAg、抗–HBc、HBV–DNA三項中有兩項以上轉陰，隨訪半年病情穩定）17例；無效（達不到有效標準者）3例。總有效率90%。

【經驗體會】現代免疫學研究認為，機體免疫功能紊亂，尤其是細胞免疫功能低下或缺陷，以及B肝病毒在肝內持續複製是B型肝炎慢性化的兩大主因。中醫認為主要是由於正氣虛弱機體不能奮起驅邪，致使濕熱疫毒殘留不去，久之肝脾腎俱受損傷，氣血違和，陰陽失調。因此治療上西醫多以抗病毒和免疫調節為主，干擾素是目前國內外公認的抗B肝病毒治療劑，然療效不甚理想。中醫以扶正祛邪為大法，也不能盡收全功。

干擾能聯合中藥治療具有明顯抑制HBV複製和促進抗體形成的作用，同時在保肝、退黃、降酶、改善症狀等方面療效也明顯優於純干擾素。這與發揮了中醫整體調控、辨證施治的優勢，協同促進了干擾素更好地發揮抗病毒和免疫調節作用有關，另外中藥也能不同程度地減輕干

擾素所引起的發熱等毒副作用。現代藥理研究也提示,「扶正解毒方」中之益氣健脾、養肝益腎藥黃耆、太子參、茯苓、女貞子、淫羊藿等具有提高細胞免疫功能的作用;方中清熱解毒藥貫眾、山豆根、板藍根、敗醬草等具有抑制病毒複製和消炎、降酶作用;丹參、紅花、虎杖等活血化瘀藥具有抑制肝纖維增生和促進肝內纖維吸收,改善肝內微循環的作用;而茵陳、大黃、柴胡、鬱金等清利疏肝藥則具有利膽退黃作用。

86.B 肝散 ⑪

【藥物組成】苦金盆 30g,白花蛇舌草 50g,半枝蓮 30g,虎杖 50g,板藍根 50g,土茯苓 50g,生山楂 30g,茵陳 50g,雞內金 30g,山藥 50g,白朮 50g,滑石 20g,鬱金 20g,黃耆 50g,黨參 50g,生甘草 50g,五加皮 50g,山慈菇 50g,莪朮 50g,生地 50g,丹參 50g。

【功效】清熱解毒,補氣活血。

【適應症】B 肝。

【用藥方法】以上各藥打粉,10g 為一包,每日三包,1 個月為一療程,服藥期間停服一切藥物。

【臨床療效】106 例 B 肝患者最長的經過三個療程治療,最短的一個療程,其中治癒(臨床症狀消失,肝功能、二對半結果正常)43 例;好轉(症狀改善,肝功能好轉,澳抗仍陽性)42 例;無效(一般情況稍好轉,肝功能、澳抗(澳洲抗原,即 HBsAg)及二對半無改變)21 例。總有效率 80%。

【經驗體會】治療 B 肝最棘手的問題是症狀的長期反覆,指標 (HBsAg、GPT) 易於波動。常見的原因為過勞、感冒或兼患他疾,精神情緒不遂,以及藥物因素等。據報導對無症狀 HBsAg 帶原者的肝組織損傷程度,並不全是病毒直接的結果,而是宿主對病毒免疫應答所致。形

---

⑪ 牛義貴,〈自製「B 肝散」治療 B 肝 106 例報告〉,《黑龍江中醫藥》,1998, (1):15。

成的病毒攜帶狀態，乃由於機體免疫功能不全或嬰幼兒期感染後發生部分免疫耐受性降低所致。對 B 肝的治療，目前主要從抑制肝炎病毒和調整免疫功能兩個方面著手，即總的治則為扶正與祛邪。祛邪即祛除濕熱病邪，適用於急性發展期；扶正即調補臟腑氣血功能，多適用於慢性恢復期。本方乃祛邪扶正並用，以清熱解毒，補氣活血為主，有鼓舞陽氣，調節免疫功能，抑制 B 肝病毒，扶正固本的功用，經臨床證實，本方對 B 肝的降酶作用及 HBsAg 的轉陰尤為適宜，據現代藥理研究，補益藥對非特異性及特異性免疫功能均有增強作用。黃耆、五加皮、黨參、白朮、山藥、生地有誘生干擾素及促進抗體形成的作用；虎杖、板藍根、苦金盆、山慈菇、茵陳、土茯苓、甘草、滑石有清熱利濕抗病毒，抑制 HBsAg 的作用；丹參、鬱金、莪朮活血祛瘀，促進肝細胞再生，調整免疫功能；生山楂、雞內金，消食化積助運，促進肝細胞修復；白花蛇舌草、半枝蓮對 HBsAg 有較強的抑制作用，且可增強吞噬細胞活力，提高機體的非特異性免疫功能。綜觀全方，乃清熱解毒、扶正祛邪之法，通過抑制病毒，扶助正氣，增強機體免疫功能，以達治癒疾病之目的。

87.（劉氏）健脾益肝湯 ⑫

【藥物組成】黨參 15g，黃耆 30 ～ 60g，當歸 10g，白朮 15g，枳殼 10g，白花蛇舌草 50g，虎杖 30g，柴胡 12g，山藥 15g，金銀花 30g，板藍根 30 ～ 60g，白芍 10g，丹參 15g。

【加減變化】肝脾腫大，或舌質紫暗或有瘀斑、瘀點，脈澀等，加用鱉甲、三棱、莪朮；肝區疼痛明顯者加延胡索、川楝子；腰膝酸軟者加枸杞子、山萸肉；泄瀉者加炒薏苡仁；噁心、嘔吐者加薑竹茹、半夏；黃疸症狀明顯，或轉氨酶升高，舌質紅、苔黃厚者，加茵陳、梔子、大黃；轉氨酶升高，舌質淡胖、苔白者加五味子；大便乾燥者加大黃；失

---

⑫ 劉慧等，〈健脾益肝湯加減治療慢性 B 型肝炎 100 例〉，《北京中醫藥大學學報》，1998，(1)：63。

眠者加炒棗仁。

【功效】疏肝、健脾、補腎，清熱解毒，活血化瘀。

【適應症】慢性 B 型肝炎。

【用藥方法】每日一劑，水煎服，早晚各一次。1 個月為一療程，總療程 3 個月。

【臨床療效】治療 100 例，臨床基本治癒 39 例，顯效 30 例，好轉 26 例，無效 5 例。總有效率 95%。

【經驗體會】中醫學認為本病基本病機是肝鬱氣滯，脾失健運，毒熱邪氣耗傷正氣陰血，久則濕熱邪毒蘊結，氣滯血瘀，氣血失調，肝脾腎虧損。因此，治療時以扶助正氣、提高機體免疫力為原則，應用疏肝、健脾、補腎法扶助正氣，使用清熱解毒、活血化瘀法祛除毒熱、濕邪、瘀血。筆者在組方中選用生黃耆、當歸等藥物以扶助正氣，提高機體的抗病能力。祛邪為輔助療法，與扶正相輔相成，使邪氣得以驅除。B 型肝炎患者臨床所表現的一系列濕熱之象，是毒熱邪氣蘊結肝脾，留伏氣血，日久難除，導致 B 型肝炎慢性化傾向。因此，在扶正的基礎上，疏肝健脾，清熱解毒，使濕熱毒邪無所生存。方中選用虎杖等清熱解毒之品，旨在提高機體免疫能力，控制病毒的複製。

慢性 B 型肝炎病程遷延，纏綿難癒，因此在治療時一般不應少於三個療程。本組臨床基本治癒的病例中，全部服藥超過三個療程，而無效、好轉的病例中半數以上沒有堅持用藥。但用藥時間較長時，應注意顧護脾胃，用藥平和，慎用大苦大寒，以防損脾傷胃。

慢性 B 型肝炎病程長，氣滯血虧，久病入絡，病人均有不同程度的氣滯血瘀情況。因此，筆者在組方中選用丹參，對於肝脾腫大的病人，與鱉甲、三棱、莪朮、黃耆合用確有改善肝脾微循環，減輕或消除肝脾腫大的功效。

88. （邵氏）復肝湯 ⑬

【藥物組成】黃耆 30g，白朮 15g，土茯苓 30g，虎杖 30g，佩蘭 12g，蜀羊泉 30g，夏枯草 30g，公英 30g，寄生 15g，炒山藥 15g，杞子 15g。

【加減變化】胸脅脹痛，脘腹脹滿，舌質淡紅，苔薄白，脈弦細，屬肝鬱脾虛者加柴胡、青皮、鬱金、黨參、佛手；胸脅脹痛，痛有定處，脅下痞塊或肝掌、蜘蛛痣，舌暗紅或有瘀斑，脈細弦，屬氣滯血瘀者加丹參、地鱉蟲、山甲、鱉甲、三棱、白朮；頭昏失眠多夢者加夜交藤；頭重身困，納呆，口苦泛嘔，便秘者加大黃、山梔、金錢草、茵陳。

【功效】健脾養肝益腎，清熱利濕和血。

【適應症】慢性 B 型肝炎。

【用藥方法】上述藥物水煎內服，每天一劑，3 個月為一個療程。

【臨床療效】治療 80 例，其中治癒（症狀消失，肝脾大小恢復正常，無叩擊痛，肝功能恢復正常，停藥半年無復發，HBsAg 轉陰）40 例，占 50%；好轉（症狀消失，肝脾回縮，肝功能恢復正常，部分停藥半年內可能 ALT 有輕度波動，HBsAg 未轉陰）30 例，占 37%；無效（症狀、體徵未改善或有所改善，肝功能未見明顯改善，HBsAg 仍陽性）10 例，占 13%。總有效率 87%。治療前 HBsAg 陽性數 64 例，治療後轉陰數 31 例。轉陰率達 49%。

【經驗體會】慢性 B 型病毒性肝炎屬中醫黃疸、肋痛等病證的範疇。中醫認為，本病多由濕熱疫毒等病邪侵襲人體，久居肝絡，蘊結不解，日久導致肝脾腎等臟腑及陰陽、氣血的失調和虛損所致，病機多屬正虛邪戀，虛實錯雜。因此，在治療上針對病變過程中正邪雙方的消長變化情況以及結合臨床辨證分型的特點，進行扶正與祛邪的辨證結合治療。基於上述原則，本方對 80 例慢 B 肝患者採用了自擬「復肝湯」治療，本

---

⑱ 邵世芳等，〈復肝湯治療慢性 B 型肝炎 80 例臨床觀察〉，《河南中醫藥學刊》，1998，(2)：45。

方選用黃耆、白朮、寄生、山藥等健脾養肝益腎以培本扶正；虎杖、公英、佩蘭、土茯苓、夏枯草、蜀羊泉等清熱利濕和血以祛邪解毒。諸藥配合，具有較強的補益臟腑、平衡陰陽、調理氣血以及祛邪解毒的功能，對證屬正虛邪戀、虛實錯雜的慢性 B 型肝炎有較好的作用。根據現代醫學有關藥理資料報導，黃耆、白朮、寄生、山藥等藥物，具有較強的調節人體免疫機能作用，能增強機體的抗病毒能力，改善肝臟功能，促進肝組織細胞的修復；虎杖、公英、蜀羊泉、夏枯草、土茯苓、佩蘭等藥物具有抗肝炎病毒，保護肝細胞，促進肝細胞修復，減輕肝損傷，抑制肝炎病毒複製和降低穀丙轉氨酶的活性。

89.（易氏）清肝解毒湯 ⓲

【藥物組成】蛇舌草、黃耆各 30g，貫眾、板藍根、生地、銀花各 20g，虎杖、黃精、枸杞各 15g，三七（沖）10g。

【加減變化】脅痛明顯加金鈴子、香附各 15g；納差加焦三仙各 15g；失眠多夢加棗仁 20g。

【功效】清熱解毒，健脾益腎，活血化瘀。

【適應症】B 型肝炎。

【用藥方法】每日一劑，分早晚服，連服 3 個月。以上為成人劑量，15 歲以下幼兒童酌減劑量。

【臨床療效】治療 B 型肝炎 40 例，其中治癒（症狀全部消失，三陽轉陰）30 例，占 75%；有效（症狀基本消失，三陽一項或兩項轉陰）7 例，占 18%；無效（三陽全部存在，症狀無改變）3 例，占 7%。治癒率為75%，總有效率為93%。

【經驗體會】中醫認為慢性 B 肝是以濕毒、熱、瘀為其病因，累及肝、脾、腎三臟而致虛損的複雜病理過程。通過臨床觀察，HBV 的複製活躍程度與濕熱疫毒的輕重有緊密的聯繫，即 HBV 複製活躍，濕熱疫毒

⓲ 易綿中，〈自擬清肝解毒湯治療 B 型肝炎 40 例〉，《四川中醫》，1998, (2): 20。

程度愈重，因而清除濕熱疫毒是治療慢性B肝的重要措施。因此，方中重用清熱解毒的蛇舌草、貫眾、板藍根、虎杖、銀花等藥，據藥理報導，蛇舌草等藥均有較強的抑制HBV的作用；久病疏瀉無權，脾失健運，繼而傷腎，故方中輔以健脾益腎的黃耆、枸杞、黃精、生地等藥；肝病日久，氣滯血瘀，故選活血化瘀較強的三七、虎杖等藥，以增加肝血流量，減少病變部位缺血，加速炎症的消散和病灶修復。諸藥共用，相得益彰，從而達到治癒慢性B肝的目的。

90.祛濕瀉毒湯 ⑮

【藥物組成】茵陳蒿、雞骨草、田基黃、車前子、薏仁、茯苓各12～15g，生山梔、生大黃、黃芩、黃蘗、木通、澤瀉各9～12g，鬱金、柴胡、琥珀各6～9g，甘草3～6g。

【加減變化】濕熱蘊蒸型及肝鬱脾虛型之脾胃氣虛不嚴重者，可逕投祛濕瀉毒主方，根據濕、熱、毒之偏盛而調整祛濕、清熱、瀉毒之品在方中比重，或選用白茅根、土茯苓、虎杖、板藍根、半邊蓮、白花蛇舌草等品；脅痛較劇重用柴胡、鬱金或選加白芍、川楝子、延胡；脘悶滿甚選加木香、枳殼、厚朴；黃疸深而消退慢且鬱膽者重用柴胡、鬱金，選加金錢草、龍膽草、薑黃；苔膩便溏選加法夏、藿香、佩蘭、扁豆；脅肋久痛有腫塊者選加烏梅、龜板、鱉甲、山楂、白蒺藜、青皮、紅花、丹參；腫硬刺痛選加公英、貫眾、穿山甲、莪朮、五靈脂、土鱉蟲；脾虛為主宜先用「歸芍六君子湯」去法半夏；加砂仁、黃耆、山藥、五味子、黃精等調治法後再用主方，或與主方交替運用；氣虛（滯）血瘀為甚宜先以「桃紅四物湯」去地黃，加赤芍、丹皮、丹參、香附、澤蘭、山楂、益母草、黃耆、黃精等調理；蜘蛛痣者加雞血藤、龍眼肉；口苦苔少明顯或陰虛盜汗選加沙參、麥冬、阿膠、首烏、生地黃、女貞子、烏梅、地骨皮；腹水尿少選加肉蓯蓉、茯苓皮、補骨脂、葶藶子。

⑮ 曹務江，〈祛濕瀉毒法為主治療B型肝炎67例〉，《四川中醫》，1998, (2): 19。

【功效】清熱利濕解毒。

【適應症】B 型肝炎。

【用藥方法】日一劑，水煎分二～三次服，七～十四劑為一療程，一般需二～五療程。

【臨床療效】治療 67 例中，顯效（自覺症狀消失，肝脾恢復正常，實驗室檢查無異常）45 例，占 67.16%；有效（主要症狀消失或減輕，肝脾回縮或穩定，實驗室檢查主要指標正常或輕微異常）18 例，占26.87%；無效（症狀、體徵、實驗室檢查均無好轉，或病情惡化轉院，或改用其他療法治療者）4 例，占 5.9%。總有效率為 94.03%。療程最短 9 天，最長 96 天，平均 37 天。

【經驗體會】筆者認為，B 型肝炎的中醫藥治療不能脫離辨證施治的原則，必須在辨證的基礎上運用側重或專注於 B 型肝炎病與證的治法方藥，才能取得切實可靠的療效，捨此別無捷徑。祛濕瀉毒主方，係筆者總結前人治療黃疸、脅痛諸證選方用藥經驗，借鑒現代研究 B 型肝炎發病機理及其相應對策，初步總結出的在辨證指導下治療 B 型肝炎頑症的有效方藥。本方取「茵陳蒿湯」清涼化瀉熱濕毒邪為第一要方；用前仁（車前子）、薏仁、茯苓、木通、田基黃、黃芩、黃蘗以助清化瀉毒之力，開熱毒化解之路；再添柴胡、鬱金、琥珀、甘草共收引經導藥，協調破堅之功。方中所選之品為現代醫藥學研究證實具有抗 B 肝病毒、調節免疫或促進肝臟組織修復、改善肝功能等作用。臨床運用中，在便通熱退、舌苔漸化之際當酌減苦寒清利之劑，宜加用健脾益氣之品，以防中陽受損致生變證；雖作為治療 B 型肝炎主方，但辨證須準確，治法宜適時，方藥貴變通。此外，長期肝病產生嚴重精神負擔，為醫者尚應注意做耐心思想工作，幫助消除患者顧慮，解除某些主觀痛苦，對促進機體平衡，提高臨床療效大有裨益。

91.B 肝康泰散 ⑯

【藥物組成】生黃耆 30g，炒白朮 15g，茯苓 20g，丹參 15g，赤芍 15g，澤蘭 15g，白花蛇舌草 30g，柴胡 10g，當歸 10g，甘草 6g。

【功效】清熱利濕，益氣養陰，解毒化瘀。

【適應症】慢性 Ｂ 型肝炎。

【用藥方法】將上藥物碾碎，過 100 目篩，每包 9g，每次一包，1 日三次，飯後沖服。3 個月為一療程。

【臨床療效】治療慢性 Ｂ 型肝炎 68 例，臨床基本痊癒（諸證消失，肝臟腫大穩定無變化或回縮，肝區無壓痛及叩痛，肝功能恢復正常，病毒複製指標轉陰而 HBsAg 仍可陽性，以上各項穩定 6 ～ 12 個月者）15 例，占 22.06%；顯效（主次證消失占 50% 以上，肝臟腫大穩定無變化或回縮，肝區無壓痛或叩痛，病毒複製指標有一項轉陰）28 例，占 41.18%；好轉（主次證消失占 50% 以上，肝臟腫大穩定無變化或回縮，肝區無壓痛及叩痛，肝功能較原檢查值下降 50% 以上，病毒複製指標有所下降）16 例，占 23.53%；無效（未達到上述標準者）9 例，占 13.23%。總有效率為 86.77%。服用一療程者 33 例，兩個療程者 18 例，三個療程者 17 例。HBsAg 轉陰 13 例，占 19.12%；HBeAg 轉陰 7 例，占 16.28%。濕熱中阻型有效 8 例，占 72.72%；肝鬱脾虛型有效率 26 例，占 66.67%；瘀血阻絡型有效 6 例，占 85.71%；肝腎陰虛型有效 7 例，占 87.50%；脾腎陽虛型無 1 例有效。

【經驗體會】慢性 Ｂ 型肝炎是由 Ｂ 肝病毒引起的一種慢性進行性、損害程度嚴重的疾病。現代醫學研究發現，大多數 Ｂ 肝患者體液免疫亢進而細胞免疫功能低下。根據本病的臨床表現，用中醫理論分析，其病機以肝脾不調，濕、熱、痰、瘀互結，導致肝鬱脾虛腎虧，氣陰兩虧，正虛邪實。自擬「Ｂ 肝康泰散」，清熱利濕，益氣養陰，解毒化瘀，調肝

---

⑩ 劉冠軍等，〈Ｂ肝康泰散治療慢性 Ｂ 型肝炎 68 例〉，《山西中醫》，1998，(2)：14。

理脾。現代藥理證明，黃耆能增強免疫功能的穩定性，提高網狀內皮細胞吞噬作用，又能促進機體產生干擾素；白花蛇舌草消炎，並抑制體液免疫；丹參能擴張外周血管，降低門靜脈壓力，改善肝內血液循環。

92. 肝復方 ⑪

【藥物組成】人參、白朮、茯苓、陳皮、法半夏、砂仁、枸杞、蚤休、柴胡、白芍、淮山、半枝蓮、大黃、鱉甲、甘草。

【功效】疏肝健脾，化瘀軟堅，清熱解毒。

【適應症】慢性 B 型病毒性肝炎。

【用藥方法】每日一劑，水煎分二次服，連服 12 週。同時應用干擾素 100 萬 u 肌注，每日一次，4 週後，改為隔日一次，連服 12 週為一療程。

【臨床療效】治療 60 例中，顯效（症狀消失，肝脾腫大者恢復正常或明顯回縮，肝功能檢查恢復正常，HBsAg、HBeAg 轉陰，保持半年以上）39 例，占 65%；有效（主要症狀消失，肝脾腫大無變化或回縮，肝功能檢查恢復正常或輕度異常，但 HBsAg 未轉陰）17 例，占 28.3%；無效（主要症狀未好轉，肝功能無改善）4 例，占 6.7%。總有效率為 93.3%。

【經驗體會】近年來，對慢性 B 型病毒性肝炎治療方法的報導較多，現代醫學多採用干擾素治療，干擾素是一種廣譜抗病毒藥，主要是通過細胞表面受體作用使細胞產生抗病毒蛋白，從而抑制 B 肝病毒的複製，但單獨應用其副反應較多，如發熱、乏力、周身不適等，且其治療效果亦只在 30% 左右。「肝復方」是潘敏求主任醫師治療肝病有效經驗方。臨床和實驗證明，該方具有疏肝健脾、化瘀軟堅、清熱解毒的作用。運用「肝復方」為主加干擾素治療慢性 B 型病毒性肝炎，不僅可以增效增敏，同時能明顯減低應用干擾素所產生的一系列副反應，改善臨床症狀，

---

⑪ 吳玉華等，〈肝復方為主治療慢性 B 型病毒性肝炎 60 例臨床觀察〉，《湖南中醫雜誌》，1998，(2)：15。

促進肝功能的恢復，提高 HBV 轉陰率。

93.（陳氏）癒肝湯 ⑩

【藥物組成】黃耆 15 ～ 60g，柴胡 9 ～ 15g，淮山 15 ～ 30g，大黃 6 ～ 10g，山豆根 6 ～ 15g，板藍根 15 ～ 40g，丹參 30 ～ 50g，赤芍 30 ～ 60g，仙靈脾 10 ～ 15g，雞內金 10 ～ 15g，青皮 10 ～ 15g，土茯苓 20 ～ 50g，烏梅 10 ～ 15g。

【功效】清熱解毒，理氣活血，健脾益氣。

【適應症】慢性活動性 B 型肝炎。

【用藥方法】每日一劑，水煎二次溫服。

【臨床療效】治療 100 例中，治癒（臨床症狀消失，肝功能恢復正常，HBsAg、HBeAg 轉陰）75 例；好轉（臨床主要症狀及體徵基本消失，肝功能檢查轉氨酶、麝香草酚濁度試驗下降 50% 以上）18 例；無效（臨床症狀及肝功能檢查無明顯變化）7 例。治療前 HBsAg 陽性 60 例，治後轉陰 40 例，轉陰率 66.7%；治療前 HBeAg 陽性 64 例，治後轉陰 40 例，轉陰率為 62.5%。

【經驗體會】慢性活動性 B 型肝炎證似濕熱，但與一般濕熱不同，患者受疫毒之邪長期慢性損害，其臨床症狀錯綜複雜，歸納起來不外兩個方面的變化，一是失調性的變化，二是虛損性的變化。失調性變化最主要的是氣血失調，初期肝鬱氣滯，中期肝鬱血滯，後期氣滯血瘀；虛損性的變化為濕邪傷陽傷氣，熱邪傷陰耗血，所以慢性活動性 B 型肝炎的病機演變基本是毒邪內伏血分，造成氣血失調和陰陽虧損，這三者往往密切相關。「癒肝湯」具有清熱解毒、理氣活血、健脾益氣、扶正祛邪的功效，切中病機，故能收到滿意效果。

---

⑩　陳新元，〈癒肝湯治療慢性活動性 B 型肝炎 100 例〉，《湖南中醫雜誌》，1998，(2): 45。

94.扶正制毒湯 ⑩

【藥物組成】生黃耆、虎杖、敗醬草各 30g，女貞子、仙靈脾、白朮、豬苓、茯苓、山楂、貫眾各 20g，龍膽草、黃蘗、五味子、生大黃各 10g，肉桂、升麻各 5g，柴胡 15g，丹參 25g。

【加減變化】若肝脾腫大，加鱉甲、穿山甲各 10g；脅痛甚者，加炙延胡、製香附、金鈴子各 15g；五心煩熱、口乾、苔少者，加知母 20g，紫草 25g；大便溏薄者去大黃；有出血傾向者，加小薊、紫草各 20g，田七粉 5g（吞服）；有自汗盜汗者，加煅龍骨、牡蠣各 30g，麻黃根 10g；有肝硬變腹水者，加澤蘭、車前子、澤瀉各 30g。

【功效】清熱解毒利濕，疏肝解鬱，活血涼血，益氣養陰，健脾溫腎。

【適應症】慢性 B 型肝炎。

【用藥方法】日一劑，水煎分二次溫服。

【臨床療效】治療慢性 B 型肝炎 78 例，其中臨床基本治癒（主次症狀消失，肝脾腫大穩定無變動或回縮，肝功檢查正常，病毒複製指標陰轉，而且 HBsAg 仍可轉為陽性，隨訪 6～12 個月以上保持穩定）38 例；顯效（主次症狀消失占半數以上，或好轉占 2/3 以上，肝脾腫大穩定無變動或回縮，肝區無壓痛或叩痛，肝功能檢查正常或輕微異常，TTT≤8 莫氏單位，ALT≤37.51u）20 例；好轉（主次症狀與體徵消失 1/3 以上，或好轉占半數以上，肝腫大穩定無變動或回縮，肝區無壓痛或叩痛，肝功能檢查較原檢查值下降 50% 以上，HBsAg 滴度下降或仍可陽性，病毒複製指標有所下降）16 例；無效（各項療效判定標準無明顯變化）4 例。總有效率為 94.87%。

【經驗體會】B 型肝炎為常見病，得病後纏綿難癒。其病因和發病

---

⑩ 章雲發，〈扶正制毒湯治療慢性 B 型肝炎 78 例〉，《中醫函授通訊》，1998, (3)：20。

機理，病情進展與向癒，按中醫理論也不外乎內、外因兩方面：內因可包括遺傳影響、素質條件、精神因素等，而濕熱疫毒之邪侵入傳染屬外因。內外合邪，B肝可生。內因是變化的根據，外因通過內因而起作用，而正氣的強弱與免疫功能正常與否是B肝發生的根本。正氣虛，免疫功能低下不能袪邪外出，故濕熱疫毒之邪隱伏肝臟，正虛邪戀，而致病情遷延難癒，氣滯痰瘀結滯，形成本虛標實，治療當以扶正袪邪，進行雙向調節，筆者據此自擬「扶正制毒湯」，方中以黃蘗、貫眾、敗醬草、龍膽草、豬苓、茯苓、生軍清熱解毒，健脾利濕化濁，通利二便，使濕邪從二便而出；柴胡、升麻、山楂、丹參、虎杖疏肝解鬱，活血涼血，化瘀散結；升麻、柴胡相伍還能升其清，降其濕濁。藥理研究，以上藥物還能抑制病人肝功能、穀丙轉氨酶及濁度、黃疸指數升高，改善肝內微循環，防止纖維化，促進肝細胞再生。黃耆、白朮、仙靈脾、肉桂、女貞子、五味子益氣陰，健脾溫腎，其中肉桂還有通陽化氣作用，使濕邪得以溫藥和之，藥理研究證明有誘導干擾素產生，促進T淋巴細胞轉化和抗體產生，延長抗體存在時間，防治B肝病毒在體內複製。該方組方上扶助正氣，提高免疫功能；抗病毒、解毒、排毒、化瘀利濕、抑制免疫熔一爐，故臨床上用於治療慢性B型肝炎效果良好。

95.龍剛湯 ⑫

【藥物組成】黨參、白朮、白芍、黃耆各20g，黃精、阿膠、砂仁、青黛各10g，蚤休、虎杖各30g。

【功效】健脾養肝，清熱解毒。

【適應症】B型肝炎。

【用藥方法】水煎服，日一劑。1個月為一療程。

【臨床療效】治療B型肝炎100例，其中基本治癒98例（其中一個療程者3例，兩個療程者80例，三個療程者15例），無效2例。總有效

---

⑫ 張雲龍，〈龍剛湯治療B型肝炎100例〉，《陝西中醫》，1998，(3)：98。

率 98%。

【經驗體會】中醫認為，脾主四肢肌肉、主運化，為後天之本，肝藏血賴後天之源以充養，中氣不足，木克脾土，臟腑功能失調，故而疫毒蘊結於肝脾。方用黨參、白朮、白芍、黃耆、黃精、阿膠、砂仁健脾養肝為重中之重，因其有興奮垂體作用並含大量的蛋白、脂肪油、澱粉及糖分，正與現代醫學的提高機體免疫力和增強解毒功能，促進肝細胞的新生而相吻合；用蚤休、虎杖、青黛清熱解毒正是殺菌抑菌抗病毒之要。本病之所以病程長、療效差，就在於正氣虛弱，不能抵抗外邪所致。根據這一理論，在治療上應重在扶正祛邪。本組 98 例均在化驗抗-HBe陽性後治療一個療程均轉陰，15 例患者四個療程轉陰，用羊奶、雞蛋、羊肉滋補而延長療程，2 例係家庭有共同患者未能治癒。這說明肝臟病變後不能大量攝入膏粱厚味，以防增加肝臟負擔，家庭有共同患者應同時治療，以防交叉感染。

96.益氣活血清熱湯 ⓬

【藥物組成】生黃耆、生白朮、生白芍、豬苓、黃精、金銀花、蒲公英各 30g，茯苓 20g，川芎 15g，紅花 12g。

【加減變化】肝腎陰虛者加枸杞子、熟地；大便乾結者加大黃、玄參；腹脹肝痛者加佛手、香附；肝腫大者加三七粉（另吞）。

【功效】益氣健脾，清熱解毒，活血。

【適應症】B 肝 e 抗原陽性。

【用藥方法】每日一劑，水煎分二次溫服，3 個月為一療程。

【臨床療效】36 例中有 5 例 HBsAg 同時轉陰，抗-HBc 陽性；ALT 1 個月後降至正常者 23 例，2 個月後降至正常者 5 例；HBsAg 滴度有不同程度降低，降至 5 以下至正常者 20 例，降至 10～5 者 50 例。

⓬ 李國琳等，〈益氣活血清熱法治療 B 肝 e 抗原陽性 80 例〉,《陝西中醫》, 1998,
(3): 103。

【經驗體會】慢性B肝與B肝病毒帶原者關鍵在e抗原陽性轉陰至今未能突破，如何使e抗原轉陰，是一非常重要的環節。由於這類患者平素除主訴易於疲乏外，一般無其他明顯臨床表現，但從實驗室檢查證明患者仍有B肝病毒在體內繼續複製的問題。故筆者以正虛邪微，而邪雖微而綿綿難除，時時又危害加劇的特點，並從常見兼症，時有腹瀉便溏，舌質紅，苔薄膩，尿赤，心煩口乾等，認識到與中醫濕熱之邪特性相似，故而取益氣健脾以扶氣血生化之源，兼以芳香微甘寒的清熱解毒及甘淡利濕，由於久病不癒，佐以活血以利氣血通達。

本病久治不癒係與人體自身免疫功能失調、肝細胞內病毒持續複製有關，其次與免疫複合物清除不全，積聚於血液循環中，進而沉積在週身小血管基底膜及免疫調控障礙有關。故筆者處方立足於扶正祛邪，以提高人體抗B肝病毒免疫反應，使病毒感染停止，恢復免疫調節功能使自身免疫過程停止及抗肝細胞的損傷。處方源於「四君子湯」、「補氣湯」，重用黃耆、白朮、黃精、白芍以增強細胞免疫及保護肝細胞，黃耆還有促進機體產生干擾素作用，金銀花、蒲公英、豬苓、茯苓均有調節免疫反應的作用；川芎則取其改善微循環，針對久病有瘀的機制。從病情特點出發，以補清利化四者同施，補而不滯，清而不傷，活而助正，利而扶正。

本組治療e抗原轉陰率45%，療效較為穩定，復發率低，無明顯副作用。由於提高機體免疫力及調節免疫功能需較長時間，特別是取得e抗原轉陰平均要在7個月以上，大多數患者需要堅持服藥達1年以上，故貴在持之以恆，定治則治法，安心治療。

97.扶正祛毒湯 ⑫

【藥物組成】黃耆25g，黨參25g，豬苓20g，板藍根18g，苦參10g，丹參15g，白朮15g，雞內金12g，紅花12g，仙靈脾12g。

---

⑫ 何立鼇，〈扶正祛毒湯治療慢性B型肝炎96例〉，《江蘇中醫》，1998，(4)：16。

【功效】益氣健脾，活血解毒。

【適應症】慢性 B 型肝炎。

【用藥方法】每日一劑，文火水煎服，1 個月為一個療程。

【臨床療效】治療慢性 B 型肝炎 96 例，顯效 58 例，有效 30 例，無效 8 例。總有效率 90%。用藥時間最長四療程，最短一療程。肝功能療效：血清總膽紅素恢復正常 32 例，穀丙轉氨酶恢復正常 72 例，蛋白比例恢復正常 22 例，麝香草酚濁度試驗恢復正常 29 例。B 肝標誌物轉陰療效：HBsAg 52 例，HBeAg 76 例，抗–HBc 67 例；肝脾腫大恢復正常 42 例。

【經驗體會】慢性 B 型肝炎病程較長，病機複雜。肝臟因受濕、熱、瘀、毒所困，氣機受抑，久致正氣虧損，免疫及調節功能降低，B 肝病毒乘虛而入，因正氣已虛，致使病情纏綿不癒；損傷肝絡，久致脾虛血瘀；濕毒內停，濕久生痰，痰瘀互結轉化為瘀，肝脾腫大遂生。筆者根據臨床觀察，認為本病多因正虛邪戀，故治療多扶正祛邪，重視調理肝脾，且以中州為先，因而組方立足於健脾益氣，活血祛毒。同時遵仲景「見肝之病，知肝傳脾，當先實脾」之名訓，使後天之本旺盛，防病深入。結合現代醫學觀點，強調改善機體的免疫調節機能，以促進損傷肝細胞的修復及再生。根據藥理研究，適當選擇有調節免疫功能和抗 B 肝病毒的藥物，以達機體正氣旺盛，免疫功能增強，體內盡快產生抗體，以抵制 B 肝病毒的活動及複製。為此筆者採用扶正與祛邪並用，清利與補益兼施的方法。方中黃耆、豬苓含有多醣，能增強人體免疫功能，尚具有誘生干擾素作用，能促進肝細胞再生，修復損傷肝組織，降低 B 肝病人 HBsAg、HBeAg 滴度；黃耆、黨參、白朮既有增強免疫功能的效應，又能夠促進白蛋白的合成，黃耆中含有硒，黨參中含有鍺，是肝細胞再生的必需微量元素；雞內金健脾消積，增加胃腸蠕動；板藍根、苦參清熱解毒，抗病毒作用可靠；仙靈脾不但有明顯的抗病毒作用，而且能夠

擴張血管及改善微循環；活血化瘀的丹參、紅花，可抑制免疫和清除免疫複合物積聚及其損害，又能抑制淋巴吞噬細胞系統的慢性炎症反應而降低球蛋白，還能擴張血管，降低血液黏度，減少血流阻力，增加肝臟血流灌注，改善肝細胞缺氧狀態，使肝臟變軟回縮。

98.益肝活血散 ⑫

【藥物組成】丹參、薏苡仁、紫河車、鱉甲、虎杖各 50g，柴胡、三七、紅花、炮穿山甲各 30g，蠐螬、蛀蝓、冬蟲夏草、人參、大黃、膽礬、針砂各 20g。

【加減變化】腎陰不足者配「六味地黃丸」；腎陽虛衰者配「金匱腎氣丸」；脾虛者配「四君子湯」；肝氣鬱滯者配「逍遙散」；濕熱甚者配「三仁湯」。

【功效】清熱解毒，活血化瘀，補益肝腎。

【適應症】慢性 B 型肝炎、早期肝硬化。

【用藥方法】每日三次，每次服散劑 6g（可隨病情增減）。5 個月為一療程，均不服西藥。一個療程之後，進行各項指標複查及臨床體徵的查詢。

【臨床療效】87 例患者中，B 肝病毒 HBsAg 轉陰率為 28.5%，HBeAg 轉陰率為 62%。顯效（自覺症狀消失，肝脾腫大縮小，無叩擊痛，無壓痛，肝功能檢查正常，HBsAg 和 HBeAg 轉陰）37%；有效（主要症狀消失，肝脾腫大穩定不變，無壓痛，無叩擊痛，ALT 或 AST 或 TTT 和總膽紅素單項或二項未恢復正常，但不超過正常值的一倍）54%；無效（未達到有效標準者）9%。

【經驗體會】「益肝活血散」是根據已故名老中醫王祝三先生的臨床經驗，結合筆者多年臨床體會而總結出的有效驗方。從上述臨床觀察來看，「益肝活血散」治療慢性 B 型肝炎、早期肝硬化等確有良效，總有效

---

⑫ 翟慕東，〈益肝活血散治療肝炎並肝硬化 87 例〉，《四川中醫》，1998, (5): 20。

率達到 90%。它體現的是「肝病治血」的精神。因為肝主藏血，肝主疏瀉，一為疏通情志，一為疏通脾胃。外來致病毒邪侵犯肝臟，必傷血分，疏瀉功能受到影響，鬱而不瀉，必然會導致鬱火內生；氣鬱血熱，久而生瘀，必然導致瘀血作祟。慢性 B 型肝炎病程較長，而且症狀複雜，它的發病往往呈現了虛實夾雜的狀態。但是，從整個發病機理來看，也不外乎是肝腎陰虧、瘀血內停、濕毒血熱幾個主要方面。「益肝活血散」的組方立意，正是針對這幾個主要病機而設。肝血不足，肝腎陰虧，患者的 HBsAg 測定呈陽性，但滴度不一定很高，而麝濁、麝絮一般較高，它的主要臨床表現是：神倦乏力、心悸氣短、納少腹脹、腰膝酸軟，其治療應立足於扶正（調整和增強全身抗病能力）以驅邪（消除致病因素），方中用人參、紫河車、冬蟲夏草、三七等，正是體現了這一點，它可以促進自身抗體的出現，可以更有效地清除致病毒素。B 肝病人以肝鬱氣滯表現為多見，氣為血之率，氣行則血行，氣滯則血瘀。B 肝在中後期，往往已進入早期肝硬化的階段。瘀血表現逐漸明顯，營氣痹窒，脈絡瘀阻。患者表現面色晦滯，肌膚乾燥，脘腹悶脹，消瘦乏力，脅肋刺痛，肝脾腫大，伴見血縷、蟹爪紋，婦女可見月經量少或閉經，男子可見遺精或陽痿、早瀉。治療應當活血化瘀。「益肝活血散」方用蟅蟲、蛞蝓、炮穿山甲、三七、大黃、丹參，正是針對這一病機而設，它可以有效地改善肝臟的血液循環。病毒入肝，邪熱伏濕逗留血分，氣血失於疏達，往往鬱滯化熱。此類病人不但 HBsAg 呈陽性，而且滴度一般較高，穀丙轉氨酶往往也升高。主要臨床表現是：腹脹、食少、口乾、口苦、噁心、心煩、容易爆火、舌紅苔黃、便溏不爽、小便黃少等。治療應當清肝祛濕。方中用柴胡、人參、鱉甲、虎杖、大黃、薏仁，正是針對上述情況而用藥。必須指出，對 B 肝表面抗原長期持續陽性者，過去多單純用清熱解毒法為主治療，效果不理想。有的病例可暫時轉陰，但不久又復轉為陽性。原因則在於沒有扶正氣，即調肝氣，養肝血，健脾土，因而導

致免疫機制不強，HBsAg 陽性複製的死灰復燃。因此，一定要驅邪與扶正並用，益肝活血散正是體現了這一精神。

99.柴胡活血解毒湯 ❷

【藥物組成】醋柴胡 10g，茵陳 20g，山梔、川朴、當歸、川芎各 10g，丹參 20g，參三七粉（沖）3g，製大黃、製附片（先煎）、桂枝、甘草各 10g，白花蛇舌草 20g。

【加減變化】有黃疸者加蒼朮 10g，田基黃 20g，苦參 10g，澤瀉 10g，車前子（包煎）10g；嘔吐者加法半夏 10g，砂仁（後下）5g，黃連 2g，淡吳茱萸 2g，竹茹 10g；腹脹者加枳殼、鬱金各 10g，乾薑 3g，製香附 10g；腹瀉者加廣木香 10g，白頭翁 10g，敗醬草 20g，五味子 10g；乏力者加黃耆 20g，白朮 10g，黃精、杞子各 15g；心煩失眠加玄參 20g，生地 15g，蓮子芯 5g，製首烏 10g；脅痛加五靈脂、延胡索各 10g，赤芍 15g，紅花 10g；齒衄或出血者加大小薊各 20g，蒲黃（包煎）、仙鶴草、側柏葉各 10g；面色晦滯或黧黑者加女貞子、桑寄生各 15g，杜仲 10g，紫草 20g，補骨脂 15g；肝脾腫大者加炮山甲、桃仁、地鱉蟲、鱉甲各 10g。

【功效】清熱除濕，祛瘀化毒，理脾調肝。

【適應症】慢性 B 型肝炎。

【用藥方法】上方每日一劑，水煎分服，兒童酌減。

【臨床療效】治療 106 例，其中顯效（主要症狀消失，肝脾腫大回縮或穩定，且無叩、壓痛，肝功能恢復正常）52 例；有效（症狀明顯好轉，肝脾腫大穩定，肝功能恢復超過原異常的半數以上）44 例；無效（症狀、體徵及肝功能等均無好轉）10 例。總有效率 90.57%。

【經驗體會】慢性 B 型肝炎常由急性轉化而來，多因體內免疫功能

❷ 田仲成，〈柴胡活血解毒湯治療慢性 B 型肝炎觀察〉，《實用中醫藥雜誌》，1998，(6)：33。

低下，免疫調節功能失調，病毒基因變異逃脫人體正常免疫，不能有效地清除病毒，致使 HBV 在體內持續複製，使病情發展。中醫認為：本病乃濕熱邪毒鬱滯體內，邪伏傷正，正氣不足，損陰傷陽，氣滯血瘀，瘀血阻絡，進而可演變為癥積和臌脹。治療應抓住病機特點，予清熱除濕、袪瘀化毒、理脾調肝、扶正袪邪之法。筆者所擬「柴胡活血解毒湯」，用柴胡疏肝解鬱，調氣袪邪，三七、丹參、當歸等養血和血，化瘀除積，川朴運脾除濕，製大黃清熱解毒，甘草甘緩益氣補中，茵陳、山梔、白花蛇舌草利濕清熱解毒，製附片、桂枝溫經通陽透絡，消除伏邪陰邪，鼓舞氣血。上藥相伍共奏清熱除濕、活血解毒、調肝理脾、扶正袪邪之功，從而使氣暢血運，肝脾協調，邪毒清解，療效顯著。

通過臨床觀察，「柴胡活血解毒湯」對修復炎性損傷的肝細胞和增強免疫抗病毒作用，對改善患者自覺症狀、促進肝脾回縮、穩定肝功能都具有一定的作用，對 HBeAg 的轉陰率、HBV-DNA 的轉陰率以及抗-HBe 轉陽率明顯提高。

100.活血保肝湯 ⑫⑤

【藥物組成】丹參 30g，赤芍 30g，白花蛇舌草 30g，黃耆 30g，太子參 30g，雲苓 15g，炒白朮 15g。

【功效】活血化瘀，益氣健脾。

【適應症】慢性 B 型肝炎。

【用藥方法】日一劑，水煎至 400m1，每次 200m1，日二服，3 個月為一療程。

【臨床療效】治療 69 例，臨床基本治癒 20 例，顯效 27 例，好轉 14 例，無效 8 例。總有效率 88.4%。

【經驗體會】慢性 B 型肝炎發病機理較複雜，多由機體正氣不足，

---

⑫⑤ 李春民，〈活血保肝湯治療慢性 B 型肝炎的臨床研究〉，《河南中醫藥學刊》，1999, (5): 33。

無力以抗邪，則邪毒（B 肝病毒）乘虛而入，羈留於肝，由於邪毒長期作祟，久病入絡，其病理產物瘀血阻閉肝臟，侵及脾臟，痼結難解。現代醫學對 B 肝的認識，其發病機理，既有 B 肝病毒的作用，又有體內免疫功能的失調，既有肝臟本身的損害及功能失調，又有肝外臟器的損害及功能失調。所以，在治療組方用藥上，既要以中醫理論為基礎，又要參照西醫辨病的觀點，綜合諸多因素的複雜關係，立活血化瘀、益氣健脾之治則，藥以丹參、赤芍、白花蛇舌草為主藥，活血化瘀通絡，改善微循環，抗脂質過氧化和增強網狀內皮系統吞噬功能，改善肝臟微循環，保護肝細胞，促進肝臟病變修復和肝細胞再生，起到保肝降酶，清除肝內膽汁瘀積的作用，配伍太子參、黃耆、雲苓、炒白朮以益氣健脾，旨在激發和調節免疫功能，提高機體免疫力，增強 T 細胞吞噬細胞功能，促進抗體的產生，消除抗原，有利於慢性肝炎的恢復。

101. 健脾益腎解毒湯 ⑫⑥

【藥物組成】黃耆、丹參、鬱金、女貞子、桑寄生各 15g，黨參、白朮、茯苓、虎杖各 10g，白花蛇舌草 20g，甘草 4g。

【加減變化】舌苔黃膩，口乾口苦，尿黃赤，穀丙轉氨酶明顯升高者，主方中去黃耆、黨參、女貞子，加葛根 30g，升麻 20g，蒲公英 20g，龍膽草 12g；出現黃疸者，主方中去黃耆、黨參、女貞子，加大黃 9g，赤芍 15g，茵陳 30g；血漿白蛋白明顯減少者，重用黃耆 30g，黨參 15g，另加當歸 10g；肝鬱氣滯者，加用醋柴胡、醋香附各 20g；肝脾腫大者，丹參加量至 25 ～ 30g，鬱金加至 20g，另加生牡蠣 30g（先煎）。

【功效】健脾益腎，扶正固本，清濕熱。

【適應症】慢性 B 型肝炎。

【用藥方法】每日一劑，水煎二次，各 150ml，分早晚服。

---

⑫⑥ 趙守松，〈自擬健脾益腎解毒湯加減治療慢性 B 型肝炎 83 例療效觀察〉，《安徽中醫臨床雜誌》，1999，(6): 365。

【臨床療效】治療慢性 B 型肝炎 83 例，其中顯效（症狀消失，肝脾恢復正常或回縮，肝功能正常，隨訪 6 ～ 12 個月穩定不變者）47 例；有效（症狀好轉，肝脾恢復正常或回縮，肝功能明顯好轉但未至正常，隨訪 6 ～ 12 個月穩定不變者）25 例；無效（未達到上述標準）11 例。

【經驗體會】慢性 B 型肝炎病機可概括為「濕熱覊留殘未盡，肝鬱脾腎氣血虛」，故主方中以黃耆、黨參、白朮、茯苓健脾補氣，女貞子、桑寄生補腎益氣，佐以虎杖、白花蛇舌草清熱解毒利濕，丹參、鬱金活血化瘀兼養血。諸藥配伍，共奏健脾益腎、扶正固本兼清濕熱之效。

臨床觀察表明，本病雖有共同的病理基礎，但臨床表現各有所異，有的濕熱較重，有的兼肝腎陰虛，有的血瘀症狀明顯，所以臨床既要針對共同的病理變化，又要針對每個患者特殊的臨床表現，這樣才符合中醫辨證論治的原則，方可提高療效。作者正是鑒於這一指導思想，根據每個患者的具體情況，在主方的基礎上進行加減，取得了明顯的效果，使患者的臨床症狀在短期內得到了迅速的緩解，而且 ALT、SB（血清膽紅素）也顯著下降。

102.三解湯 ⓛ

【藥物組成】白花蛇舌草、大黃、山豆根各 20g，茵陳、丹參、黃耆各 30g，黨參、柴胡、梔子、枸杞子、女貞子、當歸、桑椹子、仙靈脾各 15g，桃仁 12g，柴胡、川楝子各 20g。

【功效】清熱解毒，益氣健脾補腎，活血化瘀。

【適應症】慢性 B 型肝炎。

【用藥方法】每日一劑，水煎分二次服，30 日為一個療程，連續三個療程。同時配合發泡療法（以紫皮大蒜 2 ～ 3 瓣，去皮，搗成糊狀，取膠布，將其剪成 4×4cm² 大小，中間剪出直徑 1.0cm 大小的圓孔一個，

ⓛ 耿鈞，〈三解湯加發泡法治療慢性 B 型肝炎 84 例〉，《陝西中醫》，1999，(9)：397。

用時將圓孔對準穴位，將膠布貼牢，讓穴位皮膚顯露，將蒜糊放於圓孔上，外剪同樣大小一塊方形膠布貼上，使蒜糊貼在裏面，勿使擠出。每次取一組穴位，兩組交替。常用穴為：足三里、兩臂三角肌處、肝俞、列缺。敷藥 2～3 小時後，局部皮膚即有燒灼感，如已發泡即可除去敷藥，泡讓其自然吸收，用消毒敷料覆蓋，兩週發泡一次，三次一療程，連續兩個療程）。

【臨床療效】42 例患者經 3 個月治療後，顯效 33 例，有效 8 例，無效 1 例。總有效率 98%。

【經驗體會】濕熱結毒是 B 肝的主要病因，患者免疫功能是發病的主要病機，肝組織損傷、微循環障礙是基本病理變化。所以，治療必須解毒、補虛、化瘀三法並用。筆者自擬的「三解湯」即是針對性地解除此三大矛盾。方中茵陳清利濕熱，有顯著利膽消黃作用，消炎降酶，防止肝細胞壞死，促肝細胞再生，改善肝內微循環，利尿解毒，為治肝病良藥；白花蛇舌草、山豆根、山梔子清熱解毒，此為一解；黃耆、黨參健脾益氣；枸杞子、女貞子滋補肝腎；當歸、桑椹子養血柔肝；仙靈脾溫補脾胃，共達補虛之目的，此為二解。柴胡、川楝子疏肝解鬱，桃仁、大黃、丹參涼血活血，化瘀軟堅，此為三解。同時丹參還有改善肝功能，有降酶、降濁及降低血清膽紅素功能，回縮肝脾，改善瘀症及抗纖維作用，能改善肝血供，擴張靜脈，使門靜脈壓力下降，肝病理得到改善，同時有提高細胞免疫功能。

從現代藥理研究證實：黃耆能從土壤中吸收硒以取代硫氨酸中的硫，硒是穀胱甘過氧化物酶的活性成分，能增強機體抗癌能力，降低黃麴黴毒素誘發肝癌的發生率，硒的抗癌作用，可能與抗過氧化作用有關。枸杞、當歸都含有鍺，具有強壯、滋補、抗癌、降低血黏度、脫氫保氧作用，能使體內代謝保持良好狀態，提高人體免疫力，促進白細胞介素、干擾素等免疫活性物質生成。柴胡、山豆根含鋅較多，是許多金屬酶的

成分，參與廣泛的酶活動，可增加細胞膜的穩定性，減少細胞損傷，加速創傷癒合，對促進肝細胞再生十分重要。

103.扶正解毒散 ⓫

【藥物組成】人參、三七各 6～10g，黃耆 30～60g，淫羊藿、連翹各 1～5g，土茯苓 30g，紫草、枸杞、豬苓、丹皮各 10g，蒲公英 12g，甘草 6g。

【加減變化】濕熱內蘊者，去人參、枸杞，加貫眾、虎杖、白花蛇舌草；肝腎陰虛者，去人參，加條沙參、生地、地骨皮；肝鬱脾虛者，加白朮、川楝子、白芍；氣滯血瘀者，加赤芍、桃仁、紅花；肝脾腫大者，加三棱、莪朮、穿山甲。

【功效】益氣健補腎，清熱解毒。

【適應症】慢性 B 型肝炎。

【用藥方法】上方研細為散劑，每日三次，每次 10g，1 個月為一個療程。

【臨床療效】治療慢性 B 型肝炎 298 例，其中臨床痊癒（臨床症狀均消失，腫大肝脾回縮或穩定不變，肝功能及二對半檢查恢復正常）120例；顯效（同痊癒標準，但 1 年以內有復發者）55 例；有效（主要症狀明顯改善，腫大肝脾穩定不變，肝功能基本恢復正常，HBsAg、抗-HBc、抗-HBe 仍陽性者）98 例；無效（HBsAg、HBeAg、抗-HBc 仍陽性，肝功能不正常，症狀無改變者）25 例。總有效率 91.8%。

【經驗體會】慢性 B 型肝炎，因其濕熱蘊結，氣滯血瘀，正虛邪實，虛實挾雜，儘管臨床症狀錯綜複雜，但以辨證來分析，以肝脾腎為主，臨床症狀總是圍繞著肝脾腎或先或後的相間轉換，出現濕熱蘊結、肝鬱脾虛、肝腎陰虛、脾腎陽虛、氣滯血瘀、濕阻等證候群。綜上所述，不

⓫ 耿彩雲，〈扶正解毒散治療慢性 B 型肝炎 298 例〉，《陝西中醫》，1999, (11): 148。

外虛實兩大類，而治療慢性Ｂ型肝炎的關鍵是清熱解毒，這只是達到了祛邪解毒的一方面，根據中醫「扶正祛邪」的理論，結合本病病程長的特點，必須扶助正氣，才能達到祛邪的目的，即正氣存內，邪不可干。按照現代醫學的理論，要治療好慢性Ｂ型肝炎，必須抓住三個環節，一是抑制病毒在肝內的複製，二是消除血液中已經存在的Ｂ肝病毒顆粒，三是消除侵入肝細胞的Ｂ肝病毒核心抗原。筆者通過長期的臨床實踐，經過反覆觀察，多次篩選藥物，總結出了「扶正解毒散」治療慢性Ｂ型肝炎，方中人參、黃耆、麥芽、淫羊藿補氣健脾消食，以壯元陽；土茯苓、連翹、公英清熱解毒利濕：三七、紫草活血止疼消腫；丹皮、首烏、枸杞滋陰涼血，補肝滋腎，清除內熱。全方攻補兼施，扶正與祛邪並重，即注意到調節人體的免疫功能，達到了抑制病毒，防止肝細胞壞死的作用。

104.益肝降毒湯 ⓬⁴

【藥物組成】黨參12g，黃耆、茯苓、薏苡仁各20g，丹參30g，敗醬草、垂盆草各15g，菟絲子、白朮、女貞子、赤芍各10g，枸杞子、柴胡各9g，甘草6g。

【加減變化】Ｂ肝患者，尿黃、口苦、舌苔黃膩者去黃耆、黨參，加茵陳、大黃、澤瀉；脅痛甚者加川楝子、延胡；肝脾腫大加鬱金、穿山甲；納差乏力者加焦三仙；轉氨酶持續增高者加半夏、五味子、梔子；患者各種臨床症狀與體徵消失，抗原仍未轉陰者加重菟絲子量至20g，巴戟天10g。

【功效】益氣健脾，清熱解毒。

【適應症】Ｂ型肝炎。

【用藥方法】每日一劑，水煎分二次服。也可以散劑或丸劑口服，每次10g，每日三次。3個月為一個療程，一個療程後未轉陰者可按服第

⓬⁴ 劉迪加，〈益肝降毒湯治療Ｂ型肝炎66例〉，《陝西中醫》，2000，(1)：11。

二療程。

【臨床療效】66 例中治癒（各種自覺症狀與體徵消失，肝功能恢復正常，抗原全部轉陰，抗–HBs 產生，隨訪 1 年無復發）25 例；好轉（症狀與體徵消失，肝功能恢復正常，HBeAg 轉陰，部分抗–HBe 生成）31 例；無效（症狀、體徵及實驗室各項檢查指標無明顯改善）10 例。總有效率為 84.8%。治療後 B 肝病毒血清學標誌改變為 HBsAg 轉陰 25 例，占 37.9%，HBeAg 轉陰 43 例，占 64.5%。

【經驗體會】B 肝的治療當循中醫的「邪之所湊，其氣必虛」、「正氣存內，邪不可干」之理論，扶正祛邪並用。「扶正」，可提高機體免疫力和抗病能力，以健脾益氣、補腎溫陽為主；「祛邪」，即清除病因，以清熱解毒、化濕祛瘀為主。據此，自擬「益肝降毒湯」，以黃耆、黨參、雲苓、白朮益氣健脾，提高免疫力功能，保護肝細胞；垂盆草、敗醬草、薏苡仁清熱利濕，解毒降轉氨酶；柴胡、丹參、赤芍疏肝解鬱，祛瘀生新，改善微循環，抑制肝纖維化改變；枸杞子、巴戟天溫補腎陽，促使抗原轉陰。全方祛邪不傷正，溫陽不傷津；共奏益氣健脾、清熱解毒之功，隨證加減，邪祛病癒。

105. 舒肝解鬱化瘀湯 ⓽

【藥物組成】茵陳 30g，丹參 24g，香附 12g，青蒿 10g，白芍 18g，鬱金 10g，板藍根 30g，虎杖 10g，雞內金 10g，大黃 10g，車前草 30g，田基黃 15g，柴胡 10g，雲苓 20g，黨參 10g，白花蛇舌草 15g。

【加減變化】嘔惡加半夏、竹茹；納差加砂仁、麥芽；腹脹加萊菔子、大腹皮。

【功效】清熱利濕解毒，疏肝解鬱，健脾益氣，活血化瘀。

【適應症】慢性 B 肝。

【用藥方法】上藥共煎取汁 600ml，早晚分服，每日一劑。4 週為一

⓽ 溫如豐，〈舒肝解鬱化瘀湯治療慢性 B 肝 86 例〉，《山西中醫》，2000, (3): 16。

療程。

【臨床療效】治療慢性 B 肝 86 例，顯效（自覺症狀消失，肝臟腫大穩定不變或縮小，無叩痛及壓痛，肝功能正常，參加一般體力勞動後病情無變化，並維持 1 年以上）48 例；有效（主要症狀消失，肝臟腫大穩定不變，且無明顯壓痛或叩痛，肝功能正常或輕微異常）28 例；無效（症狀、體徵無改善甚或惡化）10 例。總有效率為 88.4%。用藥最長六個療程，最短兩個療程。

丙氨酸氨基轉移酶恢復正常 58 例，血清總膽紅素恢復正常 27 例，白／球蛋白質比例恢復正常者 15 例。B 肝標誌轉陰情況：HBsAg 56 例，HBeAg 68 例，抗–HBc 54 例。肝脾腫大恢復正常者 39 例。

【經驗體會】慢性 B 肝當屬中醫脅痛、黃疸等病的範疇，該病病程較長，病機複雜，病因多為濕邪熱毒為患，阻滯氣機，火灼肝陰，肝失疏瀉，其氣橫逆，乘脾則脾失健運，犯胃則胃失和降，終致濕熱瘀毒蘊遏中焦，而出現肝區疼痛、脘腹脹滿、肢體困重、食慾不振、厭食油膩等肝鬱乘脾和膽熱犯胃症狀，由於肝臟受濕熱毒邪所困，肝之氣機運行受阻，致氣機不暢，免疫及調節功能降低，B 肝病毒乘虛而入，損傷正氣，使病情纏綿不癒；損傷肝絡，使氣鬱血瘀，濕毒內停，聚濕生痰，久而化瘀致肝脾腫大。據臨床觀察，病始為邪盛，久則正虛，虛實夾雜，故治療首先清熱解毒，疏肝解鬱，繼則清熱利濕，健脾益氣，佐活血化瘀。因「見肝之病，知肝傳脾，當先實脾」，故用雲苓、黨參之類健脾益氣，使後天之本旺盛，增強人體免疫機能，促進損傷肝細胞的修復及再生，從而使肝臟修復；茵陳、板藍根、虎杖、青蒿、田基黃、白花蛇舌草清熱解毒，有明顯的抗病毒作用；柴胡、白芍、香附疏肝理氣解鬱，使肝之氣機通暢，有利於肝氣的疏瀉條達；丹參、鬱金、大黃、雞內金攻積導滯，活血化瘀，擴張血管，降低血液黏度，減少血液阻力，增加肝臟血流量，改善肝細胞的缺氧狀態，使肝之瘀得以消散；黨參、茯苓

還可促進白蛋白的合成，增強免疫力，對抵抗 B 肝病毒，抑制病毒複製，防治肝硬化，促進肝病痊癒，鞏固療效，均有重要的實際意義。

106.苓朮桂附湯 ⓲

【藥物組成】白茯苓、炒白朮、薑半夏、淡竹茹、焦三仙各 15g，藿梗、砂仁各 12g，枳實、厚朴各 20g，製附片、肉桂、甘草各 6g，乾薑 3g。

【加減變化】濕重苔厚者加蒼朮、豬苓、澤瀉；口中黏膩不爽者加白蔻仁、佩蘭；脅肋疼痛者加延胡、川楝子、青皮；寒濕不重者去製附片；黃疸指數高者加茵陳、金錢草；穀丙轉氨酶高者加五味子、垂盆草。

【功效】溫補脾陽，化濕和中止嘔。

【適應症】B 型肝炎並頑固性嘔吐。

【用藥方法】以上為成人用量，兒童酌減。每日一劑。首先將藥物用冷水浸泡 30 分鐘，置火上煎煮 15 ～ 20 分鐘，濾出藥汁，再加水煎煮 15 分鐘過濾棄渣，兩次藥汁混勻，先服一半，12 小時後將另外一半加溫後服用。服中藥期間不用解痙、止吐和助消化藥物。

【臨床療效】32 例經 3 ～ 10 天治療，臨床治癒（嘔吐症狀解除，舌苔消退）21 例；好轉（嘔吐緩解，膩苔變薄，但未完全消除）9 例；無效（症狀未緩解）2 例。總有效率達 93.75%。

【經驗體會】多數學者認為，B 肝病毒 (HBV) 屬於中醫濕邪的範圍，濕為陰邪，易損陽氣；濕邪羈留體內，脾陽脾氣首受其害。脾主運化，升清降濁，得陽始運，倘濕邪困阻於脾胃，導致脾失健運，胃失和降，患者可出現嘔吐、上腹部脹滿、食慾不振、便稀、身倦沉困、苔白而滑等；濕邪阻滯，津液不能上達，則出現苔白厚膩，食而無味，口乾或苦，但不欲飲水。現代研究表明，HBV 作為一嗜肝病毒，不但可以激發免疫

⓲ 張興宏，〈溫補脾陽法治療 B 型肝炎並頑固性嘔吐 32 例〉，《湖北中醫雜誌》，2000，(3)：29。

反應損傷肝細胞，引起膽紅素的代謝障礙，還可以影響腸胃功能失調，甚至引發器質性病變。

　　明代著名醫家張介賓在《景嶽全書‧嘔吐》中指出：「因火而嘔者少，因寒而嘔者多」，認為「但補其陽，陽回則嘔必自止」。根據這一觀點，筆者選用「四君子湯」以健脾化濕，但慮黨參之壅而去之，加枳實、厚朴、砂仁以理氣燥濕，加藿梗、薑半夏、淡竹茹以和中止嘔，加焦三仙以健脾消食，加附、桂、乾薑以溫煦脾陽，運化寒濕，寒濕去則嘔吐必然消失，其餘症狀也迎刃而解。

107.B 肝解毒丸 ⑬

　　【藥物組成】茵陳、大黃、虎杖、柴胡、黃芩、板藍根、黃耆、雲苓、白朮、薏苡仁、人工牛黃、浙貝母、大白、半夏、甘草。

　　【功效】清熱解毒，化痰散結。

　　【適應症】B 型肝炎。

　　【用藥方法】上藥共為細末，煉蜜為丸，如彈子大，或製成水丸，備用。每服 6g，日三次，3 個月為一個療程，共治療二～三個療程。體質弱，免疫功能低下者，加用胸腺肽 10mg，肌肉注射，隔日一次。

　　【臨床療效】100 例患者服藥後臨床症狀、體徵均有不同程度改善，其中以乏力、納差、脅痛改善尤為明顯，好轉率在 85% 以上。治療前 HBsAg (+) 100 例，治療後 36 例，轉陰率 64%；治療前 HBeAg (+) 82 例，治療後 6 例，轉陰率 92.6%；治療前抗–HBc (+) 100 例，治療後 20 例，轉陰率 80%。

　　【經驗體會】B 肝病毒 (HBV) 代表一組嗜肝 DNA 病毒的原型，1970 年英國人 Dane 在電子顯微鏡下觀察到此種病人血清中有直徑 42nm 的雙層外殼的病毒顆粒，它由 HBV 表面蛋白構成外殼包裹內層衣殼，而內

---

⑬ 劉松林等，〈B 肝解毒丸治療 B 型肝炎 100 例臨床研究〉，《河南中醫藥學刊》，2000，(4)：41。

層衣殼則含有 HBV 基因組及 DNA 多聚酶 (DNAP) 等與病毒複製有關的成分，經非離子去污劑處理可將其病毒顆粒外殼打開，使其直徑 27nm 的核心部分裸露出來，此即為 HBcAg，經免疫電子顯微鏡及螢光技術檢查，現已確認 HBcAg 全部定位於受染的肝細胞核內，複製後釋放到肝細胞漿中，HBsAg在肝細胞漿中形成包裹，被釋放至胞漿中的 HBcAg 裝配成完整的病毒顆粒再釋放入血。而 HBeAg 則是以隱蔽形式存在於核心顆粒中的一種可溶性蛋白質，有人認為 HBeAg 則是 HBV 核心顆粒的主要構成蛋白質，由於其病毒顆粒深藏於肝細胞中，給治療帶來了很大的難度。筆者依據中醫辨證理論，結合現代醫學，以清熱解毒、扶正祛邪、化痰散結立法，配製成「B 肝解毒丸」。方中茵陳清熱祛濕，保肝解毒；大黃護肝活血，抑制肝星狀細胞增殖，降低肝纖維化及血清透明質酸酶；柴胡具有抗肝損傷，防止脂肪變及纖維增生，降低轉氨酶及利膽作用；虎杖、板藍根、人工牛黃、黃芩清熱解毒，殺滅 B 肝病毒；黃耆、白朮、雲苓、甘草扶正安內，激發體內產生抗體。B 肝患者多病程較長，痰濕內阻，肝鬱氣滯者俱多，加入薏苡仁、澤瀉、浙貝母、大白、半夏等理氣化痰祛濕之品，以疏肝解鬱，化痰散結。諸藥合用，共奏扶正祛邪、清熱解毒之效。治療中發現該方對 HBeAg 轉陰率較高，而對 HBsAg 的轉陰率不太理想。

108.複方扶正祛邪湯 ⑬

【藥物組成】黃耆 30g，白朮 15g，潞黨參 30g，薏苡仁 20g，淫羊藿 15g，女貞子 15g，生地 15g，白芍 20g，柴胡 12g，鬱金 15g，佛手 12g，丹參 15g，地鱉蟲 12g，雞內金 12g，麥芽 30g，大青葉 15g，茵陳 12g，虎杖 12g，大黃 3g，白花蛇舌草 15g，豬苓 12g，大棗 12g，當歸 15g。

---

⑬ 楊本雷，〈複方扶正祛邪湯治療慢性 B 型肝炎 30 例及其體會〉，《雲南中醫雜誌》，2000, (4): 30。

【功效】益氣健脾，滋腎柔肝，疏肝活血，清熱利濕。

【適應症】慢性B型肝炎。

【用藥方法】水煎服。3天服一劑，30天一療程，連服三～六療程。

【臨床療效】30例慢性B型肝炎患者，經三～六療程治療後，顯效（臨床自覺症狀消失，ALT測值復常，HBeAg陽轉陰）10例，占33.30%；有效（ALT及HBeAg其中一項檢測復常者）20例，占66.70%。其中HBeAg陽轉陰14例，占46.67%，ALT測值復常的共26例，占86.67%。

【經驗體會】HBV是導致慢性B型肝炎的一種特異性DNA病毒，具有生物活性，以血液、體液傳播為主要途徑，由於機體免疫調節失常，不能有效清除病毒，造成自身免疫病理反應，使得慢性肝損傷成為持續性或進行性而存在，不易根治。中醫認為，本病的病因不外內因和外因，外因為濕熱毒邪入侵，相當於感染HBV。內因乃「邪之所湊，其氣必虛」，以正氣不足為主，相當於機體免疫功能低下。B型肝炎有其獨特的病理特徵，初期濕熱毒邪入侵，致肝氣不疏，木邪克土，肝鬱脾虛，臨床症見肝區隱痛，脘痞胸悶，食少乏力，舌紅苔白。當「B肝」慢性化成為「慢遷肝」或「慢活肝」後，隨著病情的發展，後期逐漸出現肝鬱血瘀，上損及下，肝腎虛損，水濕留聚，臨床症見肝硬變、腹水、足腫、腹大、筋青、肝掌、蜘蛛痣等「水、瘀」徵象。在這一系列的病理變化中，氣虛、肝脾腎虧虛等「正虛」證候始終存在全部病程之中，其邪氣則早期以「濕熱毒邪」為主，晚期併發「瘀血水濕」，故慢性B型肝炎的病機特點可概括「正虛與邪盛並存」。根據上述B型肝炎的病因及病理變化，應確立以「扶正祛邪」為主的治則，治法則應針對性採用益氣健脾、滋腎柔肝、疏肝活血、清熱利濕，故以「複方扶正祛邪湯」治之。方中柴胡、佛手、鬱金、大黃、地鱉蟲疏肝活血；黃耆、黨參、白朮、薏苡仁、麥芽、雞內金、大棗益氣健脾；當歸、白芍、生地、女貞子、淫羊藿滋腎養血柔肝；大青葉、白花蛇舌草、茵陳、虎杖、豬苓清熱利濕，共同組

成扶正祛邪之劑。據藥理研究，黃耆、黨參、白朮、淫羊藿能增強 T 細胞功能，黃耆、淫羊藿還能誘生干擾素，鬱金、白花蛇舌草、女貞子能增強巨噬細胞功能，大黃、丹參可增強微循環，清除免疫複合物，虎杖、大黃、豬苓能破壞 HBV。由此可見，本方通過增強免疫及抗 HBV 雙重作用發揮療效。HBeAg 持續存在說明 HBV 在體內複製活躍，具有傳染性。HBeAg 在血清「二對半」中經治療後較 HBsAg 更容易轉陰，常被用作療效的評判指標，ALT 是檢測肝細胞損害程度的敏感指標，故上述兩項測值異常提示慢性 B 型肝炎肝損害，必須及時治療。

109.黃耆復肝沖劑 ⑭

【藥物組成】黃耆、茵陳、太子參、敗醬草、丹參各 30g，虎杖、貫眾、柴胡、五味子、生麥芽、山楂各 15g，山豆根 12g，陳皮、川楝子各 10g，女貞子 9g，焦白朮 12g。

【功效】益氣健脾補肝腎，清熱解毒，活血化瘀。

【適應症】慢性 B 型肝炎。

【用藥方法】按上述比例將藥置於多功能提取罐內，加入蒸餾水煎煮 1.5 小時後過濾，二次濾液合併，經薄膜濃縮器濃縮至比重 1.30 左右，再加酒精並加溫至 80℃，醇沉 24 小時，回收酒精，餾取提取液，並與適量白糖和可溶性糊精混合，經烘乾打碎後分裝，每袋 20g（相當於原生藥 80g）。每次服 40g，日服三次，分早、中、晚飯後 1 小時服用。一般民眾直接煎服即可。

【臨床療效】治療 105 例，其中基本治癒（自覺症狀消失，肝臟腫大穩定或回縮，無叩擊痛，肝功能檢查正常，HBeAg 消失而 HBsAg 仍可為陽性，並穩定 1 年以上者）55 例；好轉（主要症狀消失，肝腫大無變動，無明顯壓痛及叩擊痛，肝功能正常或輕度異常，HBeAg 水平降低，

⑭ 王心祥等，〈自製黃耆復肝沖劑治療慢性 B 型肝炎 105 例療效觀察〉，《安徽中醫臨床雜誌》，2001，(1)：16。

或轉陰 1 年之內反復者）41 例；無效（治療前後症狀、體徵、實驗室檢查無變化甚至惡化者）9 例。

【經驗體會】中醫學認為，慢性肝炎的病機是濕熱餘毒未清，正氣已虧，久病必瘀，肝腎之陰已虧。現代醫學則認為，機體的免疫功能低下和紊亂是 B 型肝炎慢性化的病理基礎，治療多採用抗病毒、調節免疫功能、修復受損肝組織的綜合治法，目前使用的抗病毒劑如干擾素、阿糖腺苷等因副作用大、不良反應多而難以推廣。筆者在選藥組方時，重視辨證與辨病相結合，傳統中醫理論與現代藥理研究相結合，首選黃耆、茵陳為主藥組方。黃耆為「補氣諸藥之最」（《本草求真》），經多年臨床觀察，並無戀邪之弊，相反還可收到扶正祛邪的目的；黃耆能增強細胞的免疫功能，誘生干擾素從而具有廣譜抗病毒作用，黃耆還可提高血清白蛋白水平。茵陳、柴胡疏肝利膽，可降低 ALT，有促進膽汁分泌的作用；山豆根、貫眾具有抗病毒作用；丹參、虎杖活血化瘀，可增加肝臟的血液供應，並有降低球蛋白的作用；白朮、茯苓、麥芽具有健脾和胃作用；女貞子滋補肝腎；五味子有降酶、保肝、降絮降濁作用。全方選藥精當，組方嚴謹，既能扶正祛邪，活血化瘀，清除餘毒而切中病機，又符合抗病毒、調節免疫、修復肝組織的現代醫學治療觀點。

110. 扶正疏瀉湯 ❶❽❺

【藥物組成】黃耆 20 ～ 40g，太子參 10g，白朮 10g，柴胡 10g，黃芩 15g，白花蛇舌草 15g，赤芍 30g。

【加減變化】便溏苔膩者加焦蒼朮、陳皮、半夏、茯苓各 10g；手足心發熱者加丹皮、地骨皮各 10g；夢遺滑精者加山萸肉 10g，煆龍牡各 15g，何首烏 15g；納呆腹脹者加雞內金、焦山楂、砂仁各 10g；齒衄、鼻衄者加三七粉 3g，旱蓮草、仙鶴草各 15g；小黃疸指數異常者加茵陳、虎杖、澤瀉各 20g；肝脾大者加山慈菇、炙鱉甲各 15g；脅痛加枳殼、香

---

❶❽❺　王京奇等，〈扶正疏瀉法治療慢性 B 肝 96 例〉，《北京中醫》，2002，(3)：154。

附、白芍各 10g；ALT、AST 異常者加五味子 15g。

【功效】健脾益腎，疏瀉化瘀。

【適應症】慢性 B 肝。

【用藥方法】上藥加水適量，文火煎服每日一劑。30 天為一個療程，一療程後複查肝功能，三個療程後複查 B 肝病毒。總療程不超過 6 個月。

【臨床療效】96 例患者臨床治癒（症狀及體徵消失，肝功能正常，HBsAg、HBeAg、抗–HBc 轉陰，1 年內無反復）21 例；顯效（症狀及體徵消失，肝功能正常，HBsAg、HBeAg、抗–HBc 一～二項轉陰）58 例；有效（主要症狀、體徵好轉，ALT、AST 比治療前下降或一度正常後又輕度上升，TTT 轉為正常或略高，HBsAg、HBeAg、抗–HBc 無明顯變化）15 例；無效（症狀及理化檢查無明顯改善或比治療前有加重）2 例。總有效率 98%。

【經驗體會】慢性 B 肝多因濕熱疫毒久羈肝脾而致病。濕性黏濁，最易阻遏氣機，使肝失疏瀉而鬱結，肝鬱日久則化火傷陰；熱為陽邪，經久不解最易傷津耗液。濕熱膠結，纏綿難祛，久則耗血劫陰，引起肝陰不足之證，肝腎同源，久病及腎，遂致肝腎陰虧，濕熱稽留，肝脾瘀血之候。況慢性肝炎常由急性病毒性肝炎轉變而來，若初病過用苦寒，可導致傷脾礙胃；或素體陰虛之人，初感濕熱之邪亦易從熱化，故慢性 B 肝的病程是一個邪侵而正虛，正虛而邪戀的過程，氣陰兩虛是本病的本質，故臨床以本虛標實的虛證多見。

從 96 例資料中分析，慢性 B 肝以青壯年為多見。臨床以頭暈乏力，失眠多夢，脅肋隱痛，腰膝酸軟，口乾舌紅，少氣懶言，肝功能異常，HBsAg 陽性為主要臨床表現，葉天士云：「養肝之體，即可柔肝之用。」「肝為剛臟，非柔潤不能調和。」因濕熱阻滯日久，久致肝鬱，肝鬱日久，必致血瘀，瘀血停於脅下則成痞塊。中醫認為本病的發生與外感濕熱疫癘之氣，惱怒傷肝，飲食勞倦，痰飲瘀血等密切相關，而正氣虧虛是發

生本病的內在因素。根據中醫「治病必求其本」及「標本兼顧」的原則，故治療宜健脾益腎以固其本，疏瀉化瘀治其標，兩方面相輔相成，缺一不可。

　　慢性肝炎絕大部分由 B 肝遷延而成，關幼波教授指出：「A 型肝炎猶如新感……而 B 型肝炎猶如伏邪，濕熱疫毒感染後很快隱伏血分，但當時並不發病。」前賢仲景云：「見肝之病，知肝傳脾，當先實脾。」疫毒之邪侵害機體，邪正相搏，損傷正氣，導致氣血虧耗。臨床常見的症狀是乏力，食慾欠佳，脘腹脹滿。邪氣日久入血損傷肝臟，導致肝區痛，舌淡，脈象細弦。故組方時選用了健脾益氣之黃耆、太子參、白朮；理氣止痛之柴胡；活血解毒之赤芍、白花蛇舌草、黃芩。又有「見肝之病，知肝傳腎，當先益腎」之說，枸杞子就是為滋補肝腎而設。慢性肝炎患者肝組織病變的修復應以促進肝細胞的再生，抑制纖維組織增生為治療方向，並根據扶正、疏瀉來遣方用藥，這是取得療效的關鍵。活血化瘀藥與扶正培本藥合理配伍，對免疫功能前者起抑制作用，後者起提高作用，從而活躍微循環，改善肝細胞供氧狀態，抗肝纖維化，扶正培本中藥促進蛋白質合成與代謝。由於 B 型肝炎病程較長，且經過多種治療方法治療，致使每個病人各有不同的臨床表現及病理特點，因此，臨床要注意辨證與辨病相結合。既要注意守方，又要注意隨證加減變通。

　　臨床觀察治癒及顯效共 79 例，有 58 例集中在春分至秋分之間，有效及無效 17 例，有 12 例集中在白露至春分之間。此種情況可能與 B 肝病毒標誌物為體內水平與節氣變化相關。白露前後肝炎發病數逐漸增加，至大寒前達到高峰，從白露到大寒天氣由漸涼到寒冷，特別是小寒至大寒之間，時至三九，是一年中最冷的時候。提示氣溫下降，特別是寒冷可能對慢肝發病有一定影響相吻合。

III.扶正癒肝方 ⑬

【藥物組成】柴胡 10g，茵陳 20g，大青葉 15g，土茯苓 15g，當歸 9g，丹參 20g，三棱 9g，莪术 9g，黨參 9g，炒白术 9g，黃耆 20g，炒白芍 15g，女貞子 20g。

【加減變化】如脾虛甚，水濕不化，則加重土茯苓的用量，並加豬苓及砂仁健脾醒胃。

【功效】清熱利濕解毒，活血化瘀，益氣健脾。

【適應症】慢性 B 型病毒性肝炎。

【用藥方法】水煎服，每日一劑，早晚分服。

【臨床療效】治療慢性 B 型病毒性肝炎 30 例，顯效（自覺症狀消失，肝脾腫大穩定不變或縮小，無壓痛，肝區無叩擊痛，肝功能恢復正常）17 例；有效（自覺症狀消失或基本消失，肝脾腫大穩定不變，無明顯壓痛，肝區無明顯叩擊痛，肝功能恢復正常或較原值下降 50% 以上者）10 例；無效（自覺症狀和肝功能無明顯改善者）3 例。總有效率 90%。

【經驗體會】現代醫學研究發現，B 肝病毒在感染人體後即與體內的 DNA 整合並發生毒株變異，從而造成人體免疫應答混亂，肝細胞變性壞死，肝功能損害，微循環障礙，進而導致肝纖維化發生甚至癌變。中醫認為，慢性 B 型肝炎的病因病機多為濕熱邪毒侵犯肝脾，以致肝鬱氣滯，脾虛濕阻，濕濁久伏則疾病遷延難癒，故慢性 B 型肝炎病勢纏綿，呈現出正虛邪實、虛實夾雜的特點。本病的治療，中醫綜合運用清解、補虛、祛瘀三法，清熱解毒是針對濕熱邪毒之因而治，可有效抑制肝炎病毒的複製及其引起的肝細胞損害，減輕肝臟的炎症反應；補虛扶正可增強正氣，提高機體的免疫功能和抗病能力，亦能促進機體對病毒的識別和清除；活血祛瘀可改善肝臟微循環，促進肝細胞的再生和防止肝纖

---

⑬ 黃彬等，〈自擬扶正癒肝方治療慢性 B 型病毒性肝炎 30 例療效觀察〉，《廣西中醫藥》，2002，(3): 5。

維化的發生發展。「扶正癒肝方」中柴胡調達肝氣，具有減輕肝臟變性壞死、阻止脂肪浸潤、抑制纖維增生和促進纖維吸收等作用，同時還能使肝細胞內的醣元及核糖核酸含量增加，使血清穀丙轉氨酶活力顯著下降；茵陳、大青葉、土茯苓清熱利濕解毒，抑制病毒；當歸、丹參、三棱、莪术養血調肝，活血祛瘀，活血化瘀藥經藥理研究已證明能改善結締組織代謝，改善微循環，增加單核巨噬細胞的系統吞噬功能，並有抗肝纖維化的作用；黨參、白术、黃耆健脾益氣，有利於免疫功能的提高，其中黃耆能增強細胞的免疫功能，誘生干擾素從而具有廣譜抗病毒作用，還可提高血清白蛋白的水平；女貞子、五味子補益肝腎，女貞子含有齊墩果酸，有降酶、護肝、轉陰作用，五味子也有護肝和降酶作用。本方重在扶正培本，可調整機體免疫和改善細胞功能並防止肝纖維化的發生和發展，具有較好的臨床運用價值。

112. （王氏）化瘀解毒湯 ❿

【藥物組成】貫眾 15g，虎杖 20g，當歸 15g，赤芍 20g，地鱉蟲 10g，白芍 20g，砂仁 20g，黃耆 30g，白术 15g，白花蛇舌草 25g，蒲公英 20g，枸杞子 20g，龜板 15g，巴戟天 15g，靈芝 20g，徐長卿 15g。

【加減變化】肝腎陰虛去巴戟天，加女貞子、黃精、沙參；肝鬱脾虛加佛手、柴胡、茯苓；脾腎陽虛去龜板，加肉蓯蓉、淫羊藿、杜仲；濕熱蘊結去龜板、巴戟天，加茵陳、梔子、黃芩；氣滯血瘀加木香、丹參、九香蟲；疼痛較劇加延胡索、川楝子；肝脾腫大加穿山甲、鱉甲；出血傾向加紫珠草、茜草；腹水或浮腫加豬苓、大腹皮。

【功效】疏肝理氣，健脾益腎，清熱解毒，活血化瘀，利濕降濁。

【適應症】慢性 B 型肝炎。

【用藥方法】每日一劑，水煎分服。1 個月為一個療程。每 1 個月複查一次肝功能，三個療程後全面複查肝功能、B 肝抗原抗體五項。治

❿　王麗英，〈化瘀解毒湯治療慢性 B 型肝炎 38 例〉，《山西中醫》，2002, (4): 20。

療期間忌食生冷辛辣，注意休息。

【臨床療效】治療慢性 B 型肝炎 38 例，痊癒（臨床症狀、體徵消失，肝功能恢復正常，HBsAg、HBeAg、抗–HBc 轉陰；或抗–HBs、抗–HBe 轉陽，隨訪 1 年無復發）8 例；顯效（主要症狀、體徵消失，肝功基本正常，HBeAg 轉陰或抗–HBc 轉陰，或抗–HBe 轉陽）11 例；有效（主要症狀、體徵明顯改善，肝功能有所改善，HBsAg 滴度下降）16 例；無效（症狀、體徵無明顯改善，肝功能反覆不正常，HBsAg、HBeAg、抗–HBc 陽性）3 例。總有效率為 92.1%。

【經驗體會】B 型肝炎屬中醫脅痛、肝鬱、黃疸等範疇。正氣不足，濕熱疫毒侵襲，致肝失疏瀉，肝病及脾，健運失調，乙癸同源，子盜母氣，腎失封藏，使人體正氣更虛，正虛邪戀貫穿疾病的始終。故治療當標本兼顧，扶正宜疏肝理氣，健脾益腎；祛邪宜清熱解毒，活血化瘀，利濕降濁為治法。「化瘀解毒湯」中貫眾、虎杖、赤芍、地鱉蟲涼血活血，化瘀降濁；當歸、白芍養血和營補肝；白花蛇舌草、蒲公英清熱解毒；龜板、巴戟天、靈芝、枸杞子滋補肝腎；黃耆、白术益氣健脾；砂仁化濕行氣；徐長卿除濕降濁。

現代藥理研究表明：黃耆、靈芝、枸杞子、白芍能提高機體免疫力，增強巨噬細胞的吞噬功能；巴戟天、龜板能增強細胞免疫作用；貫眾、虎杖、白花蛇舌草、蒲公英對 B 肝病毒有較強的抑制作用；赤芍、地鱉蟲能糾正肝臟微循環障礙，抑制纖維組織增生而軟縮肝脾，促進肝臟形態和功能全面恢復；徐長卿能抑制病毒的複製，降低毒性，提高機體的體液免疫和細胞免疫功能，保護肝細胞，防止肝硬變；當歸對受損的肝臟有保護作用，可減輕炎症，降低 ALT，減輕肝硬變，促進肝細胞再生。本方標本兼顧，可收扶正不留邪、祛邪不傷正之功。

113. 解毒化濁湯 ⓭⓪

⓭⓪ 蔡春江等，〈解毒化濁法治療慢性 B 型肝炎 658 例〉，《陝西中醫》，2002, (7)：

【藥物組成】紅景天、絞股藍、白花蛇舌草、生薏苡仁、半枝蓮各 15g，貫眾、桑椹、佩蘭葉、荷葉、田基黃各 12g，黃連、清半夏、柴胡各 9g。

【加減變化】黃疸明顯加秦艽、靈仙各 12g；肝區痛明顯加蒲黃（包煎）9g，五靈脂 12g；肝脾腫大加穿山甲（先煎）、鱉甲（先煎）各 15g；腹水者加冬葵子、豬苓各 15g；出血者加旱蓮草、白茅根各 15g；脾氣虧虛者加白朮、黃耆各 12g。

【功效】解毒化濁，益氣養陰健脾。

【適應症】慢性 B 型肝炎。

【用藥方法】每日一劑，水煎 400ml，二次分服，早晚各一次。3 個月為一療程。

【臨床療效】治療 658 例，其中基本治癒（自覺症狀消失，肝脾腫大穩定不變或縮小，無壓痛及叩痛；肝功能檢查正常，以上各項指標穩定 1 年以上者）138 例；有效（主要症狀消失，或基本消失，肝脾腫大穩定不變，且無明顯壓痛及叩痛，肝功能檢查正常或原值下降 50% 以上，並持續 3 個月者）497 例；無效（療程結束後，ALT 不下降者）23 例。總有效率 96.5%。

【經驗體會】目前對慢性 B 肝的病機認識尚不一致，筆者受傳統溫病伏邪理論啟發，認為 B 肝病位在肝體，病因為伏邪，即濁毒之邪，病機為濁毒內伏血分，肝失疏瀉，脾失健運，氣滯絡阻。

慢性 B 肝患者乏力、納差、脅脹痛、口苦、大便不調、小便黃為常見主症，提示濁毒中阻，肝鬱氣滯，克伐脾土，脾胃升降失調貫徹 B 肝終始。另外，患者常於情志不暢及勞累時上述症狀加重，勞則氣耗，久病正虛，氣滯日久，血運不及，終至肝絡瘀阻，加之毒熱傷陰，肝腎陰虧，終可使肝體失榮，萎而變硬，或積聚不去，乃成肝癌。而關鍵之病

機在於濁毒中阻，內伏血分為害。

慢性 B 肝病程漫長，病機虛實錯雜，毒熱傷陰，濕濁中阻，氣滯血瘀同時並存，分型難以兼及。針對濁毒中阻，肝脾不調，氣滯絡阻貫徹終始的病機特點，筆者確立了解毒化濁為基本原則，輔以調氣和血，扶正祛邪的治療方案，以解毒化濁貫穿本病治療終始，務使伏邪盡去，乃病因治療，圖本之治。基本處方中以田基黃、白花蛇舌草、大黃、貫眾、半枝蓮涼血熱，除熱毒；佩蘭葉、荷葉、黃連、薏苡仁芳香化濁，苦寒燥濕，淡滲利濕，分消濕熱濁邪；更以絞股藍、紅景天、桑椹、薏苡仁、半夏益氣陰，健脾胃，調升降；柴胡解肝鬱，大黃行血滯，且柴胡引以入肝，各藥合用，熱毒清，濕濁化，氣陰復，氣血調暢，脾運復健，胃復和降，肝得滋養，肝疏復常，旨在恢復肝體陰用陽之功能。

114. 復肝解毒湯 ⑲

【藥物組成】虎杖 30g，白花蛇舌草 30g，田基黃 30g，廣鬱金 30g，川楝子 20g，白芍 20g，柴胡 10g，生麥芽 30g，五味子 4.5g，砂仁（後下）5g。

【加減變化】有黃疸，加茵陳 20g，山梔 10g；納差，加雞內金 10g，焦山楂 12g；腹脹，加枳殼 9g，香附 12g；噁心厭油膩，加半夏 9g，吳茱萸 4.5g；腰膝酸軟，加懷牛膝 20g，女貞子 15g。

【功效】清熱解毒，疏肝解鬱，活血理氣，健脾化濕，柔肝養陰。

【適應症】慢性 B 型肝炎。

【用藥方法】日一劑，水煎服，療程為 3 個月。

【臨床療效】36 例患者經治療後，臨床症狀均有不同程度的改善。其中以乏力、納差、腹脹、脅痛改善更為明顯。體徵以鞏膜黃染（眼白發黃）改善明顯。治療前 ALT 陽性數 36 例，治療後復常數 32 例，復常

---

⑲ 樂敏等，〈復肝解毒湯治療慢性 B 型肝炎 36 例〉，《上海中醫藥雜誌》，2002，(7)：21。

率 88.89%；治療前 AST 陽性數 36 例，治療後復常數 32 例，復常率 88.89 %；治療前 TBIL 陽性數 36 例，治療後復常數 30 例，復常率 83.33%。HBV–DNA 和 HBeAg 的轉陰率分別為 27.70% 和 22.20%。

【經驗體會】慢性 B 型肝炎的發病機制較為複雜，多數學者認為與機體免疫應答和免疫調節功能紊亂有關。中醫學認為，肝主藏血，性喜條達，脾主運化，性喜溫煦。熱毒之邪，侵犯肝脾，肝氣鬱結則瘀凝，脾運不健則濕滯。且肝與膽、脾與胃臟腑相連，互為表裏，可臟病及腑。筆者認為，在整個病理過程中，濕熱疫毒感染蘊結、正氣不足及瘀血阻滯三者互為因果，故病情遷延不癒。「復肝解毒湯」，以虎杖、白花蛇舌草清熱解毒；柴胡、川楝子疏肝解鬱；五味子、白芍柔肝養陰；生麥芽、砂仁健脾化濕；廣鬱金、田基黃理氣活血。現代藥理學研究表明：虎杖有效成分抗肝損害的保護作用主要是通過抑制過氧化脂質的生成，從而抑制其對肝細胞的破壞作用；柴胡可使肝細胞變性壞死明顯減輕，肝細胞內蓄積的醣元以及核糖核酸含量大部分恢復或接近正常，且有明顯抑制肝纖維增生的作用；五味子可減輕中毒性肝損傷的物質代謝障礙，輕度增加肝醣元，減輕肝細胞脂肪變性以及減輕中毒致病因素對肝細胞粒線體和溶酶體的破壞；田基黃的有效成分是田基黃總黃酮，對降低穀丙轉氨酶效果較顯著。諸藥配伍成方，共奏清熱解毒、疏肝解鬱、活血理氣、健脾化濕、柔肝養陰之功效，旨在激發和調節免疫功能，增強機體祛病、抗病能力。

三、瘀膽型肝炎

1.瘀膽合劑 ⑭

【藥物組成】茵陳 30 ～ 60g，鬱金 10g，桃仁 10g，大黃 10 ～ 30g，枳實 10g，厚朴 10g，山楂 10g，金錢草 30g。

【加減變化】腹脹納呆加藿佩（各）12g，生苡仁 30g，車前子（包）18g；口苦欲飲加黃芩 30g，龍膽草 10g 或加重大黃劑量；肝區疼痛，肝脾腫大加延胡索 10g，制乳沒（各）10g。

【功效】活血化瘀，利濕退黃。

【適應症】瘀膽型肝炎。

【用藥方法】日一劑，水煎服，同時配合複方丹參注射液 20 ～ 30 毫升加入低分子右旋糖酐 500 毫升液中靜脈滴注，每日一次，至黃疸指數降至 20 單位以下停用。

【臨床療效】治療 22 例，顯效（黃疸迅速消退，症狀、體徵相繼改善或消失，肝功能、ALK–P（鹼性磷酸鹽酵素）或 β、γ–GTP 值均恢復正常，治療半年內無復發）22 例。經門診隨訪，肝功能複查尚未見有復發病例。平均退黃天數 54 天（最長 79 天，最短 27 天）。出院時肝功能正常，未見 1 例復發。用藥中除少數人有頭暈脹等不適感外，未見其他副作用。

【經驗體會】瘀膽型肝炎係指一種病理狀態，因肝細胞分泌膽汁的功能障礙，以致膽汁鬱積在毛細膽管和肝細胞內，並且逆流到血液中，使血清中全膽汁成分增加，故臨床特點為黃疸深，伴有皮膚搔癢、尿色黃、糞色淺、肝腫大、肝區疼痛等一系列肝炎症狀和體徵。肝功能檢查

---

⑭ 未立專，〈「瘀膽合劑」為主治療瘀膽型肝炎 22 例〉，《江蘇中醫雜誌》，1984，(1): 22。

符合阻塞性黃疸。肝臟病理檢查，見肝小葉，特別是小葉中心部，有膽汁瘀滯、膽色素沉著和膽栓形成。

　　中醫認為：「久病多瘀」，黃疸持續不退，伴有肝腫大，肝區疼痛，乃濕熱之邪夾瘀阻滯肝膽。因此，筆者採用中西醫結合，試用以活血化瘀法為主，通裏攻下，利濕退黃為輔的法則治療本型肝炎。「瘀膽合劑」中大黃解毒化瘀，通裏攻下。根據現代藥理研究，大黃具有明顯的增加膽汁流量及通便消炎作用，臨床應用治療黃疸型肝炎，退黃效果顯著，具有較好的消炎抗感染作用。鬱金理氣活血，能促進膽汁分泌，並使膽囊收縮，有利膽作用。金錢草清熱利膽，化瘀排石。桃仁活血化瘀。山楂散瘀行滯，消食化積。四藥與大黃相伍，活血化瘀之效更捷。枳實寬中下氣，厚朴理氣化濕，與大黃相配通裏攻下之力更強。茵陳是利濕退黃的要藥。諸藥合用共奏活血化瘀、通裏攻下、利濕退黃之功。

　　2.化瘀利膽湯 **⑭**

　　【藥物組成】茵陳、虎杖、益母草、秦艽、紫金牛、白花蛇舌草各30g，大黃6～15g，王不留行、甘草各10g。

　　【加減變化】如血瘀較甚、肝脾腫硬、蜘蛛痣、朱砂掌等症時，益母草用量可到120g，或加桃仁、紅花、地鱉蟲、水蛭等藥；如熱重於濕，大便秘結，大黃用量可稍大，或加丹皮、梔子、黃芩、敗醬草、連翹等藥；如濕重於熱，胸脘痞滿，頭重身困，酌加藿香、白荳蔻、蒼朮、厚朴等藥。

　　【功效】清利濕熱，活血化瘀。

　　【適應症】瘀膽型肝炎。

　　【用藥方法】水煎服，日一劑。1個月為一療程，一般一～二個療程。

　　【臨床療效】治療瘀膽型肝炎65例，顯效（症狀消失，黃疸消退，

⑭ 陳煥蘭等，〈瘀膽型肝炎65例的中醫治療觀察〉，《陝西中醫》，1994, (1): 11.

血清總膽紅素 <17.1$umol$/L，穀丙轉氨酶 <25u) 58 例；有效（症狀好轉，血清總膽紅素，穀丙轉氨酶接近正常）4 例；無效（症狀未改善，血清總膽紅素，穀丙轉氨酶變化不明顯）3 例。總有效率 93.8%。

【經驗體會】65 例瘀膽型肝炎患者以陽黃證型表現較為明顯，故以清利濕熱為治療常法，方中茵陳、虎杖、秦艽、紫金牛、白花蛇舌草、大黃等均為清利濕熱之品，其中大黃為瀉熱導滯之藥，還有活血化瘀之功，特別是頑固黃疸更不可少。

活血化瘀為近代治黃的重要方法，尤以瘀膽發黃的患者更為重要。汪承柏報告認為黃疸持續時久的患者，臨床多見瘀血阻滯，而且久病必鬱，肝鬱尤屬多見。病理變化有灶性壞死，氣球樣變，炎性細胞浸潤，枯否氏細胞肥大、增值反應及明顯膽汁瘀結現象。方中益母草與王不留行為活血化瘀之主藥，王不留行走而不守，有較強的通經活絡作用。其他如虎杖、紫金牛、大黃等有活血化瘀、清利濕熱的雙重作用。據現代研究，某些藥物有明顯的抗病毒作用，某些藥物有明顯的改善微循環作用。因而能促進肝細胞修復，促進膽汁的分泌和排瀉，消除肝內膽汁的瘀滯，從而達到退黃、降酶、恢復肝功能的目的。

3.金錢草青黛湯 ⑭

【藥物組成】金錢草 50g，青黛 8g，虎杖、鬱金、澤瀉、豬苓各 15g，茵陳、大棗、板藍根各 20g，柴胡 12g，熟大黃 10g。

【加減變化】腹脹甚者加枳實 15g，麥芽、焦山楂各 20g；惡寒發熱加金銀花、蒲公英各 30g，黃連 10g；嘔吐加砂仁、蘇葉、雞內金各 10g。

【功效】清熱解毒，利濕退黃。

【適應症】瘀膽型肝炎。

【用藥方法】日一劑，水煎分二次溫服。

---

⑭ 黃光榮等，〈金錢草青黛湯治療瘀膽型肝炎 48 例〉，《新中醫》，1994, (4): 48。

【臨床療效】治療瘀膽型肝炎 48 例，治癒（肝功能全部恢復正常，主症完全消失）31 例；好轉（肝功能部分恢復，膽紅素在 25umol/L 以內，主症基本消失）12 例；無效（肝功能無明顯改善，主症減輕但易反復者或中途終止治療者）5 例。

【經驗體會】膽汁瘀積肝內，蓄久不祛，非重劑清利分消不能滌其膠燉之濕熱之邪，故用大劑量金錢草為主藥。金錢草不僅利水通淋，還有很強的利濕退黃作用。據藥理分析，金錢草煎劑能促進膽汁的排瀉。青黛涼血解毒，起清熱解毒之功，加茵陳、虎杖清熱利濕，豬苓、澤瀉淡滲利濕，大黃通瘀瀉熱，使濕熱之邪從大小便分消，輔以柴胡、鬱金疏肝解鬱，通達肝絡，下瀉膽汁。諸藥合用清熱解毒，利濕退黃，故而收效。

4. 蕩黃湯 ⑭

【藥物組成】莪朮 12g，丹參 25g，澤瀉 25g，茵陳 30g，甘草 6g。

【功效】疏肝解鬱，活血養血。

【適應症】肝氣鬱結、肝血瘀滯所致瘀膽型肝炎。

【用藥方法】每日一劑，煎湯約 400ml，分二次口服，7 日為一個療程。

【臨床療效】治療 30 例，其中治癒（肝功能正常，無消化道症狀）26 例；好轉（肝功膽紅素下降，穀丙轉氨酶等指標好轉，消化道症狀減輕）3 例；無效（肝功能無明顯好轉或加重）1 例。30 例中 1 例患者，連續 3 日口服藥物後半小時劇烈腹痛，即囑患者少量分多次口服藥物，後未出現腹痛癥等症，同樣達到治療目的。

【經驗體會】自擬「蕩黃湯」方中莪朮疏肝解鬱，恢復肝之疏瀉機能；當歸、丹參能活血，調血生血，助肝藏血；茵陳利濕退黃；甘草調和諸藥，使活血藥為行氣藥所用，行氣藥為活血藥所使。諸藥合用取疏

⑭ 劉心想等，〈蕩黃湯治療瘀膽型肝炎 30 例〉，《河南中醫》，1995,（1）: 51。

肝解鬱、活血養血、治本退黃之效，與糖皮質激素地塞米松靜脈滴注治療瘀膽型肝炎相比較，治癒率高，恢復時間快，副作用小。

5. 活血化瘀湯 ⑭

【藥物組成】製川軍 15g，廣鬱金 15g，赤芍 20g，焦山梔 15g，蒲公英 15g，黃芩 12g，垂盆草 30g，車前草 20g。

【加減變化】腹脹重者加枳殼 15g；大便乾燥者製川軍可增至 20g 以上；身癢加金錢草 30g，白蘚皮 20g；失眠加夜交藤 15g。

【功效】活血化瘀，清熱解毒利濕。

【適應症】瘀膽型肝炎。

【用藥方法】每日一劑，水煎，早晚各一服。同時配合靜滴「複方丹參針」及門冬氨酸鉀鎂。

【臨床療效】98 例中，92 例達到治癒標準，6 例因出現併發症轉院治療。黃疸於治療後 5～7 天開始下降，膽紅素降於 40umol/L 以下，天數為 15 天 28 例，30 天 37 例，45 天 23 例，60 天 4 例。穀丙轉氨酶開始恢復正常時間最短 15 天，最長 46 天。

【經驗體會】瘀膽型肝炎，以深度黃疸為其特點，至少持續在 2 週以上，且部分患者黃疸尚有繼續加深之勢。《張氏醫通》謂：「諸黃雖多濕熱，然經脈久病，不無瘀血阻滯也。」仲景《傷寒論》云：「瘀熱在裏，身必發黃。」《諸病源候論》亦曰：「此因脾胃大熱，熱傷於心，心主於血熱，氣盛故發黃而動熱。」中醫認為，瘀熱在裏，入於血脈，阻滯血絡，逼迫膽汁外溢，浸漬於肌膚，出現黃疸。因瘀而發黃，黃疸常久留不消，如果單用清熱利濕之法，效果常不理想，必須以活血化瘀為主治療。瘀血得化，氣血通暢，且借二陰排瀉於外，邪有出路，則黃疸自退。

故方以製川軍、廣鬱金、赤芍活血化瘀，輔以蒲公英、黃芩、垂盆

---

⑭ 金仁洪，〈活血化瘀法為主治療瘀膽型肝炎 98 例〉，《國醫論壇》，1995，(5)：33。

草、車前草等清熱解毒利濕。「複方丹參針」（含有中藥丹參及降香）亦為活血化瘀之佳品，針劑通過非口服途徑進入人體，可免除藥物對胃的刺激，使藥物發揮更大作用。西醫認為，丹參和降香均能改善微循環，解除毛細血管痙攣，改善肝臟的供血，促使膽汁排瀉，有利於肝細胞再生和肝功能恢復。而門冬氨酸鉀鎂能提高細胞內鉀、鎂離子的濃度，鉀離子是高能磷酸化合物合成和分解的催化劑，鎂是生成醣元及高能磷酸脂不可少的離子，是糖代謝中許多酶的活化性催化劑，故有利於肝細胞的修復和再生，促進膽紅素保持正常代謝，利於退黃、降酶。

　　筆者以往治療瘀膽型肝炎，西藥大都以腎上腺皮質激素為主，因其副作用較大，且有各種禁忌症，特別對瘀膽型肝炎病人因其病程較長，不宜長期服用。所以，筆者認為採用中藥傳統的湯劑或改革後的針劑，亦可二者聯用，以發揮中醫藥的特長，以活血化瘀為主，確是治療瘀膽型肝炎的一種可取的方法。

6.活血退黃湯 ⑭⑤

　　【藥物組成】赤芍 30g，益母草、茵陳、虎杖、丹參各 15g，大黃（後下）、金錢草、黃芩、柴胡各 10g，生白芍、黃耆、生地各 20g。

　　【功效】活血化瘀，涼血解毒，清肝利膽。

　　【適應症】瘀膽型肝炎。

　　【用藥方法】每天一劑，水煎服。1 個月為一療程，一般服一～二個療程，全部病例均配合支援療法和對症治療。

　　【臨床療效】治療瘀膽型肝炎 30 例，痊癒（症狀消失，一個療程後血清膽紅素降至正常，肝功能恢復）16 例；顯效（黃疸消退，症狀、體徵明顯好轉，兩個療程後血清膽紅素降至正常，肝功能基本恢復）10 例；有效（症狀、體徵好轉，兩個療程後膽紅素和肝功能下降或接近正常）

⑭⑤ 王英明，〈活血退黃湯治療瘀膽型肝炎 30 例臨床觀察〉，《新中醫》，1996, (3)：47。

4 例。

【經驗體會】瘀膽型肝炎屬中醫「黃疸」範圍，由濕熱之邪不解入於血分，瘀熱阻滯脈絡，逼迫膽汁外瀉，浸漬肌膚所致。筆者根據現代醫學的發病原理，結合中醫的臨床特徵確立組方原則，用於臨床，療效顯著。肝內微循環障礙、毛細膽管瘀膽、高膽紅素血症、肝功能改變和長期黃疸所形成「瘀熱痰阻」的病理基礎為使用本方提供了理論依據。

治療瘀膽型肝炎的關鍵問題是如何活躍和疏通微循環。因此，提倡早期使用活血化瘀、涼血解毒和清肝利膽藥，可阻止「瘀熱痰阻」證的形成，符合關幼波（北京中醫院肝病名老中醫）「治黃先治血，血行黃易卻」的宗旨。方中赤芍、益母草、大黃、丹參等活血化瘀藥具有行瘀血、破瘀滯、抗凝溶栓、疏通微循環的作用。根據文獻記載重用赤芍 (60～90g) 使膽道平滑肌張力降低，有利膽作用，故方中重用赤芍，退黃顯著；黃芩、虎杖、大黃、金錢草清熱解毒，配合生地、赤芍、大黃涼血之品，促進膽紅素代謝，減輕肝損傷，抑制和清除肝炎病毒及其代謝產物，達到涼血解毒護肝的作用；清肝利膽，首推茵陳、大黃，配合柴胡、生白芍、黃芩、生地、赤芍等，具有清肝保肝利膽、降低轉氨酶、清除膽汁瘀滯等作用。近代藥理研究證實，丹參、生黃耆、柴胡、大黃、生赤芍等具有鬆弛血管平滑肌痙攣、改善心臟功能、增加腎臟血流量等作用，故能利尿、退黃、排毒。

7.活血清熱通腑湯 ⓐ

【藥物組成】赤芍 40g，丹參、茵陳各 30g，虎杖、益母草、白芍各 15g，柴胡 10g，黃芩 12g，大黃 10g（後下），鬱金 12g，陳皮 10g。

【功效】活血化瘀，清熱解毒，疏肝通腑。

【適應症】瘀膽型肝炎。

ⓐ 原培稼等，〈活血清熱通腑法治療瘀膽型肝炎 30 例臨床觀察〉，《山西中醫》，1996, (5): 9。

【用藥方法】每日一劑，水煎服，1 個月為一療程，一～二療程後觀察療效。

【臨床療效】治療瘀膽型肝炎 30 例，痊癒（症狀消失，總膽紅素含量正常，肝功能恢復）14 例；顯效（黃疸消退，症狀好轉，總膽紅素含量降至正常，肝功能基本正常）10 例；有效（症狀好轉，兩個療程後血總膽紅素及肝功能接近正常）4 例；無效（病情無改善）2 例。總有效率 93.3%。

【經驗體會】瘀膽型肝炎屬中醫「黃疸」範疇，它的形成與肝內微循環障礙、毛細膽管的瘀滯有直接的關係。因此，治療本病的關鍵問題就是如何改善肝內微循環，促進毛細膽管的排瀉通暢。臨床早期使用活血化瘀、清熱解毒、疏肝通腑法對阻斷「瘀熱痰阻」這種病理現象的形成起著重要的作用。根據中醫肝病專家關幼波教授提出的「治黃先治血，血行黃易卻」的治則，藥用赤芍、大黃、丹參、益母草消瘀行滯，疏通微循環；黃芩、虎杖、鬱金與活血涼血之品相伍為用，對促進機體膽紅素的代謝、減輕肝臟的損害、清除肝內的代謝產物有良好的治療作用；茵陳為治黃之聖藥，與柴胡、赤白芍、大黃等同用，其清肝利膽、消瘀行滯之功更強。諸藥配伍，對瘀膽型肝炎有明顯的治療效果。

8.清熱袪濕退黃湯 ❹

【藥物組成】太子參、白朮、茯苓、柴胡、鬱金、生地各 10g，山楂、神麴、丹參、山梔子、大黃、丹皮、五味子各 20g，虎杖、板藍根各 30g，白花蛇舌草、金錢草各 40g，茵陳、赤芍各 60g。

【功效】活血化瘀，清熱解毒，益氣健脾。

【適應症】單純瘀膽型肝炎。

【用藥方法】將上藥浸泡於 6,000ml 冷水中 20 分鐘，再煎 1 小時，

---

❹ 梅正軒，〈清熱袪濕退黃湯治療單純瘀膽型肝炎 46 例〉，《新中醫》，1996, (5)：48。

每日一劑，分數次服。

【臨床療效】經 15～25 天治療，46 例患者黃疸全退，十五劑治癒者 21 例，二十劑治癒者 19 例，二十五劑治癒者 6 例。

【經驗體會】瘀膽型肝炎，除具有輕度急性肝炎變化外，還有明顯的瘀膽現象，其主要原因在於正氣不足，抵抗力低下，發病後耗氣傷陰，損肝伐脾，肝鬱脾虛為其基本病機。方中太子參、白朮、茯苓、山楂、神麴健脾益氣扶正，重用茵陳、赤芍，茵陳清利濕熱而除黃，赤芍養血活血化瘀，虎杖、山梔子、板藍根、大黃、鬱金、金錢草清熱解毒利膽，其效更著，柴胡疏肝理氣，生地、丹皮、五味子清熱涼血養陰，丹參活血化瘀。諸藥伍用具有活血化瘀、清熱解毒、健脾扶正祛邪之功，能夠加快黃疸的消退，有利於腫大的肝脾軟縮，和肝功能的恢復。

9.虎杖飲 ⓴

【藥物組成】虎杖 30～50g，馬鞭草 30～60g，丹參 20～30g，香櫞皮 10～15g，香附 10～15g，茯苓 15～20g，穿山甲 10～15g。

【加減變化】熱偏甚加龍膽草、茵陳；濕偏甚加薏苡仁、草蔻仁（指草荳蔻）；脾氣虛加黨參、白朮；陰血虛加白芍、黃精。

【功效】理氣健脾化痰，化瘀通絡。

【適應症】瘀膽型肝炎。

【用藥方法】每天一劑，水煎分二次服。

【臨床療效】治瘀膽型肝炎 30 例，痊癒（黃疸消退，自覺症狀消失，肝功能正常）18 例；好轉（黃疸消退，自覺症狀基本消失或消失，肝功能、穀丙轉氨酶正常，但其他慢性指標偏高）10 例；無效 2 例。

【經驗體會】瘀膽型肝炎，多因急性過程大劑苦寒或清熱太過損傷脾陽，以致濕熱交結纏綿羈留，瘀熱入於血分，阻滯血脈，逼迫膽汁外溢浸漬肌膚，如《張氏醫通》云：「以諸黃雖受濕熱，然經脈久病，不無

⓴ 梁建萍，〈虎杖飲治療瘀膽型肝炎 30 例〉，《江西中醫藥》，1996，(5)：26。

瘀血阻滯也。」或蘊濕鬱熱，煎熬凝煉為痰，膠固黏滯，痰阻血絡，脈道不通，黃疸難以消退。由此可見痰瘀交篤是瘀膽型肝炎的主要病機。「虎杖飲」中虎杖、馬鞭草、丹參、穿山甲化瘀通絡退黃；茯苓、香櫞皮、香附氣清味苦，理氣寬中，健脾化痰。全方用量較重，力大功專，使瘀去而黃退，氣順則痰消，痰瘀同治，諸症告癒。經臨床證實，確有良效。

10.涼血活血湯 ⑭

【藥物組成】赤芍 30 ～ 60g，茵陳 30g，紫草、丹皮、金錢草、苦參、丹參各 15g，生地、地膚子各 10g。

【加減變化】大便乾結者加生大黃（後下）10g；皮膚瘙癢甚者加白鮮皮、浮萍各 10g，薄荷 6g；噁心嘔吐者加旋覆花、薑半夏各 10g；濕邪偏重者加蒼朮 15g，藿香、佩蘭各 10g。

【功效】涼血活血，兼清濕熱。

【適應症】瘀膽型肝炎。

【用藥方法】日一劑，水煎分二次溫服。

【臨床療效】56 例患者經 4 ～ 12 週治療，30 例治癒（自覺症狀消失，肝功能恢復正常，但 B 肝患者 HBsAg 仍陽性）；12 例顯效（自覺症狀消失 2/3 以上，肝功能檢查輕微異常，總膽紅素小於 34.2$umol$/L）；8 例好轉（自覺症狀好轉在 1/2 以上，肝功能檢查較原值下降 1/2 以上）；6 例無效（自覺症狀、肝功能檢查改善不明顯）。

【經驗體會】瘀膽型肝炎預後良好，但若膽汁長期瘀滯，可導致肝細胞水腫、壞死，肝功能衰竭。中醫認為乃因濕熱之邪不解，入於血分，阻滯百脈，瘀熱互結，逼迫膽液外溢而發黃，治療上宜涼血活血。方中赤芍善清血分之熱，涼血活血，需重用；丹參、丹皮、生地、紫草加強涼血活血作用；茵陳、金錢草、苦參清熱化濕，利膽退黃。共奏涼血活

---

⑭ 汪建明，〈涼血活血法治療瘀膽型肝炎 56 例〉，《浙江中醫雜誌》，1997，(2)：
59。

血、兼清濕熱之功，用之臨床，收效甚佳。

11.涼血化瘀解毒湯 ⓯

【藥物組成】赤芍 40g，鬱金、虎杖、平地木各 20g，薑黃 10g，茵陳、金錢草、板藍根、蛇舌草、生麥芽各 30g，陳皮 15g。

【加減變化】濕重加蒼朮、佩蘭、藿梗；兼有表證或皮膚瘙癢者加浮萍、防風；納少加穀芽、雞內金、神麴；腹脹便秘者加厚朴、大黃；穀丙酶持續不降者加垂盆草、雞骨草、敗醬草；氣虛乏力者加白朮、茯苓、扁豆、山藥。

【功效】活血化瘀，涼血解毒，清熱利濕。

【適應症】瘀膽型肝炎。

【用藥方法】每日一劑，水煎二次，早晚分服，半個月為一療程。

【臨床療效】40 例中，除 4 例總膽紅素降至 85.5μmol/L 時未能堅持服藥改用他法治療外，其餘 36 例經治療後總膽紅素、穀丙酶等降至正常。恢復正常天數最短 15 日，最長 3 個月，平均 30 日。

【經驗體會】本病由於瘀熱互結於肝膽，膽汁不循常道而流入血液，外溢體表而發黃。可發生於急性肝炎之初，也可發生於急性肝炎數週之後。現代醫學認為高膽紅素不盡快消除，膽汁滯留過長會導致肝細胞水腫、壞死和肝小葉內反應性炎症而引起纖維組織增生，進而引起肝硬變，故退黃是當務之急。據瘀熱互結是本病的基本病因病機，故治宜涼血化瘀解毒，清利濕熱。方中赤芍、鬱金、平地木、虎杖涼血化瘀通達肝絡，疏瀉肝之餘氣，膽汁得以下瀉，尤以重用赤芍、鬱金退黃有奇效，具有改善血液循環增加肝臟的血流量，有利於黃疸的消退，肝臟病變的修復；薑黃為血中氣藥，善治胸脅疼痛；板藍根、蛇舌草、垂盆草清熱解毒降酶；茵陳、金錢草利濕退黃，能促進膽汁分泌，鬆弛膽道平滑肌，增加

⓯ 胡俊賢，〈涼血化瘀解毒湯治療瘀膽型肝炎 40 例〉，《陝西中醫》，1998，(7)：297。

膽紅素的排出，有較好的利膽退黃之功；重用陳皮理氣消脹，除痞和中；生麥芽助運降酶，顧護脾胃。諸藥相合，重在活血化瘀涼血解毒。有些患者肝脾腫大，白球蛋白比例失調，服用本方後隨黃疸消退，肝脾隨之縮小，白球蛋白倒置恢復正常。本方活血化瘀之力較強，對於年老體弱者慎用，婦女月經期、妊娠期忌用。

12.溫通消黃湯 ⑮

【藥物組成】桂枝 8g，乾薑 4g，蒼朮 10g，砂仁 4g（後下），熟大黃 10g，澤蘭 15g，澤瀉 15g，馬鞭草 30g，陳皮 5g，小薊 15g，車前草 10g，茵陳 20g，大腹皮 15g，白花蛇舌草 30g。

【加減變化】口苦，加青蒿；泛惡，加半夏；發熱，加柴胡、黃芩；脅痛，加柴胡、白芍。

【功效】溫中化濕，活血祛瘀。

【適應症】瘀膽型肝炎。

【用藥方法】日一劑，分二次服。

【臨床療效】以黃疸達到最高峰時至黃疸完全消退、膽紅素恢復正常所需的時間作為退黃時間，結果平均退黃時間為 25.31±6.81 天。

【經驗體會】瘀膽型肝炎中醫學將其歸屬於黃疸一證，此類患者雖然起病較急，黃疸加深迅速，但綜觀整個病程，可以看出其病程較長，特別在膽紅素升至高峰時，黃疸色晦而不鮮，而且留戀不去，多數病人舌胖而不紅，或有紫氣紫斑，舌苔白膩或淡黃而膩，故可將其歸於陰黃。《臨證指南醫案·疸》中有這樣的論述：「陰黃之作，濕從寒化，脾陽不能化熱，膽液為濕所阻，漬於脾，浸淫肌肉，溢於皮膚，色如熏黃，陰主晦，治在脾。」可見濕邪是陰黃的主要病理因素之一。瘀膽型肝炎雖屬陰黃，卻另有特點：其一，邪氣雖盛，正氣未耗，故患者黃疸雖深，症狀相對較輕；其二，患者都有肝臟腫大，舌暗或有紫氣紫斑，說明尚有

⑮　熊秀萍，〈溫通消黃湯對瘀膽型肝炎退黃觀察〉，《江西中醫藥》，1999，(3)：47。

瘀血存在。據此確立的以溫通為主的治療方法施於臨床，取得了較好的療效。分析「溫通消黃湯」的組成，不難發現，處方用藥始終圍繞濕與瘀進行，濕得溫則化，故濕邪內遏，除用運中化濕之蒼朮、砂仁、澤瀉、車前草、大腹皮外，主要選用了乾薑以溫中化濕；血得熱則行，瘀血阻滯，無熱則不能通暢，故除用小薊、澤蘭、大黃、馬鞭草等活血之品外，特別加用了桂枝，桂枝辛溫，為溫經通經之首選藥。如此配方，濕邪得化，瘀血得通，膽汁便可歸於常道，黃疸便可消退。當然，臨證時，尚需注意鑒別診斷，若凝血酶原時間明顯延長、肝功能損害嚴重而有重症肝炎傾向的，或臨床有動血症狀者，則非本方所宜。

13. 苦黃赤芍湯 ⓘ

【藥物組成】苦參 30g，生大黃 20g，赤芍 40g。

【功效】清熱解毒，利膽退黃，活血化瘀。

【適應症】瘀膽型肝炎。

【用藥方法】上藥共研細末，用冷水浸泡 2 小時，再煮沸 6 ～ 8 分鐘（注意煎開後要時刻攪動，以免藥物沉底而煎焦）取出，用紗布過濾，去渣備用。每日服四次，每次 100 ～ 150ml。

【臨床療效】48 例經 1 ～ 4 週治療，在 1、2、3、4 週內黃疸消失分別為 5、22、11、7 例，退黃率 93.75%；ALT 恢復正常分別為 10、19、9、5 例，2 例在 8 週內恢復正常，臨床症狀消失分別為 7、16、13、9 例；退黃病例中，其中急瘀肝 18 例，慢瘀肝 26 例，亞重肝 1 例；無效 3 例，為慢瘀肝 1 例，亞重肝 2 例，因症狀加劇，用藥 6 日後中止中藥治療，改用西藥，2 週後症狀好轉再加服苦黃赤芍湯治療，9 週後基本好轉；有部分病例鞏膜黃染在 8 週內基本恢復正常。

【經驗體會】瘀膽型肝炎因肝細胞廣泛損害腫脹，肝功能障礙，膽管內壓上升，膽栓形成，膽管阻塞，膽汁漏出，而出現肝區痛、腹脹、

ⓘ　杜捷等，〈苦黃赤芍湯治療瘀膽型肝炎 48 例〉，《江西中醫藥》，1999，(3)：26。

厭食、乏力、皮膚瘙癢，以及 ALT、膽紅素升高。「苦黃赤芍湯」具有清熱解毒、利膽退黃、活血化瘀之功。從而改善肝臟微循環，疏通肝內毛細膽管，促進膽汁分泌，增加膽酸排瀉。據研究，苦參、大黃、赤芍具有降低血漿血栓素、抑制凝血酶、啟動纖溶酶原、改變纖溶酶的作用，使肝臟微循環得到改善，而減輕肝細胞缺血缺氧狀態，使肝細胞再生，炎性浸潤消失，降低轉氨酶，黃疸消退，症狀消失。

中醫對黃疸，有陰黃、陽黃之分，根據大多數學者臨床觀察，以陽黃病例居多，總結這類病例，臨床具有病程長、血瘀重、裏熱盛三大特徵。《景嶽全書》中指出：「諸黃雖多濕熱，經脈久病，不無瘀血阻滯也。」《諸病源候論》中曰：「血瘀在內，則時時體熱而發黃。」據此，用清熱解毒、涼血活血之苦參、大黃、赤芍治療瘀膽型肝炎療效甚佳。加之用散劑煎煮，又可使藥效盡出，藥達病所，療效甚速。

14.化痰祛瘀湯 ⓐ

【藥物組成】陳皮、製半夏、茯苓、製大黃、柴胡、鬱金各 10g，茵陳 30g，赤芍 60g，甘草 3g。

【加減變化】濕重者加蒼朮 10g，蔻仁 3g；熱象明顯者加黃芩、山梔各 10g；寒象偏重者加熟附片 10g，乾薑 3g；脘脹不舒者加枳殼、木香各 10g；肌膚瘙癢者加地膚子、蟬蛻各 10g。

【功效】疏肝理氣，健脾化痰祛瘀。

【適應症】瘀膽型肝炎。

【用藥方法】日一劑，水煎二次，分上、下午各服一次。二週為一療程，計四個療程。

【臨床療效】治療 83 例，其中治癒（主要臨床症狀消失，肝脾腫大回縮至正常，肝功能恢復正常）21 例；顯效（主要症狀基本消除，腫大肝脾回縮或穩定，肝功能 ALT、TBIL（總膽紅素）、DBIL（直接膽紅素），

ⓐ 劉榴，〈從痰從瘀論治瘀膽型肝炎 83 例〉，《四川中醫》，2002，(1)：31。

γ-GT 中三項正常）48 例；有效（臨床症狀明顯改善，肝功能上述四項不同程度下降，但未達正常）8 例；無效（臨床症狀有改善，肝功能酶學檢查有下降，TBIL、DBIL 不降或上升）6 例。總有效率為 92.77%。

【經驗體會】痰與瘀血中醫認為是人體受某種致病因數作用後在疾病過程中所形成的病理產物，又為繼發性致病因數。「痰由濕生」，痰為水液代謝障礙，津液停滯而成。瘀為機體氣機運行不暢，血行不利凝滯而成。瘀膽型肝炎臨證當屬中醫「黃疸」範疇。黃疸之病，其病因多責之於濕，或為外感，或為內生。即仲景所謂：「黃家所得，從濕得之。」濕邪內蘊，阻遏氣機，氣機鬱滯，血行不暢，瘀血內停；濕邪鬱而不化，凝集成痰，痰瘀互結，致肝膽失疏，膽汁不循常道，浸漬於外，上注於目，外溢於肌膚則目黃、膚黃，下注於膀胱則小便色黃。筆者在對淤膽型肝炎診治過程中，注重辨證與辨病相結合，根據中醫學濕、痰、瘀相關理論，從痰從瘀論治瘀膽型肝炎。方中「二陳湯」健脾化痰；茵陳清熱利濕，降酶退黃；赤芍、大黃活血化瘀，改善肝臟微循環；柴胡、鬱金疏肝理氣，引諸藥歸肝經，共奏化痰祛瘀之功。瘀膽型肝炎，因其病程較長，見效慢，屬頑症痼疾範疇。如仲景所云：「黃疸之病，當以十八日為期，治之十八日以上瘥，反劇，為難治。」從中醫對氣血津液的生理病理的闡述，分析瘀膽型肝炎中醫之病因病機，乃為濕邪內蘊，鬱而生痰，阻礙氣機，致氣機不暢，瘀血內停，痰瘀互結，而致黃疸遷延難退。從痰從瘀論治淤膽型肝炎，臨床療效較為滿意。

第三章　C型肝炎

1. 抗C肝湯 ❶

【藥物組成】黃耆 30g，白朮 15g，茯苓 15g，製首烏 15g，丹皮 10g，蛇舌草 20g，虎杖 10g，黨參 15g，三七 5g，甘草 10g。

【功效】益氣健脾補腎，活血解毒。

【適應症】C型肝炎。

【用藥方法】每日一劑，每劑煎二次，取汁混勻，分二次內服。

【臨床療效】治療 3 個月後複查，肝功能恢復正常、C型肝炎病毒DNA轉陰者為治癒。結果治療 19 例中 17 例轉陰，2 例仍為陽性。治癒率為 89%，無效率 11%。

【經驗體會】目前C型肝炎發病率有上升的趨勢，臨床上，西藥使用干擾素治療，效果不十分理想。而「抗C肝湯」療效較滿意。方中黃耆、白朮、黨參、茯苓、甘草有健脾益氣之功，首烏可養肝益腎，蛇舌草、虎杖、丹皮、三七可活血解毒。本病由於毒邪入侵肝臟，肝脾腎虧虛，氣血失和，瘀血內結，使用「抗C肝湯」治療切中本病病因病機。

2. 小柴胡湯 ❷

【藥物組成】柴胡 12g，黃芩 9g，人參 6g，半夏 9g，炙甘草 5g，生薑 9g，大棗 4 枚。

【加減變化】單純性急性C型肝炎，加連翹、白茅根、葛根 15 ～ 20g，白花蛇舌草 12 ～ 15g；黃疸甚者加茵陳 30 ～ 60g，赤芍 30 ～ 40g，

❶ 羅陸一，〈抗C肝湯治療C型肝炎 19 例〉，《實用中醫藥雜誌》，1994, (5): 27。

❷ 馬英梅等，〈小柴胡湯為主治療C型肝炎 32 例〉，《內蒙古中醫雜誌》，1995, (2): 8。

金錢草 15 ～ 20g，梔子 12 ～ 15g，大黃 6 ～ 9g；脅痛者加川楝子 9g；B、C 肝重疊感染者還應注重活血化瘀，加丹參、赤芍各 15 ～ 20g，鬱金 6 ～ 9g；腹脹甚者加大腹皮 6 ～ 9g，川厚朴 9 ～ 12g。

【功效】疏利肝膽。

【適應症】C 型肝炎。

【用藥方法】每日一劑，分早晚二次煎服，3 個月為一療程。

【臨床療效】治療 32 例，其中臨床治癒（症狀消失，黃疸消退，肝回縮，肝功能檢查連續三次正常）18 例；有效（症狀消失，黃疸消退，肝脾回縮，肝功能檢查輕微異常）8 例；無效（症狀改善，殘留黃染，肝功能檢查無明顯好轉且反覆波動）6 例。近期總有效率為 81%。

【經驗體會】32 例急、慢性 C 型肝炎病人中，除 2 例不明原因外，均有輸血史。輸血後感染 C 型肝炎病毒是 C 型肝炎病人的重要發病原因。輕型肝炎向慢性遷延性肝炎、慢性活動性肝炎、肝硬化的轉變中，辨證呈濕熱，濕熱未盡、氣滯血瘀發展。32 例 C 肝辨證：肝鬱氣滯證、脾虛證 20 例，瘀血阻絡證 8 例，肝腎陰虛證 4 例，說明 C 肝病位雖在肝，但病機以肝脾腎同病為主，故立法應以化濕、活血為主，適當扶正則以調補肝脾腎為重點。「小柴胡湯」實為寒熱並用，攻補兼施，有疏利三焦、調達上下、宣通內外、和暢氣機的作用。其主藥柴胡疏肝解鬱，亦可提高人體免疫機能。連翹、白花蛇舌草等具有清熱解毒、降酶而改善肝功能。丹參、赤芍養血活血，涼血清熱。通過近期臨床觀察，「小柴胡湯」為主治療 C 型肝炎在改善臨床症狀，恢復肝功能方面具有明顯療效。其療程短、無副作用且易接受。

3.益爾肝湯 ❸

【藥物組成】丹參、茯苓、女貞子、茵陳各 15g，虎杖、敗醬草各 30g，柴胡、鬱金、白朮各 10g，甘草 5g。

---

❸ 俞文軍，〈益爾肝湯治療 C 型肝炎 40 例〉，《新中醫》，1995，(8)：46。

【功效】清熱利濕解毒，活血化瘀，健脾補腎。

【適應症】C 型肝炎。

【用藥方法】每日一劑，水煎二次，各 150ml，分早晚服。

【臨床療效】治療 C 型肝炎 40 例，顯效（自覺症狀消失，肝脾恢復正常或回縮，肝區無壓痛或叩痛，肝功能正常，隨訪 6 ～ 12 個月穩定不變者）33 例，82.5%；有效（自覺症狀好轉，肝脾恢復正常或回縮，肝功能明顯好轉但未至正常，隨訪 6 ～ 12 個月穩定不變者）7 例，17.5%；血清 ALT 恢復正常天數為 18.7±4.3 天，住院天數為 20.4±5.1 天。

【經驗體會】近年來，C 型肝炎發病率呈日漸上升的趨勢，其臨床症狀、體徵常較輕或不典型，而以單項 ALT 持續或反覆升高為特點，且易於向慢性轉化，如何迅速促使 ALT 恢復正常並保持穩定，阻斷其慢性化進程是治療 C 型肝炎的關鍵。因此，筆者在辨證結合辨病的基礎上，借鑒治療 B 肝的經驗，認為濕、毒、瘀、虛是 C 型肝炎的主要病理因素，並據此自擬「益爾肝湯」治療。方中茵陳味苦微寒，清熱利濕，解毒降酶，能促進肝細胞再生，防止肝細胞壞死；虎杖、敗醬草解毒化瘀，能顯著降低血清 ALT 活性和減輕肝細胞脂肪變性，並抑制病毒繁殖；柴胡、丹參、鬱金疏肝解鬱，理氣活血，改善肝臟微循環，抑制肝組織纖維增生；女貞子補肝腎陰，能減輕粒線體和內質網變性，並加強肝臟解毒，為平穩降酶要藥；茯苓、白朮健脾益胃，能提高體液免疫功能，減輕肝細胞腫脹和氣球樣變；甘草清熱解毒，調和諸藥，能使血 ALT 活力明顯下降。總之，全方袪邪與扶正並施，袪邪而不傷正，補虛而不滯邪，開鬱而不熱，化瘀而不猛，剛柔相濟，相得益彰。故濕除毒解，瘀血可消，脾氣健運，邪去正安，則病自癒。

4.（樂氏）解毒活血湯 ❹

【藥物組成】垂盆草 40g，半邊蓮、白花蛇舌草、赤芍、丹參各 30g，鱉甲、穿山甲、茯苓各 15g。

【加減變化】黃疸指數高加茵陳、虎杖各 30g；白球蛋白倒置加川芎 10g；肝區疼痛加川楝子 20g，延胡索 30g；噁心加薑半夏 20g；腹脹加枳殼 15g，厚朴 10g；便秘加檳榔 20g，生大黃 10g；鼻衄、齒衄加仙鶴草 30g；納差加神麴、炒雞內金各 15g。

【功效】清熱解毒，活血祛瘀。

【適應症】C 型肝炎。

【用藥方法】每日一劑，水煎服，兒童酌減。每療程為 2 個月，共兩個療程。

【臨床療效】治療 C 型肝炎 18 例，其中顯效（自覺症狀消失，肝功能正常）14 例，其中 3 例 HCV–RNA 轉陰；好轉（自覺症狀好轉，ALT 下降 5% 以上）2 例；無效（未達到上述標準者）2 例。總有效率 88.9%。

【經驗體會】筆者認為，C 型肝炎病位在肝膽脾胃，病理變化為濕熱毒瘀。因外感濕邪或脾運失常，日久濕熱蘊積脾胃肝膽，氣血運行受阻。新病在經，久病入絡而見瘀象。

根據本病病理特點，擬解毒活血湯。方中垂盆草、半邊蓮、白花蛇舌草清熱解毒；赤芍、丹參活血祛瘀；鱉甲、穿山甲軟堅散積，活血祛瘀。諸藥用量較重，使濕清毒除，氣血暢行，病情好轉乃至康復。

5.C 肝煎 ❺

【藥物組成】紫丹參、豬苓、茯苓、薏苡仁各 10 ～ 50g，川芎、當

❹ 樂正華，〈解毒活血湯治療 C 型肝炎 18 例〉，《安徽中醫學院學報》，1996，(3)：32。

❺ 孫明輝，〈C 肝煎治療 C 型病毒性肝炎 48 例〉，《浙江中醫雜誌》，1996，(4)：149。

歸、炮山甲、陳皮、竹茹各 8 ～ 20g，白花蛇舌草、虎杖各 15 ～ 60g，蒲公英、敗醬草、板藍根、黃藥、山茱萸、木瓜各 12 ～ 30g，丹皮、赤芍、枳殼、甘草各 6 ～ 15g。

【加減變化】肝區疼痛加鬱金、延胡索、川楝子；納差腹脹加佛手柑、焦三仙；肢倦無力加黃耆、太子參；大便溏薄加車前子、山藥；齒鼻出血加茜草、旱蓮草、仙鶴草；舌苔白厚膩加藿香、佩蘭、白豆蔻；肢寒怕冷加仙靈脾、仙茅、菟絲子；頸面微血管擴張或肝掌、蜘蛛痣加生地、玄參；肝脾腫大加製鱉甲、生牡蠣；ALT 高加田基黃、夏枯草；γ－球蛋白高加雞血藤，同時重用炮山甲。

【功效】涼血解毒利濕，活血化瘀，調肝健脾補腎。

【適應症】C型病毒性肝炎。

【用藥方法】每日一劑，水煎分三次服。2 個月為一療程，恢復正常後需繼服 1 個月以鞏固療效，並定期複查。

【臨床療效】經三個療程治療，48 例中 10 例臨床治癒（抗－HCV 轉陰，主要症狀、體徵消失，肝功能、γ－球蛋白復常，肝脾恢復正常或穩定不變。隨訪半年，症狀、體徵穩定，復常指標無逆轉）；13 例有效（抗－HCV 轉陰，主要症狀消失，肝功能、γ－球蛋白復常，肝脾部分回縮或穩定不變。隨訪半年病情及復常指標穩定或有逆轉經治療後仍能恢復）；18 例好轉（抗－HCV 弱陽性或陽性，主要症狀明顯改善，肝功能、γ－球蛋白下降到原超出正常值一半以下，肝脾部分回縮或穩定不變。隨訪半年病情及恢復的指標仍穩定）；7 例無效（抗－HCV 陽性，症狀、體徵未改變，γ－球蛋白無好轉或有加重）。總有效率為 85.41%。

【經驗體會】C型病毒性肝炎，筆者認為多係疫毒之邪入於營血，留滯血脈，毒瘀久聚肝體，瘀熱、血熱、濕熱蘊阻脈絡，耗傷津液而成痰。病久必虛，肝病傳脾，而肝腎同源，終致肝脾腎俱虛。故自擬「C肝煎」，方中丹皮、赤芍、丹參、敗醬草、蒲公英、板藍根、虎杖、黃藥、

白花蛇舌草涼血解毒；豬苓、陳皮、竹茹、枳殼祛濕化痰；川芎、炮山甲、赤芍活血化瘀；山茱萸、木瓜、茯苓、薏苡仁健脾補腎柔肝。諸藥配伍，共奏涼血解毒、祛濕化痰、活血化瘀、調肝健脾補腎之功。另外對伴有肢倦無力的 28 例患者逐漸加大黃耆、太子參、薏苡仁、茯苓的劑量，不僅未出現 ALT 的波動，反而有助於 ALT 的恢復。本方長期服用，未發現副作用。

6. 健肝寧 ❻

【藥物組成】葛根 30g，黨參 30g，茯苓 15g，藿香 10g，板藍根 15g，柴胡 10g，青皮 9g，蜂房 10g，田基黃 30g。

【功效】健脾益氣，疏肝，化濁降酶。

【適應症】慢性 C 型肝炎。

【用藥方法】日一劑，加水 600ml，煎至 200ml，取汁口服，每日二次。1 個月為一療程。

【臨床療效】23 例中，臨床治癒 5 例，占 21.74%；顯效 7 例，占 30.43%；好轉 5 例，占 21.74%；無效 6 例，占 26.08%。對臨床症狀的療效：對主症胸脅脹痛消除 12 例，占 52.17%，腹脹消除 16 例，占 69.13%，食納增加 18 例，占 73.91%。對抗–HCV 指標的改變：治療前本組病例做抗–HCV 檢測陽性，部分病人連續檢測二～三次均屬陽性。服藥一療程後轉陰 1 例，占 4.35%，兩個療程後轉陰 5 例，占 21.74%。半年後追訪其中 1 例抗–HCV 轉陽，再服三個療程後轉陰。對 ALT 復常率的變化：23 例治療前 ALT 均不正常，大部分 ALT 反覆波動或持續不降，治療 1 個月、2 個月、3 個月 ALT 復常率分別為 34.78%、17.39%、21.74%。

【經驗體會】慢性 C 型肝炎屬於中醫「脅痛」、「腹脹」、「虛勞」範疇。此病多以脾虛為主，肝鬱次之。故治療用健脾益氣的黨參、茯苓等

藥；配葛根升提脾氣；藿香醒脾和胃；柴胡、青皮疏肝理氣；田基黃、蜂房清熱解毒。共奏益氣扶正、健脾疏肝、化濁降酶之效。用「健肝寧」治療 C、B 型複合型肝炎 2 例，抗–HCV 轉陰，而 HBsAg、HBeAg 陽性未轉，療效之異可認為「健肝寧」對改善 C 型肝炎的病理變化有作用。

7. 赤白桃虎湯 ❼

【藥物組成】赤芍、虎杖、丹參、薏苡仁各 20g，白花蛇舌草 30g，桃仁、茯苓各 15g，水牛角（先煎）50g，柴胡 12g，大黃 8g，生甘草 6g。

【加減變化】肝區疼痛者加延胡索 20g，川楝子 12g；納呆甚者加山楂、生麥芽各 15g；黃疸重者加車前草 30g，敗醬草 20g；腹脹甚者加枳殼 12g，陳皮、川厚朴各 10g；肝大者加鱉甲（先煎）、穿山甲（先煎）各 25g；齒衄、鼻衄者加三七粉（沖服）4g，旱蓮草 20g；眠差者加炒酸棗仁 10g，夜交藤 15g。

【功效】清熱祛濕，解毒涼血，活血通絡，疏肝健脾。

【適應症】慢性 C 型肝炎。

【用藥方法】上藥每日一劑，水煎分三次服。3 個月為一個療程，共治療一～二個療程。

【臨床療效】27 例中，痊癒（治療後抗–HCV 和 HCV–RNA 轉陰，肝功能正常，臨床症狀消失）5 例；顯效（抗–HCV 和 HCV–RNA 陽性，肝功能正常，臨床症狀明顯好轉）8 例；有效（抗–HCV 和 HCV–RNA 陽性，肝功能正常，臨床症狀部分好轉）6 例；無效（抗–HCV 和 HCV–RNA 陽性，肝功能和臨床症狀無明顯好轉）8 例。

【經驗體會】C 型肝炎的病因中醫認為主要是濕熱毒邪，但其毒性較強，病邪潛伏較深，易深入營血，如發現血中 C 肝病毒含量很低，可

---

❼ 何妙嬋，〈赤白桃虎湯治療慢性 C 型肝炎 27 例臨床療效觀察〉，《新中醫》，1996，(9)：47。

是其致病性較強，表現在血清轉氨酶異常持續時間長，且易波動，對常用降酶藥物效果不明顯，慢性化率和肝硬化率高，演變成肝硬化和肝癌的速度快。故治療中要重用清熱袪濕、涼血解毒之品。慢性 C 肝邪毒易瘀阻血絡，常伴血瘀證，如脅下結塊，血痣赤縷，面色晦暗，脅肋刺痛和舌質黯紅等症發生率較高。現代醫學研究也發現慢性 C 型肝炎，即使在慢遷肝階段也可出現肝細胞間隙大量的膠原原纖維或基底膜樣物質的沉積，而 B 型肝炎時一般在肝硬變前後才出現此病理現象；血中反映纖維化程度的重型前膠原體含量明顯高於 B 肝。這些病理需要重用活血通絡之品，以阻止慢性 C 肝演變成肝硬化。因此，筆者認為慢性 C 型肝炎病機是濕熱毒盛，深入營血，瘀血阻絡，肝鬱脾虛。治療宜採用清熱袪濕，解毒涼血，活血通絡，疏肝健脾之法。「赤白桃虎湯」方中水牛角清熱涼血解毒，功似犀角；赤芍有涼血活血雙重功效，既加強水牛角的涼血作用，又與桃仁、丹參共奏活血通絡之功；大黃為通腑瀉熱袪濕和活血化瘀退黃之要藥；虎杖、白花蛇舌草清熱解毒有抗病毒作用；茯苓、薏苡仁利尿滲濕，誘導濕熱毒邪從下焦排出；柴胡疏肝理氣入肝經，可引藥直達病所；生甘草清熱解毒，調和諸藥。諸藥合用，頗合病機，使濕熱毒邪得除，血脈通暢，氣機調和，故有較好效果。

8. 強肝解毒湯 ❽

【藥物組成】黃耆、白花蛇舌草、蒲公英、薏苡仁、丹參各 30g，太子參、茯苓、赤芍、苦參、虎杖、蚤休各 15g，當歸 10g。

【加減變化】肝脾濕熱為主者，原方去黃耆、太子參，加茵陳、山梔子、車前子、敗醬草；若濕熱纏綿，致濕鬱痰聚者原方去黃耆，加佩蘭、橘絡、清半夏；若以肝鬱脾虛為主，原方去苦參、蚤休、赤芍，加炒白朮、淮山藥、炒枳殼、醋柴胡；若濕熱相搏，耗傷肝陰，原方去苦參、丹參，加女貞子、枸杞子、烏梅、甘草；若濕熱內遏，煎熬陰血，

❽ 梁啟明，〈強肝解毒湯治療 C 型肝炎 26 例〉，《新中醫》，1996, (10): 48。

血熱妄行，原方去黃耆、丹參、當歸，加青黛、白茅根、炒丹皮、生地；若濕熱阻滯，肝絡瘀阻明顯，原方加蒲黃、五靈脂、製大黃；兼有肝脾腫大者再加炙鱉甲、穿山甲；轉氨酶持續難降時，酌加葛根、五味子、垂盆草。

【功效】清利和化，調肝健脾，化瘀解毒。

【適應症】C型肝炎。

【用藥方法】每日一劑，水煎分二次服，3個月為一個療程，平均治療兩個療程。

【臨床療效】26例中，痊癒（抗-HCV轉陰性，肝功能正常，臨床症狀和體徵消失，隨訪1年無復發）6例；顯效（抗-HCV弱陽性，肝功能正常，臨床症狀基本消失，隨訪1年以上無復發）9例；有效（抗-HCV陽性，臨床症狀明顯減輕，肝功能明顯好轉接近正常，隨訪半年以上穩定不變者）8例；無效（達不到有效標準者）3例。總有效率88.5%。

【經驗體會】C型肝炎主要通過血液和血製品傳播散發，為輸血後肝炎的主要病源。其病理和臨床表現類似B肝，症狀相對較輕，但病情易反覆遷延轉為慢性，亦易發生肝硬變和肝癌。目前西醫治療類同B肝，主要從抗病毒、調節免疫及改善和恢復肝功能等三個方面著手，然療效不盡人意。中醫認為濕、毒、熱、瘀、虛為基本病理變化，而臨床中又以濕熱蘊結、鬱久不解、阻滯肝絡、肝脾失調、氣陰兩虛為最主要病理轉機。故C肝病人多見有舌苔黃膩消退緩慢，轉氨酶易持續增高或反覆波動，舌質呈暗紅色，甚者邊有瘀斑等濕熱瘀毒膠著難解之病象。

針對以上病理特點，筆者採用具有清利和化、調肝健脾、化瘀解毒作用的「強肝解毒湯」為治而收效。是方以苦參、虎杖、白花蛇舌草、蒲公英等清化濕熱，解毒降酶。已有藥理研究表明，該類藥既能抑制和清除肝炎病毒，又能降低血清轉氨酶活性，減輕肝細胞變性壞死，促進再生修復；以丹參、赤芍、「失笑散」（即蒲黃、五靈脂）、穿山甲等活血

化瘀，軟肝散結，促進肝臟微循環和蛋白合成，降解（降低、分解之意）膽紅素，抑制肝組織纖維增生；以參耆、苓朮類強肝健脾扶正祛邪，具有提高細胞和體液免疫，誘生干擾素等作用。諸藥配合，使濕熱清，瘀毒消，氣血暢，肝脾和，具有類似於現代醫學抗病毒、免疫調控、恢復肝功能等綜合治療作用，且無明顯副作用，故病易向癒。

9.（孫氏）清肝湯 ❾

【藥物組成】雙花、連翹、白花蛇舌草、白朮、茯苓各 25g，枸杞子 30g，黃芩、甘草各 15g，木香 10g。

【加減變化】若伴有食慾不振，舌體胖大有齒痕，脈沉，在主方基礎上加山藥、葶藶子各 25g，健脾利濕；若伴有噁心，舌苔白膩，脈數，主方加澤瀉、龍膽草各 25g，清利濕熱；若伴有腹脹，舌質紫，脈澀，主方加萊菔子 25g，三棱 7.5g，莪朮 7.5g，活血化瘀理氣；若伴有黃疸，主方加茵陳蒿 30g，黃蘗 20g，清熱利濕退黃；伴肝脾腫大者，主方加三棱、白朮各 10g，檳榔 20g，破血化瘀，行氣利水。

【功效】清熱解毒，利濕健脾，疏肝補腎。

【適應症】C 型肝炎。

【用藥方法】水煎服，每日一劑，首煎與複煎各取汁 100ml 混合後分二次溫服。1 個月為一療程，共觀察一～二個療程。

【臨床療效】治療 C 型肝炎 20 例，其中痊癒（症狀消失，肝功能恢復正常，抗-HCV 轉為陰性）7 例；好轉（症狀消失，肝功能恢復正常，抗-HCV 仍有陽性）12 例；無效（達不到好轉標準）1 例。痊癒患者中，服藥一療程者 2 例，服藥二療程者 3 例，服藥時間最短者 2 例，僅服二十劑；好轉及痊癒患者共 19 例，均為有效。總有效率為 95%，治癒率即 C 肝病毒轉陰率為 35%。

【經驗體會】C 肝發病機理複雜，西醫除干擾素、胸腺肽外尚無其

---

❾ 孫雪英等，〈清肝湯治療 C 型肝炎 20 例〉，《中醫藥學報》，1997，(2): 17。

他更有效的藥物。中醫辨證 C 肝屬於脅痛範疇，濕熱疫毒及肝鬱脾虛、肝腎陰虛為基本病因病機。「清肝湯」以雙花、連翹、白花蛇舌草為主清熱解毒；黃芩利濕；白朮、雲苓健脾；木香疏肝理氣；枸杞子補腎；甘草調和諸藥。全方清熱解毒、利濕健脾、疏肝補腎兼顧，並隨證加減，對治療 C 型肝炎取得很好的療效。

10. 升麻葛根湯 ❿

【藥物組成】升麻、葛根、白芍、甘草。

【加減變化】若黃疸重者，加茵陳、赤芍；脅痛者，加鬱金、延胡；口苦、便秘者，加大黃、龍膽草；脅下痞塊觸之痛者，加三棱、莪朮、醋鱉甲；心煩失眠者，加黃連、梔子；噁心、納差者，加半夏、竹茹、焦三仙。

【功效】清熱解毒祛瘀。

【適應症】C 肝。

【用藥方法】每日一劑，水煎服。

【臨床療效】治療 C 肝 78 例，其中顯效（臨床症狀消失，肝功能恢復正常）38 例，占 48.7%；有效（臨床症狀明顯改善，肝功能基本恢復正常）28 例，占 35.9%；無效（未達到上述標準）12 例，占 15.4%。總有效率 84.6%。

【經驗體會】中醫學本無 C 肝一病，而是將其包含在「黃疸」、「脅痛」、「積聚」等病之中。其主要為濕熱邪毒外侵，由表入裏，鬱而不達，內阻中焦，脾胃運化失常，濕熱毒邪交蒸於肝膽，不能瀉越，肝失疏瀉而病；肝失疏瀉，而致氣機阻滯，升降失常，氣滯則血瘀；肝又主藏血，濕熱毒邪久淫於肝，而致熱結血瘀。

中醫在治療疾病歷來重視祛邪一法，認為邪去正才能復，筆者在立

---

❿ 李光等，〈升麻葛根湯加複方丹參注射液治療 C 肝 78 例〉，《河南中醫藥學刊》，2001，(2)：36。

法中即以此為要旨,「升麻葛根湯」本為辛涼發表透疹之主方,其功效為祛邪外出。痲疹、C 肝同屬邪毒外侵而發病,而據現代醫學研究,二者又同為病毒感染。鑒於此,方中重用升麻,最大量可用 45g,以辛涼透表,清熱解毒;葛根解熱生津,發表祛毒;配用「複方丹參注射液」,丹參為活血化瘀之主藥,又有涼血解毒之功效,其複方製劑靜脈點滴,直入血分,更能起到清營涼血、活血祛瘀之功效。兩法並用,共奏清熱解毒祛瘀之效用,邪去正安,則臨床諸症消失,肝功能恢復正常。

第四章　E型肝炎

1. 利濕活血湯 ❶

【藥物組成】茵陳 20～30g，茯苓 15g，車前子 15g，大黃 10g，丹參 15～20g，赤芍 15～20g，連翹 15g，板藍根 15g，鬱金 12g。

【功效】利濕活血，清熱解毒。

【適應症】E型病毒性肝炎。

【用藥方法】日一劑，水煎分二次溫服，4週為一療程。

【臨床療效】32 例患者一個療程結束後，痊癒（患者症狀消失，肝臟回縮、大小正常、無叩擊痛，黃疸消退，肝功能試驗正常）30 例，占 93.7%；好轉（主要症狀消失或明顯好轉，無明顯叩擊痛或壓痛，肝功能指標 TBIL 及 ALT 等下降 50% 以上，但未完全復常）2 例，占 6.3%。其中 20 例患者隨訪 2～6 個月無復發。

【經驗體會】E 肝屬於中醫「黃疸病」範疇，多因飲食不潔，感受外邪，致脾胃損傷，濕濁內生，蘊而化熱，鬱蒸肝膽，氣滯血瘀而引起。其病理因素關鍵是濕與瘀。雖然 E 肝與 A 肝病理與表現相似，但臨床所見 E 肝往往較 A 肝患者消化道症狀為重，黃疸較深，亦即濕瘀之象較明顯。因此臨床治療中筆者主要採用利濕活血，並清熱解毒法，取得了較好效果。方中茵陳性味苦寒，清熱利濕，疏肝利膽，為退黃要藥；茯苓、車前子利尿滲濕；大黃清熱燥濕，活血退黃；以上四味用為主藥。配丹參、赤芍增強活血之功，連翹、板藍根清熱解毒，鬱金疏利肝膽。諸藥合用，使濕熱瘀毒祛除，肝膽疏瀉正常，氣血通暢，則邪去病癒。

---

❶ 劉成海，〈利濕活血法治療 E 型病毒性肝炎 32 例〉，《江蘇中醫》，1995，(4)：4。

　　雖然 E 肝大都屬於自限性疾病，但其既可散發，又能流行，給病人身體健康帶來損害，甚者（主要是對孕婦）造成生命危險。目前 E 肝疫苗尚在研製之中，人們對 E 肝還缺乏特異有效的防治措施。因此，除注意飲食、飲水衛生之外，應積極從中醫藥中尋找有效的防治方法，促進 E 肝患者的康復，預防 E 肝的發生及傳播。另應指出，用本法治療取得較好療效僅是針對單純性 E 肝而言，E 肝與其他肝炎病毒重疊感染時，病變機理複雜，病情較重，僅僅一法一方難以奏效，應根據具體情況，採用中西醫結合方法治療。

2.茵芍退黃湯 ❷

　　【藥物組成】茵陳 50g，赤芍 30g，山梔 15g，生大黃 15g，金錢草 30g，海金沙（包煎）20g，白芍 15g，鬱金 15g，敗醬草 30g，生熟薏苡仁（各）30g，豬苓、茯苓各 30g，炙雞內金 15g，生甘草 5g。

　　【加減變化】舌苔膩，加砂蔲仁各 6g，炒白朮 20g，生楂肉 30g；發熱，加金銀花 30g，柴胡 10g，黃芩 15g；舌質紅，加山萸肉 15g，生地 30g。

　　【功效】活血祛瘀，疏肝利膽。

　　【適應症】E 型病毒性肝炎。

　　【用藥方法】每日一劑，水煎濃縮成 300ml，分二次服，4 週為一療程，少數消化道症狀較重者，臨床給予補充液體（葡萄糖，維生素 B、C）等。

　　【臨床療效】80 例患者服藥 1 週後，70 例患者症狀減輕，2～3 週後 72 例患者黃疸消退 (TBIL<17.1$umol/L$)，4 週後 76 例 ALT 恢復正常 (ALT<40u/L)，治療前後 A/G（血清白蛋白與球蛋白比值）無明顯變化。一個療程結束後，痊癒（患者症狀消失，肝臟回縮，黃疸消退，肝功能

---

❷ 朱浩然，〈茵芍退黃湯治療急性黃疸型 E 型病毒性肝炎 80 例〉，《南通醫學院學報》，1995，(4)：568。

檢查正常）76 例，占 95%；好轉（主要症狀消失或明顯好轉，肝功能檢
查指標 TBIL 及 ALT 等下降 50% 以上，但未完全恢復正常）4 例，占 5
%。

【經驗體會】急性黃疸型 E 型病毒性肝炎屬中醫「黃疸」範疇，濕
熱相搏，瘀熱在裏，是其重要病機。《金匱要略》提示，退黃除注重清熱
化濕外，尚需參用活血祛瘀之品，現代醫學認為，包括急性肝炎在內的
各型肝炎均有不同程度的微循環障礙，臨床上 A 肝、E 肝雖有類似表現，
但 E 肝往往黃疸持續時間較長，多伴皮膚搔癢，大便呈陶土色等瘀膽表
現，故活血祛瘀、疏肝利膽尤為重要。「茵芍退黃湯」中重用茵陳、赤芍，
茵陳為退黃之專藥，赤芍涼血散瘀，消除瘀熱，梔子清利三焦，大黃蕩
滌腸胃，佐以金錢草、廣鬱金、海金沙、雞內金、敗醬草疏利肝膽，利
濕活血，白芍抑肝護陰，生熟薏苡仁、豬苓、茯苓健脾祛濕，使邪有出
路，黃疸自退，諸症緩解。

3.清熱化濕活血湯 ❸

【藥物組成】苦參 30g，黃芩 30g，山梔 15g，茵陳 30g，陳皮 12g，
薏仁 30g，茯苓 15g，丹參 30g，製川軍 15g，生山楂 30g，雞內金 30g，
生川軍 15g（後下）。

【加減變化】濕熱內蘊，中焦受阻，胃失和降而見噁心、嘔吐明顯
加薑半夏、薑竹茹、白朮；腹脹明顯加枳殼、砂仁、蘇梗；乏力、腰膝
酸軟加桑寄生、懷牛膝；肝區隱痛加鬱金、延胡、川楝子；寐差加棗仁、
夜交藤；黃疸較深，見身目黃染明顯，溲赤加赤芍、葛根。

【功效】清熱化濕，活血化瘀。

【適應症】E 型病毒性肝炎。

【用藥方法】每日一劑，水煎服，每日二次。

---

❸ 王雨荪等，〈清熱化濕活血化瘀治療 E 型病毒性肝炎 30 例〉，《上海中醫藥雜
　　誌》，1995，(5): 9。

【臨床療效】30 例患者治療一個療程後，臨床治癒（抗–HEV 轉陰性，肝功能正常，臨床症狀、體徵消失）20 例，占 66.7%；顯效（抗–HEV 弱陽性，肝功能正常，臨床症狀、體徵消失）5 例，占 16.6%；有效（抗–HEV 陽性，肝功能正常，臨床症狀、體徵明顯好轉）2 例，占 6.7%；無效（抗–HEV 陽性，肝功能異常，臨床症狀、體徵明顯）3 例，占 10%。總有效率為 90%。

【經驗體會】E 型病毒性肝炎是通過腸道傳播的急性傳染性肝炎，其病機是濕熱蘊結，兼有血瘀，急性 A 型病毒性肝炎雖同以濕熱為主，但臨床表現有所不同，急性 A 型病毒性肝炎初期以發熱為主，E 型病毒性肝炎臨床表現以納呆、尿黃、乏力、噁心為主症。濕熱互結，氣血運行受阻，則每見有瘀血之症如舌質暗，面色晦暗，脈弦等。故本病的病機為濕、熱、瘀、毒。臨床表現以胃腸道症狀為主，兼有瘀證。

根據 E 型病毒性肝炎其病因病機表現為濕、熱、毒、瘀互結於肝膽的特點，按照中醫辨證辨病相結合的理論，筆者採用清熱化濕，活血化瘀為主，創制了此基礎方，方中重用苦參，苦參一味，既可清熱，又可涼血活血，《本草正義》言：「苦參，大苦大寒，退熱瀉降，蕩滌濕火，其功效與芩、連、龍膽皆相近，……較之芩、連力量益烈。」動物試驗表明，用苦參提取生物鹼對大鼠四氯化碳中毒性肝炎有一定降酶作用。並以黃芩、山梔、茵陳清熱解毒，陳皮、薏仁、茯苓和胃化濕。另按《聖濟總錄》之說：「毒熱內瘀，則變為瘀血。」故在清熱化濕藥運用的基礎上，酌加活血化瘀之品，而起事半功倍之效，方中丹參、製川軍、生山楂清熱活血，經現代藥理研究可協助清除免疫複合物，以減輕免疫複合物對機體的損害，促進炎性滲出物的吸收，抑制纖維組織增生，防止或減少肝被膜炎症性黏連，防止肝炎治癒後遺留的長期肝區疼痛。

4.養陰健脾湯 ❹

❹ 周光，〈養陰健脾湯治療 E 型病毒性肝炎 18 例〉，《陝西中醫》，1997, (7): 294。

【藥物組成】北沙參、玉竹、蒲公英各 12g，麥冬、廣鬱金、茯苓各 10g，薏仁、茵陳各 30g，綠萼梅、生甘草各 6g，山藥 15g。

【加減變化】脾虛明顯加石蓮肉 10g，生麥芽 30g；濕熱未清加龍膽草 6g，黃芩 6g；肝鬱甚者加炒白芍 12g，陳皮 6g。

【功效】養陰疏肝，健脾清熱。

【適應症】E型肝炎。

【用藥方法】水煎服，每日一劑，三十劑為一療程，一般服三～六療程。

【臨床療效】18 例中 9 例治癒（自覺症狀消失，肝恢復正常或明顯回縮，肝區無明顯壓痛或叩痛，肝功能檢查正常，隨訪 1 年無復發），6 例基本治癒（符合治癒標準，隨訪半年無復發），2 例好轉（主要症狀消失，肝腫大無變動，無明顯壓痛及叩痛，肝功能正常或輕微異常），1 例無效（症狀、體徵、肝功能檢查治療前後無改變）。總有效率 94.4%。

【經驗體會】E型肝炎起病急，多伴黃疸，濕熱蘊結肝膽，薰蒸脾胃為其主要病理變化。熱蘊日久易損肝陰，濕困不解亦傷脾土。雖經合理的休息治療，濕熱火毒之象可逐步化解，但部分患者肝陰暗耗，脾運已傷，故臨床上出現陰分不足失於濡潤之象及脾運不強輸布失司的見症，且呈遷延不解之勢。

根據本病病機特點，筆者順沙參麥冬湯意化裁成「養陰健脾湯」，以沙參、麥冬、玉竹柔養肝陰而不滋膩礙脾，山藥、薏仁、茯苓健運脾氣又防苦燥傷陰；蒲公英、茵陳清化餘邪；鬱金、綠萼梅疏理肝氣。全方性味平和，久服未見不良反應。本組病例服用一療程後症狀即見明顯好轉，肝功能逐步改善，堅持服完三～六療程者，均能達到基本治癒標準。

5.清肝活血湯 ❺

【藥物組成】茵陳 30g，苦參 20g，金錢草 30g，板藍根 20g，虎杖

❺ 韓金水，〈「清肝活血湯」治療 E型肝炎 48 例〉，《江蘇中醫》，1998, (3): 24。

15g，茯苓 15g，白朮 l0g，雞內金 8g，車前子（包）12g，赤芍 30g，丹參 20g。

【加減變化】兼有腹脹者加枳實；脅肋疼痛者加川楝子、鬱金；大便乾結者加生軍（後下）；噁心嘔吐者加製半夏；皮膚瘙癢、大便呈灰白色者加參三七粉（分沖）、當歸、防風。

【功效】清熱利濕，活血運脾。

【適應症】E 型肝炎。

【用藥方法】1 日一劑，加水煎二次，每次取汁 200～250ml，溫服。同時配合輔助治療：「複方益肝靈」四片，1 日三次；「施爾康」一片，1 日一次；噁心、嘔吐等消化道症狀明顯者，臨時予靜脈補液（葡萄糖水、維生素和電解質）。

【臨床療效】治療 48 例，治癒（自覺症狀及體徵消失，肝功能恢復正常）42 例；好轉（自覺症狀消失或明顯好轉，體徵改善，肝功能接近正常）4 例；無效（症狀、體徵及肝功能均無好轉或加重，改用他法治療者）2 例。總有效率為 95.8%。

【經驗體會】E 型病毒性肝炎是經糞—口傳播的急性消化道傳染病，屬中醫「黃疸」、「脅痛」範疇，病理因素為濕、熱、瘀，臨床以上腹飽脹、噁心嘔吐、尿黃發熱、四肢乏力、皮膚鞏膜黃染和肝功能異常為主要表現。部分患者見脅肋疼痛、全身瘙癢和灰色大便。治療宜清熱利濕，活血運脾。「清肝活血湯」中茵陳、苦參、金錢草、板藍根、虎杖清利肝膽濕熱；茯苓、白朮、雞內金健脾助運；車前子淡滲利濕，使濕熱從小便排出；赤芍、丹參活血柔肝。從現代藥理角度分析，本方具有抗病毒、消炎利膽、改善肝臟血液循環和促進消化之功效，故在消除臨床症狀、體徵及肝功能復常方面效果顯著。

E 型肝炎雖多屬自限性疾病，但易與 HBsAg 陽性和其他肝炎發生重疊感染。一旦發生，臨床症狀顯著加重，肝功能損害明顯，重者可發生

急性或亞急性肝衰竭。臨床觀察顯示,「清肝活血湯」能縮短 E 型肝炎病程,對防止重疊感染後肝衰竭的發生效果顯著。

第五章　小兒黃疸性肝炎

1. 茵陳赤虎湯 ❶

【藥物組成】茵陳、赤芍各 20g，山楂、板藍根、紫草、夏枯草各 10g，金錢草、虎杖、垂盆草各 12g，白茅根（或玉米鬚）15g。

【加減變化】兼見大便秘結，脈弦數加大黃、梔子；脅痛較甚加柴胡、鬱金、川楝子；肝脾腫大質硬者加澤蘭、鱉甲；神昏譫語配服「安宮牛黃丸」。

【功效】清熱利濕，疏肝散瘀退黃。

【適應症】小兒黃疸性肝炎。

【用藥方法】劑量可根據年齡增減。每日一劑，水煎分早、中、晚三次服完。

【臨床療效】64 例患者經治療，治癒 58 例，占 90.9%，有效 4 例，無效 2 例。總有效率 96.9%，平均治癒時間為 53 天。

【經驗體會】小兒黃疸性肝炎，大都見於學齡或學齡前兒童，2 歲以內的患兒較少。秋冬季節發病率較高。其病機為肝的陰陽失調。肝體陰而用陽，以陰為體陽為用，病態時多為陽常有餘，陰常不足。濕熱疫毒，從表入裏，濕熱交蒸於肝膽，不能瀉越，以致肝失疏瀉，膽汁外溢，浸淫肌膚，下流膀胱，使身目小便俱黃。

「茵陳赤虎湯」清熱利濕，疏肝散瘀退黃。方中茵陳、赤芍、虎杖為主藥；茵陳用於濕熱黃疸，有苦瀉下降，功專清利濕熱，為治黃疸之要藥，對於濕熱薰蒸而發黃疸的病症配伍應用；赤芍苦微寒入肝經，可

---

❶ 王西周，〈茵陳赤虎湯治療小兒黃疸性肝炎 64 例小結〉，《陝西中醫》，1987, (5): 214。

清熱涼血，活血散瘀，能降低血漿中血栓素 B2 (TXB2)，改善肝臟微循環，重用赤芍對瘀膽型肝炎退黃有顯效；虎杖有清熱解毒，祛風利濕，活血通絡的作用，其煎劑，能促進肝細胞修復、再生及減輕炎症等，使黃疸消退，肝功能恢復正常，對於急慢性肝炎退黃及改善肝功能有較好的作用。本方中其他諸藥對於其主藥均有協同作用。

2.板藍根解毒湯 ❷

【藥物組成】板藍根、連翹、茵陳各 20 ～ 30g，蒲公英、丹參、白茅根各 15 ～ 20g，當歸 12 ～ 15g，龍膽草 6 ～ 9g，焦三仙各 12g，甘草 6g。

【加減變化】體溫超過 38.5 ℃者加柴胡、葛根；噁心較重者加半夏、藿香；黃疸指數高於 60 單位者加金錢草，或加赤芍、葛根；經治療 GPT 下降，黃疸消退，而麝濁、麝絮明顯陽性者（TTT 9 單位以上，TFT (++) 以上）主方中去蒲公英、龍膽草、茵陳、白茅根，加黃精、鬱金、澤瀉；服主方 1 個月 GPT 仍未降至正常者，主方中去丹參、當歸、龍膽草，加葛根、升麻、白芍。

【功效】清熱利濕解毒，涼血活血養血。

【適應症】小兒急性肝炎。

【用藥方法】每日一劑，水煎二次，分三～五次服。7 歲以下小兒劑量酌減。

【臨床療效】治療小兒急性肝炎 262 例，治癒（隔離期滿（發病之日算起 3 週），主要症狀消失，肝脾恢復正常，或明顯回縮，肝區無明顯壓痛及叩痛，肝功能恢復正常，並隨診一年無異常改變者）202 例，占 77.1%；基本治癒（已達到臨床治癒之前四項，而隨診不足一年者）49 例，占 18.7%；有效（治療 2 個月，主要症狀消失，肝脾回縮至正常，但麝

---

❷ 蔣森，〈板藍根解毒湯治療小兒急性肝炎 262 例臨床小結〉，《山西中醫》，1988，(1)：22。

濁、麝絮未恢復正常者）8 例，占 3.1%；無效（經用本方治療 3 個月，肝功能未全部恢復正常或有反復者）3 例，占 1.1%。其中服本方 2 週主要症狀、體徵消失，肝功能全部恢復正常者 69 例，占 26.3%。服本方 3 週達到臨床基本治癒標準者 158 例，占 60.3%。

【經驗體會】急性肝炎屬中醫「黃疸」、「脅痛」範疇。其主要病機為濕熱毒邪，侵襲肝膽，深入血分，以致肝膽濕熱，血熱血瘀，三焦氣化失司，病在小兒多兼飲食停滯。故主方中選板藍根、連翹、蒲公英清熱解毒；茵陳、白茅根利濕清熱；龍膽草清熱燥濕；丹參、白茅根涼血活血，佐以焦三仙消食化滯。藥證切合，故獲良效。

筆者體會，板藍根、連翹、蒲公英、龍膽草及葛根、升麻、柴胡等藥對非 B 型肝炎有較好的降酶作用，並未發現反跳現象；丹參、當歸、黃精、板藍根、鬱金、澤瀉等藥對非 B 型肝炎降絮、降濁作用可靠。

主方中清熱利濕解毒，涼血活血養血同施，具有退黃、降酶、降濁、降絮的效果。筆者體會，病初，黃疸、GPT 明顯升高時，應以清熱利濕解毒為主，治療 1 週左右，黃疸、GPT 明顯下降後，則應改為養血活血降濁降絮為主，這樣多數病例治療 3 週，各項肝功能即可同時恢復正常，對於縮短療程具有一定意義。

值得指出的是，本組 58 例患兒，病初因發熱、厭食而就診，52 例醫者均按「感冒」處理，結果不但延誤診斷，而且加重肝臟負擔，使病情加重。因此，對於無其他原因而解釋的發熱、厭食、血象不高的患兒，應詳細詢問肝炎接觸史，小便顏色，仔細進行肝臟觸診，對可疑者應及時檢查肝功能，這樣對提高診斷率和治癒率具有重要意義。

大部分患兒服本方 5～7 天後，脾氣初醒，食慾銳增，此時家長一定要控制其食量，以防止食滯傷脾，而出現厭食、腹脹等症狀。本方劑量雖大，但療程短，療效高，並未發現苦寒傷脾及其他任何副作用。

3.活血截黃湯 ❸

【藥物組成】酢漿草 15 ～ 30g，綿茵陳 15 ～ 24g，茯苓、丹參各 15g，薏苡仁、滑石各 18g，鬱金 6 ～ 9g，赤芍、山楂各 10g，生甘草 3g。

【加減變化】發熱加黃芩、蒲公英；小便短黃甚者加車前子；嘔吐加半夏、竹茹；納呆腹脹加麥芽、穀芽、枳殼；脅痛甚加白芍；大便秘結加虎杖。

【功效】清熱化濕，活血化瘀。

【適應症】小兒急性黃疸型肝炎。

【用藥方法】日一劑，水煎分早晚分五次服。

【臨床療效】治療 215 例，其中治癒（治療 6 ～ 10 天，自覺症狀全部消失，肝腫大恢復正常，肝區無壓痛或叩擊痛，肝功能已正常）208 例，占 96.74%；好轉（主要症狀消失或顯著好轉，肝腫大縮小，肝功能明顯好轉）4 例，占 1.86%；無效 3 例。總有效率為 98.6%。其中服藥六～九劑治癒者 157 例，十～十二劑 51 例。黃疸平均 2 ～ 5 天消退。

【經驗體會】小兒急性黃疸型肝炎屬中醫「黃疸」範疇，其發病機理為外感濕熱疫毒或素體脾虛，飲食不節，濕熱內蘊，薰蒸肝膽，瘀熱血脈，膽汁瀉越，而致黃疸。總之，濕熱鬱結，氣滯血瘀是小兒黃疸的主要發病機制，故清熱化濕，活血化瘀是本病的主要治療大法。「活血截黃湯」以酢漿草、綿茵陳、滑石、茯苓清熱化濕，通利小便；山楂、丹參、赤芍、鬱金活血退黃，俾熱清濕化，黃染自去。本方充分體現了「治黃必治血，血行黃易卻」之要旨。本方退黃利尿作用顯著，服用二～五劑黃疸及臨床症狀明顯消退與改善，卻未見任何副作用。應用活血法較單純用清熱化濕法效果好，具有退黃快、病程短、療效捷等特點，尤其對小兒肝炎的預後及轉歸起到良好的作用。活血化瘀法有祛瘀生新，改

---

❸ 趙偉強，〈活血截黃湯治療小兒急性黃疸型肝炎 215 例〉，《四川中醫》，1988，(4)：20。

善肝臟微循環，促進肝細胞的恢復和再生之功，對軟縮肝脾、降酶降濁有顯著效果。

　　筆者在治療肝炎時必用酢漿草。本品味酸性寒，功擅清熱解毒，活血散瘀，利濕退黃。《神農本草經》謂其：「主熱煩滿，定志益氣，利水道。」《貴陽民間藥草》：「清熱利尿接骨，治尿結黃疸。」根據長期臨床摸索，酢漿草治療小兒肝炎較茵陳、垂盆草效好，它既能清熱化濕，又善於活血祛瘀，退黃降酶，故謂本品乃為治黃之要藥。

4.化疸復肝湯 ❹

　　【藥物組成】茵陳 180g，金錢草 90g，鬱金 60g，甘草 15g，紅糖（量不限）。

　　【功效】清熱解毒利濕，活血化瘀解鬱。

　　【適應症】小兒急性黃疸型肝炎。

　　【用藥方法】水煎服，5 天一劑，1 日三至五次，當茶沖糖飲之。

　　【臨床療效】250 例經服本方治療後，全部治癒（症狀、體徵先後消失，肝功能複查恢復正常）。其中服三劑 112 例，服四劑 97 例，服五劑 34 例，服六劑 5 例，服八劑 2 例，總治癒率為 100%。三年後隨訪 50 例未見復發。

　　【經驗體會】本方藥少，量大力專。方中茵陳善清熱利濕，利膽退黃，特別是對清肝膽之熱兼理肝膽之鬱尤著，使膽汁盡入小腸而出；金錢草增強茵陳除濕退黃，盡使水濕從膀胱而走；鬱金善於活血化瘀，使熱清鬱開，黃退疸消；紅糖除調和脾胃，又助鬱金活血行氣解鬱。

---

❹ 李慶鐸，〈化疸復肝湯治療小兒急性黃疸型肝炎 250 例〉，《內蒙古中醫雜誌》，1990，(1)：3

5. 茵茜湯 ❺

【藥物組成】茵陳 15g，赤芍 10g，板藍根 10g，金銀花 10g，連翹 9g，大青葉 10g，丹參 6g，車前草 10g，黃芩 9g，茜草 6g，建麴 6g，川朴 6g。

【加減變化】黃疸前期兼發熱惡寒者加薄荷、藿香宣散外邪；病情較重者加虎杖、半枝蓮、貫眾、土茯苓中一二味以增強清熱解毒之力；後期酌加黃耆、白朮以增強免疫力。

【功效】清熱解毒，利濕退黃，活血化瘀。

【適應症】小兒急性黃疸型肝炎。

【用藥方法】水煎二次，每次煎取 200ml 左右，分一～四次服完，每日一劑。

【臨床療效】疸消退平均 6 天，自覺症狀平均 5 天消失，肝功能、ALT 平均 13 天恢復正常，肝脾回縮至正常，平均 14 天，38 例均獲痊癒。

【經驗體會】小兒急性黃疸型肝炎是一種臨床較常見的疾病，本病乃外感時邪濕熱疫毒，內阻中焦，肝脾失調，薰蒸肝膽，瘀阻血分所致，其根本病邪在於濕熱疫毒，濕熱鬱滯肝膽，橫克脾胃，治以清熱解毒，利濕退黃，活血化瘀為主。所擬「茵茜湯」就是針對這一證候而設，方中以茵陳、黃芩、板藍根、大青葉、金銀花、連翹大劑量清熱解毒，利濕退黃；茜草、丹參、赤芍活血涼血，軟化肝脾，改善肝功能；建麴、川朴健胃行氣改善消化道症狀；更用車前草清熱利水以使濕熱從小便分利，正所謂「治黃不利小便非其治也」。諸藥合用，共奏清熱解毒、利濕退黃、活血化瘀之功效。本方經臨床驗證，除對小兒急性黃疸型肝炎有效外，對急性無黃疸型肝炎和慢性肝炎只要是濕熱為主也同樣有效，只不過服藥時間需長些。本組 8 例 HBsAg 陽性者 6 例轉陰，說明對 B 肝

❺　余向群，〈茵茜湯治療小兒急性黃疸型肝炎 38 例〉，《實用中西醫結合雜誌》，1994, (3): 184。

HBsAg 轉陰效果也很好。總之，本方治療小兒急性黃疸型肝炎見效快，療程短，無副作用。

6.（岳氏）利肝湯 ❻

【藥物組成】茵陳 21 ～ 30g，川萆薢、虎杖、赤芍各 6 ～ 15g，柴胡、澤瀉、茯苓、半夏各 6 ～ 10g。

【加減變化】納呆者加麥芽、雞內金；肝腫大甚者加丹參。

【功效】利濕，瀉熱，化瘀。

【適應症】小兒急性病毒性黃疸型肝炎。

【用藥方法】每日一劑，分二次煎服，十五劑為一療程。

【臨床療效】治療 60 例，臨床治癒（主要症狀消失，肝脾回縮，肝功能各項檢查恢復正常）45 例；基本治癒（主要症狀消失，肝脾回縮接近正常，肝功能檢查基本正常）9 例；顯效（主要症狀、肝脾腫大及肝功能檢查均明顯好轉）6 例。服藥最短者十二劑，最長二十四劑，平均十五劑。

【經驗體會】小兒急性病毒性黃疸型肝炎，屬中醫學黃疸病「陽黃」的範疇。其機理筆者認為是感受疫毒，濕熱內蘊，結於肝膽，鬱於血分，膽汁不循常道，外溢肌膚而發黃。鑒於其毒邪為濕、熱、瘀，故選方用藥以「利濕、瀉熱、化瘀」為法，重在「通利」。方中茵陳、川萆薢清熱利濕而退黃，赤芍涼血活血而祛瘀，三藥合用，俾濕熱分消，瘀熱以行；輔以柴胡疏肝利膽，虎杖清熱解毒，澤瀉、茯苓淡滲利濕，半夏降逆止嘔。如是濕熱瘀得以通利，則肝膽疏瀉有權，脾胃升降有職，膽汁循常道，則黃退毒清矣。

---

❻ 岳在文,〈利肝湯治療小兒急性病毒性黃疸型肝炎 60 例〉,《新中醫》, 1995, (1): 48。

7.解毒活血健脾湯 ❼

【藥物組成】茵陳 15 ～ 30g，土茯苓、板藍根、田基黃各 10 ～ 15 g，夏枯草、雞骨草、白花蛇舌草各 15 ～ 20g，山楂、竹茹、大青葉各 6g，淮山藥、炒麥芽各 20g，丹參 6 ～ 10g。

【功效】清熱解毒，化濕祛瘀，疏肝利膽。

【適應症】小兒急性病毒性 A 型肝炎。

【用藥方法】每日一劑，水煎分二次服，十五劑為一療程。西醫治療：採用西醫綜合治療措施，即急性期應臥床休息，口服「肝必復」、「肝太樂」、維生素 C 及複合維生素 B 等，噁心嘔吐嚴重無法進食者用 10% 葡萄糖加門冬氨酸鉀鎂、維生素 C 靜脈滴注，並酌情對症處理。

【臨床療效】43 例均治癒（症狀及體徵消失，肝功能檢查恢復正常，肝區無明顯壓痛或叩痛，腫大肝臟恢復正常或明顯回縮，並隨訪半年以上無變化），服藥最短十二劑，最長三十劑。

【經驗體會】小兒急性病毒性黃疸型 A 型肝炎，屬中醫學黃疸病陽黃範疇，多由小兒飲食不節，或稟賦不足，感受濕熱疫毒，蘊結於肝膽，致肝膽疏瀉失常，膽汁不循常道，外溢肌膚而成。本病雖變化多端，但濕熱、毒、瘀是其病機的關鍵，治療應以清熱利濕、解毒化瘀、疏理肝脾為主。基本方中取茵陳、田基黃、雞骨草、土茯苓、白花蛇舌草等清熱解毒祛濕，並可利尿退黃，且有一定抗病毒功能，重在解毒祛邪。據現代醫學研究證實，本病存在不同程度的肝臟微循環障礙，故以丹參、山楂活血化瘀消滯，改善肝臟血液循環，促進肝細胞功能恢復，防止肝臟纖維化。而板藍根、夏枯草既清熱解毒，又清瀉肝火。由於肝膽疏瀉失常，易犯脾乘胃，故以淮山藥、麥芽健脾和胃，且麥芽性味甘平，不僅使食慾增加，且能疏肝健脾。諸藥合用，共奏清熱解毒、化濕祛瘀、疏肝利膽之效，配合護肝西藥，門冬氨酸鉀鎂利膽退黃，並適當補充葡

❼ 陳君萬，〈中西醫結合治療小兒急性病毒性 A 型肝炎 43 例〉，1995，(7)：45。

萄糖以供熱量，促進肝醣元合成，有利肝功能恢復。

8. 速效退黃湯 ❽

【藥物組成】茵陳、丹參、赤芍、生麥芽各 15g，板藍根、茯苓、白朮各 10g，柴胡、黃芩、陳皮、甘草各 6g，大棗 6 枚。

【加減變化】病始熱偏重加銀花、黃蘗、梔子，濕偏重加薏苡仁、車前子、滑石；嘔吐加半夏、竹茹；納呆加雞內金、山楂、神麴、砂仁；腹脹加厚朴、枳殼；肝脾腫大加丹皮、三七、鱉甲；脅痛加延胡、鬱金；吐蛔加烏梅、君子、檳榔；病後氣血虧虛加黨參、黃耆、當歸、黃精。

【功效】清熱利濕退黃，疏肝理氣健脾，活血化瘀。

【適應症】小兒黃疸。

【用藥方法】用量按年齡大小，身體強弱，病情輕重而定，1 日一劑，水煎分三次服。多者服十五劑，少者服六劑。

【臨床療效】治療小兒黃疸 300 例，其中痊癒（症狀、體徵消失，肝脾腫大回縮正常，肝功能、B 超音波正常，B 肝表面抗原轉陰）284 例；顯效（症狀、體徵消失，肝脾腫大回縮正常，肝功能、B 超音波正常，B 肝表面抗原陽性）16 例。總有效率 100%。B 型肝炎表面抗原 1：64 以上者 55 例，轉陰 39 例，占 70.80%。

【經驗體會】小兒急性黃疸型病毒性肝炎，為常見傳染病，中醫按小兒生理病理特點，認為小兒生長發育尚未成熟，屬稚陰稚陽之體，正氣易虛，毒邪易侵，發病容易，傳變迅速，故早期診斷，休息治療，病情易癒，極為重要。其病因病機為正氣內虛，飲食不節為濕熱病毒所致。濕熱蘊結肝膽，膽汁外溢致身目黃疸；濕困脾胃，健運失常致乏力納呆，噁心嘔吐；邪入脅肝，氣滯血瘀致脘腹脹滿，脅痛肝大。新生兒先天性肝內外膽管發育不全，膽汁不循常道致膽汁瘀積性瘀黃諸症。故擬「速效退黃湯」加味，方中茵陳、板藍根、黃蘗、梔子、茯苓、白朮、車前

❽ 曹書和，〈速效退黃湯治療小兒黃疸 300 例〉，《陝西中醫》，1995，(12)：540。

子、滑石以清熱利膽，利濕退黃；柴胡、黃芩、赤芍、丹參以疏肝理氣，活血化瘀；陳皮、生麥芽、紅棗、甘草以健脾消導，補土和中。再依病變，隨證加減，辨證施治，凡小兒急性黃疸均能迅速痊癒。

9.（馬氏）化瘀退黃湯 ❾

【藥物組成】茵陳 30 ～ 60g，梔子 5 ～ 15g，草河車 10g，土茯苓 10g，白花蛇舌草 10g，酒大黃 6 ～ 10g，黃芩 10g，藿香 15g。

【加減變化】腹脹重者加枳殼、木香；嘔逆甚者加竹茹；便溏者去大黃加澤瀉、茯苓，伴發熱者加金銀花、薄荷；小便短赤者加木通、車前子。

【功效】清熱利濕，解毒化瘀。

【適應症】小兒急性黃疸性肝炎。

【用藥方法】每日一劑煎成 150ml，分三次早、中、晚服用。

【臨床療效】治療小兒急性黃疸性肝炎 25 例，痊癒（症狀、體徵全部消失，肝功能檢查恢復正常，肝臟回縮，肝區無觸痛，隨訪 1 年未復發者）23 例，占 92%；顯效（黃疸消退，肝功能正常，肝臟回縮，但仍有體倦、納呆者）2 例，占 8%。治癒率 92%。治療後腹痛、嘔吐等自覺症狀消退最短 3 天，最長 8 天；黃疸消退，最短 4 天，最長 11 天；肝臟回縮最短 1 週，最長 1 個半月；肝功能恢復正常，最短 10 天，最長 25 天。

【經驗體會】小兒急性黃疸性肝炎，屬中醫「陽黃」範疇。感受外邪、飲食內傷為本病的主要發病因素，外感濕熱、疫毒，從表入裏，鬱而不達，內阻中焦，脾胃運化失常，濕熱交蒸於肝膽不能外越以致肝失疏瀉，膽汁外溢，浸淫肌膚，下流膀胱。筆者認為濕熱挾毒侵襲是本病的始因，痰濁中阻、氣血瘀滯是病機的關鍵。因此，清利濕熱、化瘀退黃是其主要治法。故方用茵陳為清利濕熱除黃的要藥，梔子能清利三焦

❾ 馬鳳華，〈小兒急性黃疸性肝炎 25 例證治小結〉，《長春中醫學院學報》，1996，(1)：38。

濕熱，大黃降瀉新熱，茵陳配梔子使濕熱從小便而出，茵陳配大黃可使
濕熱從大便而解；草河車、土茯苓、白花蛇舌草取其清熱解毒除瘀作用。
實踐證明，化瘀解毒法有祛瘀生新改善肝臟微循環，促進肝細胞再生肝
功能恢復之功，對軟縮肝脾降酶有顯著效果，因此服藥後患兒腹痛、嘔
吐、倦怠等自覺症狀明顯改善，黃染消退，肝臟回縮，肝功能恢復正常
以達到治癒的目的。

10.護肝解毒湯 ⑩

【藥物組成】黃耆、丹參、板藍根、平地木、紫草各 15g，白朮、
黨參、當歸各 9g，柴胡、黃芩、甘草各 6g。

【加減變化】偏濕熱者去黨參、當歸，加山梔、岩柏草、垂盆草；
偏脾虛者重用黃耆、白朮，加淮山藥、茯苓；肝病日久累及腎虛者加桑
寄生、黃精；兼血瘀者重用丹參、平地木，加赤芍、鱉甲。

【功效】健脾益氣，化濕解毒，涼血活血。

【適應症】小兒慢性 B 型肝炎。

【用藥方法】每日一劑，水煎服。1 個月為一療程，並檢查肝功能
一次。一般連續治療三個療程。

【臨床療效】89 例患者經治療，69 例臨床治癒（自覺症狀消失，肝
脾腫大恢復正常，無壓痛及叩擊痛，肝功能檢查連續三次正常）；13 例
好轉（主要症狀消失，肝脾腫大穩定不變，且無明顯壓痛及叩擊痛，肝
功能檢查正常或輕微異常）；7 例無效（症狀、體徵無改善，肝功能亦無
明顯改善）。總有效率為 94.38%。

【經驗體會】小兒慢性 B 型肝炎，其發生和發展與正虛有著密切的
關係。正氣不能祛邪外出，濕熱疫毒之邪長期羈伏於體內，正虛邪留，
而致病情遷延不癒。在治療中必須扶正祛邪，正氣既充，則邪毒無以復

---

⑩ 應靜芝，〈護肝解毒湯治療小兒慢性 B 型肝炎 89 例〉，《浙江中醫雜誌》，1996，
　　(4)：152。

存，其病自癒。「護肝解毒湯」中用黃耆、白朮、黨參、甘草益氣健脾，當歸、丹參養血活血，柴胡、黃芩、板藍根、平地木、紫草疏肝利濕，涼血解毒。諸藥合用，共奏健脾益氣、化濕解毒、涼血活血之功用。據現代藥理研究證明，黨參、黃耆、白朮均能促進白蛋白的合成，黃耆、白朮、黃芩有護肝作用，黃耆還能促進機體的免疫功能；柴胡、甘草抗肝損傷作用顯著；丹參、當歸能促肝細胞再生，並可防止肝硬化的發生。由此可見，本方具有良好的護肝、解毒效能。臨床實踐證明，「護肝解毒湯」對於小兒慢性 B 型肝炎病程長而正氣已虛，肝功能久不恢復者具有較好的治療效果。該方不僅可以顯著改善臨床症狀和肝功能，還可使病兒的 B 肝表面抗原轉陰，不失為治療小兒慢性 B 型肝炎的有效方。

11.茵陳蒲板湯 ❶

【藥物組成】茵陳、蒲公英、板藍根、鮮茅根各 30g。

【加減變化】惡寒發熱者加蘇葉 3～5g；大便乾者加大黃 1～2g；大便溏者加炒扁豆 10～15g，炒薏苡仁 10～15g，炒白朮 5～10g；噁心嘔吐者加藿香 3～5g，半夏 3～5g；脅脹痛者加川楝子 3～6g，鬱金 3～5g；脅隱痛者加當歸 3～5g，白芍 6～12g；刺痛加延胡 3～5g，丹參 5～10g；食慾不振加焦三仙各 5～10g。

【功效】清熱解毒，利濕退黃。

【適應症】小兒急性黃疸型肝炎。

【用藥方法】水煎服，每日一劑，日服二次。10 天為一療程。

【臨床療效】治療 1,000 例，其中痊癒（臨床症狀、體徵消失，肝功能各項指標恢復正常者）950 例，占 95.0%；好轉（臨床症狀及體徵消失，肝功能各項指標顯著下降者）47 例，占 4.7%；無效（臨床症狀、體徵及肝功能各項指標均未見明顯好轉者）3 例，占 0.3%。

❶ 劉芳等，〈自擬茵陳蒲板湯治療小兒急性黃疸型肝炎 1000 例〉，《安徽中醫臨床雜誌》，1997，(2)：58。

【經驗體會】本組病例均為急性病，由於小兒臟氣清靈，雖用藥不多，但康復較快，這說明本方對治療小兒急性黃疸型肝炎具有很高的療效；另一方面可能與 A 肝的自癒性強有一定關係。方中茵陳利濕退黃作用較強，歷代醫家視為治療黃疸之要藥；蒲公英、板藍根具清熱解毒利濕之功；茅根利濕退黃。四藥相輔相成，共具清熱解毒、利濕退黃之功。且本方藥味少，取材方便，苦味不大，尚適於小兒服用。

12.黃耆茵陳湯 ⓬

【藥物組成】黃耆、茵陳、生麥芽、丹參、生山楂各 20g，炒白朮 10g，五味子、車前子（布包）、敗醬草各 6g，陳皮 5g。

【加減變化】發熱者加柴胡 4g，板藍根 10g；噁心者加白蔻仁、砂仁各 5g；肝區痛者加延胡索、白芍各 10g；腹瀉加薏苡仁 15g；便秘加大黃 3g。

【功效】益氣，清熱利濕退黃。

【適應症】小兒急性黃疸型肝炎。

【用藥方法】水煎服，每日一劑。服二十劑為一療程。

【臨床療效】150 例患者經一個療程治療，其中治癒（臨床症狀消失，肝大回縮，血清 ALT 及總膽紅素正常）137 例；好轉（臨床症狀基本消失，肝大回縮但仍偶有肝區痛，血清 ALT 明顯下降，而總膽紅素正常）10 例；無效（臨床症狀、肝腫大、血清 ALT 及總膽紅素治療前後無變化）3 例。總有效率 98.0%。

【經驗體會】小兒急性黃疸型肝炎是一種由 A 型肝炎病毒引起的消化道傳染病，屬中醫「陽黃」範疇。小兒為稚陰稚陽之體，由於脾常不足，腸胃薄弱，又因飲食不潔，極易感受時氣疫毒，邪蘊中焦，脾胃受損，運化失職，脾氣不升，則肝氣疏瀉失職，胃氣不降，膽汁不能正常

⓬ 渠彥，〈黃耆茵陳湯治療小兒急性黃疸型肝炎 150 例〉，《安徽中醫學院學報》，1997,（6）: 30。

排瀉，濕熱薰蒸，膽失疏瀉，膽汁外溢肌膚而發為黃疸。

中醫認為治療黃疸重在通利小便，「茵陳蒿湯」為傳統治療陽黃之主要方劑，該方苦寒瀉下，清熱利濕，使濕熱之邪從二便排出，然小兒脾胃素弱，苦寒清利易傷其氣，筆者認為，「茵陳蒿湯」用於小兒急性黃疸型肝炎有病輕方猛之弊，故立扶正祛邪之法，首推黃耆、茵陳為主藥組方，黃耆為「補氣諸藥之最」(《本草求真》)，但亦「治酒疸，心懊痛，足脛滿，小便黃」(《肘後方》)。經多年臨床觀察，並無戀邪之弊，相反還可收到扶正祛邪的目的，應放膽使用，劑量宜大不宜小，茵陳清熱利濕以祛邪，如此補瀉兼施，為治小兒肝炎之良藥。現代研究表明，抑制病毒複製，促進膽紅素排瀉，降低轉氨酶，保護肝細胞，是急性黃疸型肝炎治療的主要方法。研究還表明，黃耆能增強細胞免疫功能，具有誘生干擾素作用。茵陳具有促進膽汁的排瀉，降低穀丙轉氨酶，保護肝細胞的作用。餘藥協同主藥發揮作用。

治療效果表明，150 例患兒消化道症狀及總膽紅素大多在 6 天內復常，肝腫大在治療 15 天後回縮率占 83.7%，這符合小兒「臟氣清靈，易趨康復」之特點。個別患兒的症狀及體徵消失較慢，可能與患兒體質偏弱，感邪深重有關。10 例好轉患兒於第二個療程結束亦獲治癒。3 例因病程較長，病情較重，經一個療程治療效果不佳而停藥。總之，「黃耆茵陳湯」選藥精當，組方嚴謹，扶正祛邪，既符合傳統中醫理論，又有現代藥理研究的支持，較適宜於小兒，用之具有療程短、見效快、治癒率高之優點，療效優於「茵陳蒿湯」。

13.加味茵陳蒿湯 ⓭

【藥物組成】茵陳 15 ～ 30g，大黃 6 ～ 12g，梔子 5 ～ 10g，板藍根 12g，雲苓 12g，甘草 3g。

⓭ 白家溫等，〈茵陳蒿湯治療小兒黃疸性病毒性肝炎 70 例〉，《河南中醫藥學刊》，2000, (6): 51。

【加減變化】嘔吐加半夏；納差加焦三仙；腹脹加陳皮；肝大質硬者加丹參。

【功效】清熱利濕，涼血化瘀，疏肝理氣。

【適應症】小兒黃疸性病毒性肝炎。

【用藥方法】日一劑，水煎二次，取汁 150ml，分三次服。保持大便日一～三次。

【臨床療效】治療 70 例，其中顯效（服藥治療 5 天，黃疸消退，臨床症狀緩解）45 例；有效（服藥治療 10 天，黃疸消退，臨床症狀緩解）22 例；無效（超過 10 天，黃疸不退者）3 例。總有效率為 95.7%。

【經驗體會】小兒病毒性肝炎長期高膽紅素血症可導致肝細胞水腫、壞死，肝小葉反應性炎症，甚至發展為膽汁性肝硬化、肝衰竭及出現神經系統症狀。因此，消退黃疸是改善本病預後的關鍵。小兒黃疸多為濕熱蘊於肝膽，使肝膽不能疏瀉，氣滯血瘀，血脈阻滯，運行不暢，膽汁外瀉，溢於肌膚所致。筆者在西藥綜合治療的基礎上，加用「茵陳蒿湯」加味取得明顯療效。方中茵陳清熱利濕，疏肝利膽，藥理研究表明，茵陳有促進膽汁分泌和排瀉作用，並有降低血中膽紅素及解熱作用；大黃清熱利膽，涼血化瘀，近代研究證實其有抗菌抗毒、調整免疫的作用；梔子、板藍根清熱解毒，並具有抗病毒作用；雲苓健脾利濕，促使毒素從小便排除，並顧護後天之本；甘草調和諸藥。全方清熱利濕，涼血化瘀，疏肝理氣，通利二便，使邪有出路，故黃疸消退，疾病恢復迅速。

14.茵陳平胃解毒湯 ⓴

【藥物組成】茵陳 10 ～ 15g，蒼朮 6 ～ 9g，梔子 5 ～ 6g，厚朴、板藍根各 6 ～ 9g，車前子、金銀花各 9 ～ 12g，陳皮 5g，敗醬草 6 ～ 9g，虎杖 5 ～ 6g，青皮 5g。

⓴ 胡必蓮，〈茵陳平胃解毒湯治療小兒急性黃疸型肝炎 125 例臨床觀察〉，《河北中醫》，2001，(1)：27。

【加減變化】濕重加滑石、茯苓；納差加焦三仙；脅痛加柴胡、延胡索；嘔吐加藿香、半夏。

【功效】燥濕健脾，疏肝，清熱解毒，退黃。

【適應症】小兒急性黃疸型肝炎。

【用藥方法】每日一劑，水煎服。上述藥物劑量為 10 歲兒童劑量，臨床可適當增減。年齡小者可採用少量頻頻給藥的方法。

【臨床療效】125 例中，痊癒（症狀、體徵消失，肝區無壓痛或叩擊痛，肝功能檢查連續二次正常，黃疸指數正常）119 例；好轉（主要症狀明顯好轉，肝功能明顯好轉，黃疸指數正常）6 例。其中 4～8 日治癒 18 例，8～15 日治癒 68 例，15～22 日治癒 15 例，22～29 日治癒 11 例，29～42 日治癒或好轉 13 例。HBsAg 陽性 15 例，治療後轉陰 3 例。

【經驗體會】急性黃疸型肝炎屬中醫陽黃範疇，主要是濕熱病毒侵擾脾胃，其病因為濕熱毒邪，關鍵是濕。正如《金匱要略・黃疸病篇》曰：「黃家所得，從濕得之。」濕阻中焦，鬱而化熱，濕熱薰蒸肝膽，肝膽疏瀉失利，膽汁不循常道而外溢肌膚。濕邪困滯中焦，脾胃失其運化、受納為本病之病機。調理脾胃，疏瀉肝膽在本病治療中至關重要。故本方用「平胃散」之蒼朮、厚朴、陳皮燥濕健脾，開胃和中；茵陳、車前子、梔子、敗醬草、虎杖滲濕退黃；青皮疏肝化滯止痛；金銀花、板藍根清熱解毒。全方合用，燥濕健脾，疏肝，清熱解毒，退黃，體現了調理脾胃、疏瀉肝膽之旨，符合「見肝之病，當先實脾」的治療原則。在燥濕健脾的基礎上，又著重考慮到給濕邪出路，讓其從小便而去，體現了「諸病黃家，但利其小便」的法則。治療中抓住其病因之關鍵「濕」字，著重燥濕健脾，脾氣健運，濕邪自去，納運得以恢復，肝膽得以清利，疏瀉恢復正常，膽汁循其常道，諸症自癒。故本方在治療中對消除消化道症狀，增進小兒食慾，降低轉氨酶，清除黃疸，改善肝功能等方

面效果滿意。但本方對 HBsAg 轉陰效果不理想。

　　本病在臨床上多發於小兒，年齡小者發病率高。從臨床例證中可以看出，小兒發育未全，臟腑嬌嫩，脾氣易虛，濕毒之邪易犯脾胃，濕邪內困，脾失健運，影響肝膽，膽汁外溢，易發本病。但由於小兒臟腑氣機清靈，反應敏捷，活力充沛，恢復容易，因此只要治療時認清病機，抓住關鍵，用藥恰當，疾病易於治癒，且療程短，易康復。

15.耆金解毒湯 ⑮

　　【藥物組成】黃耆、蒲公英、丹參、虎杖、山楂、土茯苓各 12g，雞內金、山藥、薏苡仁、陳皮各 10g，太子參、白朮各 8g。

　　【加減變化】大便秘結加大黃 5g；肝區明顯叩痛者加赤芍或白芍 10g。

　　【功效】益氣健脾養胃，生津活血，清熱解毒。

　　【適應症】兒童慢性遷延性 B 型肝炎。

　　【用藥方法】每日一劑，水煎分二次服，6 歲以下兒童(不包括 6 歲)，每日可按原方劑 1/2 量服用，3 個月為一個療程，一個療程結束後檢查肝功能和 B 肝五項，不癒可繼續服第二療程。臨床治癒後，可按原方隔日服用（每月十五劑）2 ～ 3 月，以鞏固療效。

　　【臨床療效】治療兒童慢性遷延性 B 型肝炎 68 例，取得滿意療效。

　　【經驗體會】治療兒童慢性 B 型肝炎，應注意兒童的生理病理特點，兒童臟腑嬌嫩，易虛易實，易寒易熱，臨床宜用平淡之藥，不宜用攻伐之品。劑量宜輕而勿重投，緩慢調理，不可急於求成。苦寒易傷脾陽，辛燥易耗津液。「耆金解毒湯」藥性平和，氣味甘淡。方中黃耆、白朮益氣健脾，據現代藥理研究，能興奮中樞神經，增強血液循環，旺盛新陳代謝，提高機體免疫能力；患兒長期濕邪困脾，食少納差，胃中傷津耗

---

⑮　段占全，〈耆金解毒湯治療兒童慢性遷延性 B 型肝炎 68 例〉，《河北中醫》，1997，
　　(5)：12。

液，漸令疳瘦，方中雞內金含有胃激素、蛋白質和氨基酸，能促進胃液分泌，再與山楂配伍，健胃消食導滯，且有行氣化瘀之功；山藥、薏苡仁性味甘平，益氣健脾，化濕補腎，與黃耆、內金相輔相成；方中丹參一味，活血生血，功過歸地，力堪芍藥，能改善肝臟血液循環，防止肝內纖維組織增生，有利於B肝病毒和病毒複合物的排除；虎杖、蒲公英、土茯苓清熱解毒而不傷脾胃，虎杖通下，可使HBsAg滴度下降，土茯苓可清體內濕熱疫毒之邪，能阻斷B肝病毒的持續感染。本方雖然藥味平淡，但有益氣健脾養胃之功，又有生津活血清熱解毒之效，劑量合理，配伍得當，適宜兒童服用，以平淡之藥，驅濕熱疫毒之邪，獲效良好。

第六章 肝炎統治方

一、急性肝炎

1. 清肝煎 ❶

【藥物組成】茵陳 45 ～ 60g，蒲公英、連翹各 30 ～ 40g，鬱金、丹參各 10 ～ 25g，青黛 6 ～ 10g。

【加減變化】黃疸較重且熱象明顯者加金錢草 30g；嘔吐較甚者加藿香 10g；肝區痛甚或病程較久者加當歸 10g。

【功效】清熱利濕，解毒活血。

【適應症】急性黃疸型肝炎。

【用藥方法】水煎服，日一劑，服藥期間忌辛辣油膩物品，動靜結合，忌絕對臥床休息。

【臨床療效】治療急性黃疸型肝炎 31 例，其中臨床治癒（臨床症狀消失，肝脾基本回縮正常或穩定不變，肝功能和黃疸指數在 58 天內完全降至正常）30 例，平均治癒天數為 31.5 天；有效（主要症狀明顯好轉或消失，黃疸指數和穀丙轉氨酶在 58 天內轉為正常，其他項目仍有輕度不正常者）1 例。

【經驗體會】急性黃疸型肝炎，整個病程濕、熱、鬱、瘀象明顯，多由濕熱毒邪侵襲肝膽，熱迫膽汁外溢滲於經絡，流於肌膚所致。如《景嶽全書》記載：「陰黃證因濕成熱，熱則生黃……多以鬱熱所致。」故以清熱利濕、解毒活血之原則組成「清肝煎」。

---

❶ 張全恒，〈清肝煎治療急性黃疸型肝炎 31 例〉，《陝西中醫》，1985, (6): 347。

方中茵陳對肝炎病毒有抑制及明顯利膽作用，蒲公英有利膽退黃、降低轉氨酶的功效，連翹對肝細胞的損害有恢復作用，丹參、鬱金降絮降酶，改善肝內微循環，加速肝細胞的恢復再生，回縮肝臟以及改善症狀都有較好的效果，青黛有清熱解毒、散瘀熱之功。諸藥協同，使肝內血流循環障礙及肝細胞的炎症、壞死和纖維增生等得到恢復。使其症狀、體徵及肝功能改善。

2. 黃耆復肝湯 ❷

【藥物組成】生黃耆40g，茵陳30g，茯苓、敗醬草各15g，生麥芽20g，當歸12g，五味子（研末沖服）、陳皮、蒲公英、栀子各10g。

【加減變化】肝區痛加鬱金、金鈴子散；嘔吐加竹茹、藿香、佩蘭；發熱加柴胡；大便秘結加大黃；腹瀉加車前子、薏苡仁。

【功效】清熱利濕，復肝退黃。

【適應症】急性黃疸型肝炎。

【用藥方法】日一劑，水煎分二次溫服。

【臨床療效】治療急性黃疸型肝炎100例，其中痊癒（臨床症狀及體徵全部消失，肝功能正常）85例；好轉（黃疸消退，自覺症狀減輕，肝大回縮但仍偶有肝區痛，肝功能基本正常）12例；無效（黃疸消退或有波動，症狀及體徵無明顯改善，肝功能未見好轉，HBsAg轉陰，連續三次化驗均陰性（間隔1個月），並追訪一年仍陰性者）3例。總有效率97%。HBsAg轉陰12例，轉陰率37.5%。

【經驗體會】急黃肝屬中醫「黃疸」之陽黃，多由時氣疫毒侵入人體，引起肝、膽、脾、胃功能失調，濕熱蘊蒸，膽失疏瀉所致。現代藥理研究表明，黃耆能增強細胞免疫功能，能降低 B 型肝炎表面抗原(HBsAg)滴度，進而使之轉陰；黃耆還具有明顯的利尿作用（生用作用更著），這可

---

❷ 王心祥，〈黃耆復肝湯治療急性黃疸型肝炎100例〉，《陝西中醫》，1987, (12): 539。

以加速濕熱邪毒排出。中醫認為，黃耆具有益氣扶正之功，這可能是通過增強免疫機能來發揮防病治病作用的。筆者認為，扶正祛邪可作為組方的基本法則，首推黃耆領銜組方，意在通過其扶正作用，以加強細胞的免疫功能，充分發揮其清除病毒的作用，應大膽使用，劑量宜大不宜小。通過百餘例治療發現，由於使用了黃耆，使急黃肝轉慢率降低，治癒率大大提高，這顯然與黃耆的增強細胞免疫功能不無相關。方中黃耆、茵陳共為主藥，扶正祛邪，餘藥皆可協同主藥發揮作用。另外，五味子的降酶成分在種仁中可被醇溶解，而不易溶於水，因而水煎劑效差，故應研末沖服。

3. 清肝和胃湯 ❸

【藥物組成】龍膽草、法半夏、連翹、柴胡、廣鬱金各 9g，金錢草、茯苓、茵陳各 30g，夏枯草、焦楂麯各 15g，萊菔子 6g，薄荷 3g。

【加減變化】噁心嘔吐較劇者去龍膽草加竹茹、煆赭石；納差者加檳榔、炒麥芽；熱重者加黃芩、板藍根；濕盛者加藿香、蒼朮；濕熱並重者加黃連、金銀花；便閉者以番瀉葉適量泡茶飲服；B 肝表面抗原陽性者加大劑量白花蛇舌草、大黃及馬鞭草。

【功效】清肝和胃，利濕退黃。

【適應症】急性黃疸型肝炎。

【用藥方法】日一劑，水煎分二次溫服。

【臨床療效】50 例患者中，治癒（臨床症狀消失，肝功能檢查正常，A 超音波肝臟探查示腫大的肝臟回縮至正常範圍）42 例，占 84%；好轉（臨床症狀減輕或基本消失，肝功能檢查各項指標好轉或僅輕度異常，A 超音波肝臟探查示腫大的肝臟縮小但仍在異常範圍）8 例，占 16%。總有效率達 100%。

---

❸ 孫元勤，〈清肝和胃湯加減治療急性黃疸型肝炎 50 例〉，《陝西中醫》, 1988, (3): 107。

【經驗體會】急性黃疸型肝炎屬於中醫「黃疸」、「嘔吐」、「脅痛」等病的範疇。筆者認為，急性黃疸性肝炎（黃疸）病在肝膽脾胃，尤以肝胃功能失調為發病的關鍵。在臨床實踐中，將「清肝和胃湯」應用於臨床，該方係調和肝胃之良方，方中以龍膽草為君藥，確有獨到之處，因龍膽草既能清熱又能燥濕，為清肝和胃之要藥；金錢草、夏枯草、茵陳蒿清熱利濕退黃，以助龍膽草清肝袪濕之功；焦楂麴、茯苓、法半夏、萊菔子健脾和胃而化濕，同時兼制龍膽草苦寒傷胃之弊；柴胡、連翹、鬱金、薄荷疏肝理氣和胃。諸藥合用共奏清肝和胃、利濕退黃之功。通過臨床觀察，筆者認為，本方具有抗炎解毒、恢復肝細胞功能、降酶及利尿等作用，對 A、B 型肝炎病毒均有不同程度的抑制作用。

4.蒲芃虎平湯 ❹

【藥物組成】蒲公英、秦芃、平地木各 15g，虎杖 30g，白茯苓 20g，黃芩 12g，焦白朮、車前子（布包）、板藍根各 30g，生甘草 6g。

【加減變化】熱毒偏重加銀花、連翹各 10g；濕偏重加白蔻仁 6g，生薏苡仁 30g；腹脹嘔吐加吳茱萸 3g，黃連、薑半夏各 6g；噯氣、納呆加大腹皮、炒厚朴、焦楂麴各 10g；大便秘結加生大黃 10g。

【功效】清利濕熱。

【適應症】急性黃疸型肝炎濕熱型。

【用藥方法】每日一劑，水煎，分早晚二次溫服。

【臨床療效】治療急性黃疸型肝炎 50 例，臨床治癒（臨床症狀消失，肝脾腫大恢復正常，肝功能恢復正常，經隨訪 1 年以上無復發）49 例（肝功能恢復正常時間最短 14 天，最長 42 天）；無效（經服本方七劑以上，主要症狀及肝功能檢查均無好轉，而改用其他方法治療者）1 例。治癒率為 98%。

---

❹ 戴書悅，〈蒲芃虎平湯治療急性黃疸型肝炎 50 例〉，《陝西中醫》，1990，(2)：59。

【經驗體會】急性黃疸型肝炎病因病機屬濕熱合邪為患，濕氣不能發瀉，則鬱而生熱，熱氣不能宣暢，則蘊而生濕。故清利濕熱是其治療大法，濕去熱清而黃疸自退，「蒲艽虎平湯」正是基於此病機而擬定的。現代醫學認為病毒性肝炎是由於感受肝炎病毒，機體免疫功能失調所致。筆者本著辨證與辨病相結合的原則，採用自擬「蒲艽虎平湯」治療，療效較為滿意，其作用機制是：「蒲艽虎平湯」以蒲公英、秦艽為主，重用虎杖清熱利濕，輔以平地木、黃芩、板藍根、車前子以增強清熱利濕之功，佐以茯苓、白朮健脾化濕，諸藥合用，相輔相成。通過臨床觀察，該方對消化道症狀有較快的改善作用，退黃快，肝功能恢復較好，而且肝功能恢復正常後，鮮有復發者。方中秦艽經臨床驗證，認為無論急慢性肝炎均可應用大劑量秦艽治之，秦艽有解熱作用，與現代藥理研究秦艽有類似皮質激素樣作用相吻合。方中黃芩其有效成分黃芩貳有降低穀丙轉氨酶作用。方中甘草含甘草甜素及次草酸，有抗炎和抗變態反應作用，與茯苓同用有提高體液免疫功能作用，使肝細胞腫脹消退。

5. 茵陳雙白湯 ❺

【藥物組成】茵陳、白英、白花蛇舌草各 60g，板藍根、大青葉、茯苓各 30g，丹參、白朮、梔子各 9g。

【加減變化】大便便結加生大黃 15g；脅痛加川楝子、柴胡各 9g；小便不利加豬苓、澤瀉各 9g；腹脹加越鞠丸 10g；苔膩而厚加藿香、白蔻仁各 6g；穀丙轉氨酶過高加升麻 4.5g；恢復期將基本方藥量減半，酌加黨參、黃耆、淮山。

【功效】清熱利濕解毒。

【適應症】急性黃疸型病毒性肝炎。

【用藥方法】日一劑，水煎分二次溫服。

❺ 鄭偉達，〈茵陳雙白湯治療急性黃疸型病毒性肝炎 100 例〉，《福建中醫藥》，1991，(4)：19。

【臨床療效】100 例患者一般服藥十四～二十一劑，個別用藥三十劑後，自覺症狀明顯好轉，且肝功能恢復正常者占 86 例；自覺症狀改善，而肝功能好轉或接近正常者 10 例；僅 4 例因故未能繼續治療，療效不明。

【經驗體會】中醫認為本病與濕熱毒邪關係密切。故用大劑量清熱利濕的茵陳與較大劑量清熱解毒的白花蛇舌草、白英、板藍根、大青葉、梔子相配伍，以清利濕熱，使邪去正安。清熱藥畢竟苦寒礙胃，故配白朮、茯苓健脾利濕之品以制約之。若週身發黃遲遲不退時，應考慮濕熱久留，致成瘀熱發黃，酌加涼血解毒的丹參、赤芍以佐之。如穀丙轉氨酶較長時間波動於 200 ～ 300 單位之間，尤應細察患者熱毒殘留外，還要追究正氣虛衰並存，上方酌加黨參、黃耆、淮山等益氣健脾藥物。凡病情反覆久纏不癒者，往往有濕、虛、瘀相兼，使用本方時，應隨症加減，方可奏效。

6.肝炎解毒湯 ❻

【藥物組成】茵陳 30 ～ 50g，蒼朮 10 ～ 15g，木通、山梔各 6 ～ 10g，赤小豆、連翹、厚朴、板藍根各 10 ～ 20g，車前子、銀花各 15 ～ 20g，石菖蒲、青皮各 3 ～ 6g。

【加減變化】若見點刺星狀舌加丹參 10 ～ 20g，小兒劑量酌減；若患者嘔吐而進食困難，則配合靜滴 10% 葡萄糖 500 ～ 1,000ml，加 ATP 40mg，輔酶 A 200 單位，維生素 C 1 ～ 2g，維生素 B6 200mg，每日一次，嘔止能食則停用。

【功效】燥濕悅脾，清熱解毒，利濕退黃。

【適應症】急性黃疸型肝炎。

【用藥方法】每日一劑，水煎二次，分早晚溫服。

【臨床療效】200 例中，196 例臨床治癒（主要症狀消失，肝脾恢復

---

❻ 羅飛，〈肝炎解毒湯治療急性黃疸型肝炎 200 例〉，《浙江中醫雜誌》，1991, (4)：150。

正常或明顯回縮，肝區無壓痛或叩痛，肝功能恢復正常）；3 例好轉（主要症狀明顯好轉，肝脾明顯回縮或穩定，肝功能明顯好轉，黃疸指數正常）；1 例無效（症狀、體徵、肝功能均無明顯改善或惡化者）。其中 4 ～ 7 天治癒 15 例，8 ～ 14 天治癒 65 例，15 ～ 21 天治癒 84 例，22 ～ 28 天治癒 16 例，29 ～ 48 天治癒 16 例。本組 HBsAg 陽性 40 例，治療後陰轉僅 8 例。

【經驗體會】急性黃疸型肝炎主要是濕熱病毒侵擾脾胃，薰蒸肝膽而致肝膽失疏，膽汁外溢，脾胃失運，納化失常所致，故調理脾胃肝膽在本病治療中至關重要。臨床常用「茵陳蒿湯」、「平胃散」、「梔子蘗皮湯」、「甘露消毒丹」等方加減。而本方集諸方之要，綜合加減而成，以茵陳、車前子、木通、山梔、赤小豆滲濕退黃，清利肝膽；蒼朮、厚朴、石菖蒲芳化燥濕悅脾，開胃和中；青皮疏肝化滯止痛；銀花、連翹、板藍根清熱解毒。全方體現了滲濕、清利、退黃、調理肝膽脾胃之旨，符合「見肝之病，當先實脾」及「諸病黃家，但利其小便」之治則，故在治療中對解除消化道症狀、增進食慾、消除黃疸、改善肝功能等方面效果滿意。但本方對 HBsAg 的轉陰效果不顯著。

從本組病例看，本病發病率以青少年及小兒為高，200 例中有 173 例，占 36.5%，似可說明這與小兒發育未全、脾氣易虛及青少年飲食生活方式或習慣有關，故發病率高於成人。本組好轉病例及治療 4 週以上病例均為體質較差或夾有他疾者，1 例無效病例為亞急性肝壞死。

7.（舒氏）降酶湯 ❼

【藥物組成】茵陳、蒲公英、金銀花、板藍根、田基黃、丹參各 15 ～ 30g，紫草 15 ～ 20g。

【加減變化】黃疸極深倍茵陳，加木通、滑石；食慾不振加雞內金、縮砂仁；噁心嘔吐加藿香；大便秘結加大黃。

---

❼ 舒友元，〈降酶湯治療急性黃疸型肝炎 50 例〉，《江蘇中醫》，1991，(9)：8。

【功效】清熱解毒，活血袪瘀，利濕退黃。

【適應症】急性黃疸型肝炎。

【用藥方法】日一劑，先用武火煮沸，再以文火煎熬 30 分鐘左右，取藥汁 100 ～ 150ml，日服二次，空腹進藥。年齡較大者可一次頓服，兒童可分多次服用，病重者可加服半劑至一劑，服藥期間禁酒，忌濕滯油膩腥味之物。15 天為一療程，每療程後複查肝功能及轉氨酶一次，不癒者接服第二療程。

【臨床療效】治療 50 例，服藥三～五劑後食慾恢復正常，食量增加者達 100%，服藥五劑黃疸消退者 18 例，服藥七劑黃疸消退者 27 例，服藥十劑黃疸消退者 5 例，一療程後黃疸指數全部正常。服藥一療程轉氨酶下降幅度超過 100 單位的 47 例，完全恢復正常的 42 例，二療程後全部恢復正常的 8 例。肝功能一療程後 100% 明顯好轉，其中完全恢復正常的 39 例，11 例經二療程後全部正常。

【經驗體會】急性黃疸型肝炎，屬中醫「陽黃」範疇，中醫認為陽黃的產生乃「時邪」外襲，鬱而不達，濕熱蘊伏中焦，脾濕胃熱，濕熱薰蒸於肝膽，使膽汁不循常道而熏染肌膚、白睛而成黃疸。陽黃的治療，中醫立法為清熱、利濕、化濁、通下諸法。筆者根據關幼波老先生「治黃需解毒，毒解黃易除」及「治黃必治血，血行黃易卻」等治黃經驗，擬「降酶湯」立意清熱解毒，活血袪瘀，利濕退黃。方中茵陳、田基黃有除濕利水的作用，尤以茵陳為諸家利濕退黃的要藥；金銀花、蒲公英、紫草、板藍根、田基黃均有清熱解毒的功效。其中紫草、板藍根有較強的抗病毒作用，與金銀花、蒲公英、田基黃相須為用，增強了抗病毒的療效；丹參有活血袪瘀的作用，與紫草為伍，活血之力更強，而丹參又具活血和血作用，既活血袪瘀又不傷血，為治肝病之要藥。綜觀「降酶湯」全方，既保留了清利濕熱的功效，又符合「治黃必解毒，治黃必治血」的精神，因而「降酶湯」在治療急性黃疸型肝炎中確具有比較滿意

的效果，尤其對降低轉氨酶，促進肝臟的修復效果顯著，不但對急性肝炎轉氨酶增高者有效，對慢性肝炎轉氨酶增高者療效亦顯著。臨床使用中未發現「降酶湯」有任何毒副作用。

8.三草煎 ❽

【藥物組成】白花蛇舌草 30g，金錢草 20g，益母草 10g。

【功效】清熱解毒，活血化瘀，利濕退黃。

【適應症】急性病毒性肝炎。

【用藥方法】上藥加水 600ml，濃煎去渣取汁 400ml，加糖適量。每日三次，每次口服 100ml，連服 2 週為一療程。兒童劑量減半。

【臨床療效】93 例治療一個療程後，治癒（臨床症狀消失，肝脾回縮，血清總膽紅素及穀丙轉氨酶降至正常範圍）90 例；顯效（症狀、體徵明顯好轉，血清總膽紅素及穀丙轉氨酶較入院時下降 70% 以上者）3 例。總有效率達 100%。3 年後，對其中的 71 例作了追訪，未發現慢性或遷延性肝臟病變及其他肝外損害，肝功能多次複查未見異常。

【經驗體會】急性病毒性肝炎，現代醫學認為與病毒的直接致病及免疫作用有關，且肝臟微循環障礙是本病的病理基礎。中醫認為，本病多因濕熱之邪，侵犯肝膽，肝膽失於疏瀉所致。故筆者選用白花蛇舌草清熱解毒，利濕退黃，散結消腫，藥理研究認為其能有效地對抗病毒對肝細胞的炎性損害和變態反應，防止纖維化和癌變；金錢草利膽退黃，利濕解毒，能促進膽汁代謝，加快黃疸消退；益母草活血化瘀，利尿消腫兼解毒，藥理研究證實其能降低血液黏稠度，直接擴張血管和阻斷 α-受體等作用，從而改善肝臟血流和供氧，使受損的肝細胞及時修復與再生。三藥合用，使邪去正安，收滿意之效，且三藥藥源較廣，無毒副作用。

❽ 曾慶佩，〈三草煎劑治療急性病毒性肝炎 93 例〉，《浙江中醫雜誌》，1992, (4)：151。

9. 黃消速湯 ❾

【藥物組成】茵陳40g，生大黃20g，車前子15g。

【加減變化】惡寒發熱加柴胡10g；腹脹加陳皮10g；穀丙轉氨酶大於300u加五味子15g；肛門灼痛加烏藥10g；恢復期加「四君子湯」。

【功效】清熱利濕退黃。

【適應症】急性黃疸型肝炎。

【用藥方法】水煎服，每日一劑，分三次服。

【臨床療效】118例急性黃疸型肝炎患者服用「黃消速湯」，結果均獲痊癒，血膽紅素消退至正常時間為 6 ～ 19 天，其中 10 天以內 88 例 (74.5%)，平均為 8.75 天，平均每天下降 0.29mg%。穀丙轉氨酶下降至正常值時間為 12 ～ 28 天，平均為 16.1 天，平均每日下降 14.9u。住院時間為 7 ～ 28 天，平均為 14.1 天。

【經驗體會】急性黃疸型肝炎，中醫稱「黃疸」。《金匱要略》：「黃家所得，從濕得之。」患肝炎時濕瘀化熱，濕熱夾雜。本方茵陳利肝膽濕熱，有抑制多種細菌和病毒作用。車前子利水滲濕，使黃疸從尿排出。大黃含大黃酚、大黃素，重用生大黃在於瀉熱解毒，排毒排黃，使膽紅素從大便排出，消黃迅速；大黃的藥性僅作用於大腸，對小腸無明顯影響，不影響小腸對營養的吸收，屬袪邪而不傷正；服大黃後大便次數增加，阻斷腸肝循環，阻止膽紅素和內毒素的再吸收，故瀉而不必停藥。由於本組治療抓住去黃的關鍵，故療效顯著。

10.（王氏）利肝湯 ❿

【藥物組成】滿天星30g，生大黃15g，柴胡12g，田基黃30g，板

❾ 霍錫堅，〈黃消速湯治療急性黃疸型肝炎118例〉，《長春中醫學院學報》，1994，(1)：21。

❿ 王聲明，〈利肝湯治療急性黃疸型肝炎165例〉，《湖南中醫學院學報》，1994，(2)：30。

藍根 30g，梔子根 30g，蒲公英 30g，鬱金 30g，赤芍 10g，茵陳 30g，車前草 15g，法半夏 10g。

【加減變化】熱重者加生地、黃芩；濕重加藿香、厚朴；黃疸消退後加生黃耆、當歸、茯苓。

【功效】清熱解毒，祛瘀通絡。

【適應症】急性黃疸型肝炎。

【用藥方法】每日一劑，小兒 2 日一劑，水煎服。7 天為一個療程。同時配合西藥維生素 C、維生素 B6、三磷酸腺苷、輔酶甲、複方丹參針靜滴，用 3～7 天。

【臨床療效】165 例經治療後痊癒（臨床症狀、體徵消失，肝功能檢查各項正常）160 例，占 97%；好轉（症狀、體徵改善，肝功能檢查各項較治療前明顯下降）5 例，占 3%。其中兩個療程痊癒者 25 例，三個療程痊癒者 105 例，四個療程痊癒者 30 例。平均治癒時間 21.2 天。

【經驗體會】急性黃疸型肝炎屬中醫「黃疸」範疇。其病機係熱毒疫邪，瘀阻血絡，引起肝的臟腑功能失常所致。治療以解毒排毒，祛瘀通絡為其關鍵。方中滿天星、生大黃、柴胡，藥理學證明有顯著的抗菌排毒，活血祛瘀，通利消腫作用，為治療肝炎良藥；配清熱解毒的田基黃、板藍根、梔子根、蒲公英，加強抑制或殺滅肝炎病毒的作用，且降酶效果肯定；配赤芍、鬱金、複方丹參針活血祛瘀，改善肝臟微循環障礙；配鬱金、茵陳、車前草消炎利膽，促進膽汁排瀉，有利於解毒；配鬱金、法半夏疏利氣機，調和肝胃。諸藥配伍，具清、消、下、和四法之功效。

11. 清肝和胃利濕湯 ⓫

【藥物組成】茵陳 30～50g，板藍根 30～50g，龍膽草 10～20g，

⓫ 張奇松，〈清肝和胃利濕湯治急性黃疸型肝炎 100 例〉，《新疆中醫藥》，1994，(3)：37。

車前子 15～25g，生大黃 10～15g，枳殼 20g，生黃耆 30g，廣木香 18g，焦山楂 15g，神麴 15g，麥芽 15g，升麻 18g，赤芍 15g。

【加減變化】偏熱大便乾燥者去木香，加芒硝 15g（沖服）；濕甚而嘔吐噁心者加半夏、藿香各 15g；腹脹、納呆者加砂仁、厚朴、陳皮各 15g；肝大遲遲不回縮者加鱉甲 25～50g，丹參 20～30g；GPT 高而持續難降者加五味子、秦艽各 18g，以斂肝降酶。

【功效】清熱解毒，利濕退黃，疏肝理脾和胃。

【適應症】急性黃疸型肝炎。

【用藥方法】水煎分二服，每日一劑。服藥期間不忌飲食，以患者能食且無不適為宜。

【臨床療效】治療 100 例，其中顯效（主症消失，肝功能正常，HBsAg 滴度下降）80 例；好轉（主症消失或明顯減輕，肝功能基本正常，HBsAg 滴度下降或無變化）20 例；無效 0 例。總有效率為 100%。一般服藥 3～5 天症狀改善，一個療程 80% 肝功能恢復正常，最短服藥 10 天即癒，對肝大、GPT 持續不降者約經二～三療程方能基本恢復正常。

【經驗體會】黃疸一證，歷代諸家論述頗多。《金匱要略‧黃疸》：「黃家所得，從濕得之。」《臨證指南醫案‧疸》：「陽黃之作，濕從火化，瘀熱在裏，膽熱液瀉，與胃之濁氣共並……侵於肺則身目俱黃……陽主明，治在胃。」張仲景曰：「見肝之病，知肝傳脾，當先實脾。」「諸病黃家，但利其小便。」急性黃疸型肝炎，屬中醫「陽黃」，總因濕邪化熱，薰蒸肝膽，橫逆犯胃，發為諸症，病位在肝膽胃，多涉脾肺。自擬「清肝和胃利濕湯」，針對病位病機，標本兼顧。綜觀基本方，結合現代藥理多有利膽、促進肝細胞再生、改善肝功能等作用，治急性黃疸型肝炎，收效較好。提醒注意的是「清肝和胃利濕湯」用藥劑量偏大，又多苦寒礙胃之品，年老、體弱、兒童劑量可酌減，有文獻報導赤芍在肝功能不正常時，劑量不宜過大，筆者使用在 15～30g，觀察中未見損害肝功能

之不良作用。

12. 爽肝粉 ⓬

【藥物組成】巴豆、全蠍各 5g，半夏 20g，大黃 15g，九香蟲、青黛各 30g，明礬、鱉甲、山梔子、五靈脂、水蛭、山茱萸各 10g，絞股藍 50g。

【功效】清熱利濕，解毒化瘀。

【適應症】急性黃疸型肝炎。

【用藥方法】將上藥碾為細末，分包，每包重 10g，每次沖服一包，日三次，2 週為一療程，休息 3 天，再進行下一療程。治療期間停用其他療法。

【臨床療效】66 例患者中，治癒（臨床症狀及體徵消失，複查肝功能連續二次以上正常，HBsAg 轉陰）52 例，占 78.79%；顯效（主要症狀消失或明顯減輕，肝脾腫大縮小，肝功能化驗基本正常，HBsAg 滴度明顯下降）12 例，占 18.18%；無效（主要症狀、體徵及各項檢查均無明顯改善）2 例，占 3.03%。總有效率為 96.97%。服藥一療程達治癒標準者 23 例，占 34.85%；二療程達顯效標準以上者 41 例，占 62.12%。其中 2 例僅服藥 3 天黃疸即全部消退，7 天肝功能正常。66 例中，2 年隨訪時，僅有 5 例復發，占 7.6%，且均為 B 肝患者。服藥期間，藥物副反應（如噯氣、胃部不適、厭食等）發生者 3 例，占 4.5%，稍加神麴、麥芽各 20g 入藥中即可消除。

【經驗體會】急性黃疸型肝炎，屬中醫「黃疸」範疇，總的病機為外感濕熱疫毒，蘊結脾胃肝膽，脾胃健運失常，肝膽疏瀉失序，濕熱不能瀉越，蘊結於血分，則氣血運行不暢，濕熱瘀血膠結，膽汁疏瀉不利，鬱遏薰蒸外溢肌膚而成。故《金匱》云：「黃家所得，從濕得之」、「瘀熱

⓬ 馬鳳友，〈爽肝粉治療急性黃疸型肝炎 66 例臨床觀察〉，《新中醫》，1994, (4)：49。

在裏，身必發黃」。因此，治療時必須抓住「濕」「熱」「毒」「瘀」這一
關鍵。據此，筆者採用清熱、利濕、解毒、化瘀之法，組成「爽肝粉」，
以收熱清、濕除、毒化、瘀消之功。方中大黃、青黛、明礬、山梔子清
熱利膽，使熱毒自二溲而去；巴豆、半夏、九香蟲溫中祛濕，理氣開鬱；
全蠍、九香蟲既溫中止痛，又能解毒，可謂一藥二功；靈脂化瘀止痛；
水蛭化症消瘀，更用鱉甲軟堅散結。諸藥合用，使濕熱清，邪毒除，瘀
血消，肝功能自復。且本方以粉劑服藥，既功效卓著，又節約藥物，服
用方便。

13.茵軍虎蛇湯 ⓭

【藥物組成】茵陳 30～60g，生軍 15～30g，赤芍 10～20g，茯
苓 15g，蒼朮 10g，車前草 30g，虎杖 15～30g，麥芽 30g，生山楂 15g，
白花蛇舌草 30g。

【加減變化】肝區疼痛者加延胡索 12g；噁心嘔吐者加法半夏、佩
蘭各 10～15g；皮膚瘙癢者加防風 6g，地膚子 10g；胃脘脹滿者加萊菔
子 15g。

【功效】清熱利濕解毒，活血化瘀退黃。

【適應症】急性黃疸型肝炎。

【用藥方法】日一劑，水煎，早晚分服，15 天為一療程，一般治療
二～四療程。每半個月檢查一次肝功能。

【臨床療效】治療急性黃疸型肝炎 300 例，臨床治癒（主要症狀消
失，肝脾恢復正常或明顯回縮，肝區無明顯壓痛或叩痛，肝功能恢復正
常）282 例，佔 94%；好轉（主要症狀明顯好轉，肝脾明顯回縮或穩定，
肝功能明顯好轉，膽紅素基本正常）14 例，佔 4.7%；無效（症狀、體徵、
肝功能均無明顯改善）4 例，佔 1.3%。總有效率 98.7%。平均治癒時間

⓭ 趙有愛等，〈茵軍虎蛇湯治療急性黃疸型肝炎 300 例〉，《湖北中醫雜誌》，1994，
(5)：27。

21.5±7.4 天。

【經驗體會】急性黃疸型肝炎屬於中醫「黃疸」範疇。其病機多由濕熱蘊結、氣鬱血瘀、肝膽疏瀉失常所致。臨床可見黃疸、乏力、納差、噁心等症。治療一般以清熱利濕、疏肝利膽為主，以縮短高膽紅素血症的時間，不至於發展為重症肝炎或者轉變為膽汁性肝硬化。《金匱要略·黃疸病篇》云：「黃疸之病，當以十八日為期，治之十日以上瘥，反劇為難治。」

方中茵陳、車前草清熱利濕，利膽退黃；虎杖清熱解毒，祛風利濕，活血通絡退黃，改善肝功能；白花蛇舌草能刺激網狀內皮系統增生，促進吞噬細胞的功能，提高機體抵抗力；生大黃（生軍）性味苦寒，通便逐瘀，能活血清熱解毒，抗病毒，抗菌，促進膽汁分泌和排瀉（常規量為 15 ～ 30g，保持大便日二～三次，以稀軟便為宜）；赤芍清熱涼血，活血散瘀，改善微循環；遵《金匱要略》「見肝之病，當先實脾」之說，選用蒼朮、茯苓健脾除濕，啟運樞機升降；麥芽治療黃疸，早見於《千金方》，具有疏肝瀉膽，行氣散血，消食和中之功，與清熱解毒藥伍用有減輕苦寒藥對胃腸刺激，與退黃利膽藥合用有相輔相成之用；生山楂運脾不溫燥，能消食運脾，又能活血祛瘀，味雖酸而不使斂，有助於食物的消化吸收，且可降低轉氨酶。諸藥相輔，共奏恢復肝功能、退黃之功。

14.急肝湯 ⓮

【藥物組成】茵陳、丹參各 10 ～ 30g，麥芽、北山楂、茅根各 30g，板藍根、蒲公英各 20 ～ 40g，白蔻 3 ～ 12g，甘草 6g。

【加減變化】胃痞滿加厚朴、白朮、佛手；濕偏重加薏苡仁、茯苓；熱偏重選加梔子、黃蘗、龍膽草；瘀血加山甲珠、鬱金，重用赤芍；陽虛加沙參、玉竹、石斛，去白蔻；體虛加太子參；便秘加大黃；肝脾腫大加鱉甲；餘黃不退加秦艽；嘔吐選加藿香、竹茹；合併胃炎加小陷胸

⓮　薛樂斌，〈急肝湯治療黃疸型肝炎 138 例〉，《陝西中醫》，1994, (7): 303.

湯；蛔蟲性腹痛加烏梅丸；感冒加荊芥、防風。

【功效】清熱利濕解毒，活血化瘀，疏肝益脾。

【適應症】黃疸型肝炎。

【用藥方法】水煎服，1日一劑或二劑服 3 日。同時忌食酒、辛辣等助熱之品。

【臨床療效】138 例患者治癒 135 例，基本治癒 2 例，無效 1 例（重型肝炎）。總治癒率 99%。

【經驗體會】急性黃疸型肝炎屬中醫「陽黃」證，多由濕熱病毒，蘊蒸於肝膽，致肝膽疏瀉功能失職，血脈瘀滯，膽汁排瀉失常，外溢肌膚形成。方中板藍根、蒲公英清熱解毒；茵陳、茅根利濕通膽；丹參活血祛瘀消滯，改善肝臟微循環，防止肝臟纖維化；甘草調和諸藥；因肝膽疏瀉失序，最易犯脾乘胃，故以麥芽疏肝健脾；白蔻化濕醒脾；北山楂化瘀健胃，即謂「肝病實脾」。全方共奏清熱利濕解毒、活血化瘀消滯、疏肝利膽益脾之功，方切病機，故收佳效。

本組病例觀察到：80% 的患者服藥後，出現食慾超常，隨著肝功能逐漸恢復，食量也逐漸降至正常；食慾恢復越早，年齡小，肝功能恢復就越快；本方煎後，藥味清淡微甘，尤其適宜小兒患者。此外，治療過程中，應時時顧護胃氣，使脾胃功能早恢復（食量增加），本病才能速癒。反之，則加重病情，延長療程，不可不慎。

15.急肝方 ⓯

【藥物組成】蛇舌草 20g，夏枯草 15g，茵陳 15g，山梔 10g，黃蘗 10g，田基黃 20g，土茯苓 20g，木通 10g，甘草 5g。

【加減變化】脘悶噁心，苔白膩，脈弦滑，以濕偏盛者加藿香、蒼朮、澤瀉；口乾口苦，發熱，苔黃脈數，以熱偏盛者加板藍根、半枝蓮、

⓯ 胡金滿，〈清熱利濕法治療急性病毒性肝炎 216 例〉，《湖南中醫學院學報》，1995，(1): 19。

龍膽草；腹脹，便秘裏實者加大黃、枳實或枳殼；舌尖紅，舌質瘀紫加澤蘭、赤芍、鬱金。

【功效】清熱利濕。

【適應症】急性病毒性肝炎肝膽濕熱型。

【用藥方法】1 日一劑水煎，分二次服。病情較重，黃疸明顯，食慾不振患者，酌加用 10% 葡萄糖維生素 C 靜滴。一般輸液 5 ～ 10 天，作為支持療法，不用肌苷、ATP、輔酶 Q10 等其他護肝藥。

【臨床療效】216 例治療後，臨床治癒（主要症狀消失，肝脾恢復正常或明顯回縮，肝區無明顯壓痛或叩痛，肝功能檢查正常（B 型肝炎不作此要求））191 例，占 88.43%；顯效（自覺症狀消失，肝脾恢復正常或回縮，肝區無明顯壓痛或叩痛，肝功能檢查恢復正常）20 例，占 9.26%；好轉（自覺症狀好轉，肝脾恢復正常，肝功能明顯好轉，但未至正常）4 例，占 1.85%；無效（經治療未達到上述標準者）1 例，占 0.46%。總有效率為 99.54%。

【經驗體會】急性病毒性肝炎，病因濕熱毒邪為患，入裏化熱，內傷脾胃，致脾胃運化失常而飲食失調；濕熱內蘊肝膽，致膽液外瀉，侵入肌膚則發生黃疸。筆者用清熱利濕法，是針對濕熱毒邪內侵、邪不瀉越這一機理。方中主藥茵陳苦微寒，入脾胃肝膽，善清利濕熱退黃；梔子苦寒入三焦，清熱燥濕瀉肝膽利三焦，使濕熱從小便而出；大黃苦寒，蕩滌腸胃實熱，通腑氣，使濕熱從大便而去；木通有較強的利尿作用，使濕熱隨尿而瀉；土茯苓、蛇舌草、夏枯草清熱解毒，利濕退黃；枳殼疏肝行氣，和中降濁，使肝膽得以疏瀉，脾胃恢復正常的升降功能，黃疸則可自除，病症自癒。清熱利濕法據臨床觀察，退黃時間短，降酶速度快，無反跳現象，臨床廣泛應用療效肯定。

16.新生飲 ⓰

【藥物組成】鳳尾草 30g，過路黃 30g，茅根 15g，山楂 15g。

【加減變化】黃疸指數 50u 以上加茵陳 15g；舌苔白膩，身困重加蒼朮 12g；發熱加柴胡 10g，連翹 15g。

【功效】清熱利濕，疏肝健脾。

【適應症】急性黃疸型肝炎。

【用藥方法】1 日一劑，水煎分二次溫服，二十五～三十劑為一療程。

【臨床療效】65 例服新生飲後，痊癒（黃疸消退，無自覺症狀，肝功能恢復正常）60 例；好轉（黃疸減退，無明顯自覺症狀，肝功能改善）4 例，後繼續服藥十五劑，仍告痊癒；無效 1 例。

【經驗體會】中醫認為本病的病機係「濕熱」為患，如《丹溪心法》說：「諸五疸不必細分，同是濕熱也。」故清熱利濕是治疸之大法，而通利小便尤為要著，濕去熱清而黃疸自退，即《金匱》所謂：「黃從小便去也。」「新生飲」正是基於此病機而擬定的。「新生飲」藥味雖簡，但配方嚴謹。鳳尾草功能清熱利濕，涼血止血；過路黃利水通淋，清熱消腫，活血祛瘀，疏肝利膽；山楂消食磨積，散瘀行滯，為消肉食積滯之要藥；茅根涼血止血，清熱生津，利水通淋。四藥合用，具有清熱利濕、疏肝健脾胃之功。對病邪方盛，正氣未虛之時，能單刀直入，祛邪安正，故治療急性黃疸型肝炎能獲良效。在服「新生飲」的同時，勸病者少食生涼瓜果，特別要忌酒，以免助濕生熱，有礙於病。根據病者需要加強營養和「胃喜則補」的原則，囑病者以自己的胃口而定，不得勉強，不必拘泥。待病情好轉，胃口轉佳，再增進營養，促使病體康復。

17.保肝湯 ⓱

⓰ 汪蓉，〈新生飲治療急性黃疸型肝炎 65 例〉，《安徽中醫臨床雜誌》，1995, (2)：14。

【藥物組成】柴胡 10 ～ 15g，當歸10g，白芍 12g，白朮 10g，茯苓 10g，連翹 15 ～ 18g，蒲公英 15g，葛根 15g，升麻 6 ～ 10g，茵陳 30 ～ 60g，板藍根 12g，蒼朮 15g，厚朴 15g，鬱金 15g，丹參 15g，甘草 6g。

【加減變化】黃疸重者加赤芍、生大黃；脅肋脹痛者加青皮、金錢草；噁心納呆者加半夏、竹茹；腹脹滿者加萊菔子、枳殼；HBsAg 陽性者加蚤休、虎杖。

【功效】疏肝和胃，清熱解毒，利濕活血。

【適應症】急性病毒性肝炎。

【用藥方法】每日一劑，水煎服，小兒用量酌減。

【臨床療效】100 例中，治癒（治療 15 天，臨床症狀消失，肝大回縮，肝區無壓痛及叩擊痛，肝功能恢復正常）90 例；好轉（治療 15 天，臨床症狀消失，體徵好轉，肝功能輕度異常 (GPT<80u, TBIL<8u)）9 例；無效（治療 15 天，臨床症狀及體徵有所好轉，但肝功能仍無好轉者）1 例。總有效率為99%。其中 20 例 HBsAg 陽性者，治療 2 個月後複查，轉陰者 7 例。

【經驗體會】急性病毒性肝炎，屬中醫學「黃疸」、「脅痛」之範疇。多因濕熱毒邪壅結中焦，阻塞肝膽，致使肝失疏瀉，膽腑不利，熱毒熾盛，瘀結血分所致。由此可見，熱、毒、濕、瘀是病毒性肝炎的主要病因病機。筆者自擬「保肝湯」的立法原則即為：清熱、解毒、利濕、活血，以清熱解毒為主，利濕活血為輔。方中柴胡、當歸、白芍、白朮、茯苓、甘草等，疏肝理氣，健脾和胃；連翹、蒲公英、葛根、升麻、茵陳、板藍根、蒼朮、厚朴清熱解毒，利濕退黃；丹參、鬱金活血化瘀，行氣導滯。臨床實踐證明，急性病毒性肝炎的中醫治療，單用清熱解毒劑，易致苦寒敗胃，加重噁心、腹脹等症，而單用疏肝和胃劑，則會使毒熱難清，病邪留戀不去。所以在疏肝和胃，清熱解毒的基礎上，加用

⑰ 楊德祥等，〈保肝湯治療急性病毒性肝炎 100 例〉，《甘肅中醫》，1995, (2): 14。

利濕活血劑，以利濕而增健脾疏肝之功，以活血而助解毒退黃之力，諸藥合用，使本方治療急性病毒性肝炎具有消除症狀快、退黃快、降酶快、降濁快、B 肝病毒表面抗原轉陰快的特點。本方在服藥前 3 天以出現輕度腹瀉為佳，小兒用量只須減去原方用量的 1/4 即可。

18.蒲虎湯 ⑱

【藥物組成】蒲公英、虎杖根、茵陳蒿、車前草各 30g，製大黃、焦山梔、苦參、廣鬱金、枳殼各 10g。

【加減變化】黃疸偏深者加岩柏草、田基黃，大黃生用，後下，並加重劑量，或用生大黃 20g，泡開水服之；熱偏重者加黃芩、黃檗；濕偏重者加製蒼朮、川朴、茯苓、薏苡仁；泛惡納差者加薑竹茹、陳皮、焦三仙；脅肋脹痛者加炒柴胡、青皮、陳皮、廣木香；火毒甚者加黃連、丹皮、赤芍等。

【功效】清熱解毒利濕。

【適應症】急性黃疸型肝炎濕熱型。

【用藥方法】每日一劑，重者二劑，水煎二汁，早晚分服。

【臨床療效】治療急性黃疸型肝炎 450 例，315 例臨床治癒（自覺症狀消失，肝腫恢復，肝功能複檢三次以上正常）；85 例顯效（同治癒標準，但停藥 3 個月內肝功能複檢中一～二項目有輕微波動）；38 例好轉（主要症狀及體徵有明顯改善，肝功能複檢有明顯好轉，但未恢復正常）；9 例無效（未達到有效標準）；3 例死亡。HBsAg 陽性者，經治療出院後隨訪，僅有 5 例轉陰性；抗–HCV 陽性者，往往容易復發。

【經驗體會】《金匱要略》云：「黃家所得，從濕得之。」可見黃疸病的病機關鍵是濕，故筆者以「茵陳蒿湯」為主，加蒲公英、虎杖根、苦參以清熱解毒利濕；茵陳蒿、大黃合用有增強利濕退黃作用；鬱金與枳

---

⑱ 陳壽山，〈蒲虎湯治療急性黃疸型肝炎 450 例〉，《浙江中醫雜誌》，1995, (4)：148。

殼配合能行氣解鬱、宣中除脹；車前草通利小便，使濕熱從小便外瀉。諸藥配伍，使濕去熱除黃退。經臨床證實，對急性黃疸型肝炎，特別是抗-HAV 陽性患者確有良效。

19.人參敗毒散 ⑲

【藥物組成】人參（黨參代）、茯苓、枳殼、桔梗、柴胡、前胡、川芎、羌活、獨活、甘草各 9g，薄荷 3g，生薑 3 片。

【加減變化】黃疸型加茵陳、金錢草各 30g，秦艽 9g；無黃疸型加蒲公英、敗醬草各 30g；熱盛加黃芩、梔子各 9g；嘔吐加半夏、竹茹各 9g；胸悶加全瓜蔞 30g；腹脹加厚朴、大腹皮各 9g；腹瀉加蒼朮 9g，黃連 6g；大便燥結加大黃 3～6g；口舌乾燥減羌活、獨活為 3～6g，加天花粉 9g。

【功效】益氣，疏肝，化濕。

【適應症】急性病毒性肝炎。

【用藥方法】每日一劑，分二次煎服，4 週為一個療程。

【臨床療效】治療 152 例，其中臨床治癒 139 例，占 91.4%；無效（包括中途更醫）13 例，占 8.6%。HBsAg 陽性陰轉 34 例，占 29%。一般服藥二十八劑，最多四十二劑，平均三十二劑。

【經驗體會】「人參敗毒散」首載於《太平惠民和劑局方》卷二，又名「敗毒散」，後世對此方的臨床應用發揮甚眾。筆者認為該方有扶正祛邪之作用，方中人參、甘草扶正，能增強機體免疫機能，助驅風藥鼓毒外出；羌獨活疏肝勝濕，柴、前胡一升一降，調和肝氣；枳殼、桔梗寬胸利膈，利肺平肝；川芎入肝膽，行肝氣，補肝血，潤肝燥；茯苓利竅導濁，引邪外出；薄荷瀉肝膽之火，解肝鬱之痛。加茵陳、金錢草、公英、敗醬草等以增強其利膽退黃、清熱解毒之功。臨床提示，該方對急

---

⑲ 黃曉玲，〈人參敗毒散治療急性病毒性肝炎 152 例〉，《國醫論壇》，1995, (5)：27。

性病毒性肝炎不僅能消除症狀、體徵及恢復肝功能，而且對 HBsAg 轉陰也有一定療效。

20.赤虎黃蛇湯 ❷

【藥物組成】赤芍、虎杖、蛇舌草、菝葜、土茯苓各 30g，薏苡仁 40g，丹參 20g，生大黃、紫草各 10g。

【加減變化】濕熱明顯加茵陳、梔子；腑實不通加芒硝、枳實；疫毒亢盛加丹皮、龍膽草；痰濁蘊結加膽南星、白芥子；氣滯者加青皮、鬱金；瘀熱者加王不留行、桃仁；寒濕凝聚加乾薑、熟附塊。

【功效】清熱利濕，瀉火解毒，活血化瘀。

【適應症】急性病毒性肝炎。

【用藥方法】每日一劑，水煎分二次溫服，1 月為一療程，最多不超過兩個療程。

【臨床療效】治療急性病毒性肝炎 220 例，其中 132 例基本痊癒（臨床症狀消失，肝功能正常，肝脾回縮，恢復體力）；53 例顯效（臨床症狀改善，肝功能接近正常）；22 例好轉（主要症狀改善，肝功能檢查好轉）；13 例無效（主要症狀及肝功能檢查均無好轉）。總有效率 94.03%。

【經驗體會】急性病毒性肝炎黃疸期，多係濕熱疫毒，痰濁蘊熱，膠著不解，蘊結不通罹患，故取赤芍、丹參清熱涼血，活血化瘀；虎杖、蛇舌草、薏苡仁、菝葜健脾除濕拔毒；大黃下瘀導滯，瀉火解毒，通腑瀉濁，推陳致新。全方重在通下濕熱、疫毒、痰濁、瘀血，使陰陽偏盛趨於平衡，氣機乖戾循於常度。且藥性甘寒平淡，無寒凝滯膩之弊。

21.四草大黃湯 ❹

❷ 朱士伏，〈赤虎黃蛇湯治療急性病毒性肝炎 220 例〉，《浙江中醫雜誌》，1995，(6)：252。

❹ 戴福海，〈四草大黃湯治療急性黃疸型肝炎 102 例〉，《新中醫》，1995，(10)：51。

【藥物組成】白花蛇舌草 30g，金錢草 20g，益母草、甘草各 10g，大黃 15g。

【功效】清熱解毒，除濕活血退黃。

【適應症】急性黃疸型肝炎。

【用藥方法】每日一劑，早、晚煎服，連服十五劑為一療程。若患者嘔吐而進食困難，則配合靜滴 10% 葡萄糖 500 ～ 1,000ml，加維生素 C 3g，維生素 B 200mg，每日一次，嘔吐止能進食後停用。

【臨床療效】治療 102 例，治癒（臨床症狀消失，肝臟回縮，GPT 降至正常範圍）94 例；好轉（症狀、體徵明顯好轉，GPT 較治療前下降 70% 以上者）6 例；無效（症狀、體徵、肝功能檢查無好轉或惡化）2 例，治癒率為 92.16%，2 年後隨機追蹤 86 例，未發現慢性或遷延性肝臟病變及其他損害，肝功能 3 次複查未見異常。27 例 HBsAg 陽性者，治療後轉陰 5 例。療程最長 36 天，最短 15 天。

【經驗體會】「四草大黃湯」體現了滲濕、清利、退黃、調理肝膽脾胃之旨，符合「見肝之病，知肝傳脾，當先實脾」及「諸病黃家，但利其小便」之治則。故在治療中對消除消化系統的症狀，增進食慾，消除黃疸，改善肝功能等方面效果滿意。且藥物來源較廣，無副作用，經濟實惠，療效滿意。本報告表明，發揮中醫理論特色，以清熱解毒，除濕活血退黃的中醫藥治療急性黃疸型肝炎，有利於病毒的清除和肝功能的恢復，使療程縮短，提高療效。但本方對 HBsAg 的轉陰效果不顯著。

22.雞陳湯 ㉒

【藥物組成】雞骨草、白茅根、大青葉、田基黃各 30g，茵陳 50g，梔子 15g，甘草 10g。

【加減變化】熱重於濕者，加龍膽草 20g，大黃 15g；濕重於熱者，加佩蘭、川厚朴各 15g，滑石 30g；濕與熱並重者，加滑石 30g，龍膽草、

㉒ 朱錫南，〈雞陳湯治療急性黃疸型肝炎 216 例〉，《新中醫》，1995，(10)：51。

鬱金各 20g。

【功效】清熱涼血，活血利濕。

【適應症】急性黃疸型肝炎。

【用藥方法】每日二劑，上下午各一劑，水煎服。

【臨床療效】216 例全部治癒。臨床症狀、體徵消失時間最短 18 天，最長 28 天，平均 23 天。肝功能檢驗各項恢復正常最短 21 天，最長 38 天，平均為 29.5 天。

【經驗體會】急性黃疸型肝炎屬中醫學「陽黃」範疇。中醫認為是時邪外襲，濕阻中焦，飲食不節，損傷脾胃，濕熱交蒸，瘀熱內鬱。脾胃濕熱薰蒸於肝膽，使肝鬱濕熱結於脅下，致胸脅刺痛，肝脾腫大。而以清熱涼血活血為主配以利濕藥，能使瘀滯於肝膽的濕熱從小便排瀉，方中雞骨草、田基黃、山梔子、大青葉、綿茵陳、白茅根皆能入血分，有清熱、涼血、活血作用。而活血藥能改善人體微循環，提高人體免疫力，可增加腎臟血流量而利小便，能增加組織細胞的通透性而利於清除肝內膽汁瘀滯。筆者應用「雞陳湯」辨證加減治療急性黃疸型肝炎 216 例，全部治癒，本方組方簡單，藥源豐富，療效確切，值得推廣。

23.（長氏）解毒活血湯 ㉓

【藥物組成】茵陳 60 ～ 100g，澤蘭、大黃各 10 ～ 30g，桃仁、山梔子、紅花各 10 ～ 15g，柴胡 6g，生白朮 6 ～ 30g。

【功效】解毒除濕，活血化瘀。

【適應症】急性黃疸型肝炎。

【用藥方法】每日一劑，水煎分三次服用。若嘔吐不能進藥者，暫先外用瓜蒂 7 枚，赤小豆 7 粒，雀糞 7 粒，共研極細末吹鼻，2 小時以內吹完，隔日一次。

㉓ 長子厚，〈解毒活血湯治療急性黃疸型肝炎 100 例〉，《新中醫》，1995，(11)：43。

【臨床療效】100 例患者治療 4 週，臨床治癒 67 例，占 67%；基本治癒 31 例，占 31%；未癒 2 例，占 2%。

【經驗體會】急性黃疸型肝炎，乃感受濕熱疫毒之邪所致。其病機主要是濕熱疫毒蘊結中焦，瘀阻血脈，因脾犯肝，膽熱溢瀉。治療上應以解毒除濕為主，輔以活血化瘀。組方中茵陳其氣清芳，清熱利濕，解毒利膽，淨化血液，為退黃之要藥；梔子清瀉三焦而利尿，合茵陳使疫毒自小便而去；大黃清熱通便，解毒祛瘀，使疫毒從大便排瀉；柴胡條達肝氣，宣暢氣血；生白朮燥濕健脾，意在「見肝之病，當先實脾」。大量資料顯示，微循環障礙是本病的發病機理之一，而纖維形成是所有類型的急性肝炎向慢性轉化的重要因素。這些機理與中醫的血瘀氣滯相符合，故組方中重用桃仁、紅花、澤蘭化瘀生新，改善肝臟的血供狀態，改善微循環和抑制纖維形成。近年來，研究成果表明，茵陳梔子煎劑能促進膽汁分泌，降低血膽紅素，有增強非特異性細胞免疫功能的作用；大黃、桃仁對細胞免疫和體液免疫具有某些特異、非特異抑制作用；紅花、柴胡能提高淋巴母細胞轉化率。

24.強肝丸 ❷

【藥物組成】板藍根、黃精、柴胡、白芍各 12g，黃耆 15g，鬱金、殭蠶、山楂各 10g，五味子、炙甘草各 6g。

【加減變化】急性黃疸期加茵陳 20g，豬苓、丹參各 12g，佛手 6g；黃疸消退期基本方加茵陳、山藥各 12g，丹參、豬苓各 10g；恢復期基本方加當歸、黨參、淮山藥各 15g，白朮 12g；HBsAg 陽性者基本方加虎杖 12g，白花蛇舌草 15g。

【功效】清熱解毒，利濕退黃，疏肝解鬱，益氣健脾，養血活血。

【適應症】急性黃疸型肝炎。

【用藥方法】日一劑，水煎服，連服五劑。

❷ 姜富春，〈中西醫結合治療急性黃疸型肝炎 30 例〉，《新中醫》，1995, (11): 45。

【臨床療效】治療急性黃疸型肝炎 30 例，治癒（臨床症狀消失，黃疸消退，經治療 15 天肝功能檢查正常）27 例；好轉（臨床症狀消失，黃疸消退，肝功能正常或輕微異常，HBsAg 滴度下降）3 例。

【經驗體會】中醫學認為急性黃疸型肝炎乃感受濕毒疫邪，或飲酒過度，七情內傷，使脾胃受損，濕阻中焦，鬱而化熱，濕熱毒邪薰蒸肝膽，以致膽液不循常道外溢肌膚而發本病。因此，本病的治療原則是初期（即急性黃疸期）以清熱解毒，疏肝理氣，利濕退黃為主；中期（即黃疸消退期）補脾益氣，兼利濕退黃；後期（即恢復期）應補氣健脾，養血活血為主。故方中板藍根、殭蠶清熱解毒，抗病毒；柴胡、鬱金疏肝解鬱，利膽退黃，其中鬱金能促進膽汁的分泌與排瀉；五味子、山楂均能降低轉氨酶，五味子又對肝細胞有保護作用；白芍、甘草柔肝緩急止痛，甘草又能抗肝損傷，降低膽紅素；黃耆、黃精、淮山藥、白朮、黨參是根據「見肝之病，當先實脾」的原則配伍的，具健脾益氣、養血生津之功；黨參、茵陳清熱利濕退黃，並能利膽、保肝、擴血管；豬苓利水滲濕，能抑制病毒的複製，減輕肝臟的損害，增強免疫力；當歸、丹參補血活血，當歸又有保肝作用，丹參能促進前列腺環素樣物質形成而擴血管，抑制二磷酸腺苷 (ADP) 誘導的血小板聚集，增加纖溶，改善微循環，對已沉澱的抗原抗體複合物有促進吸收和消除作用，並可清除血中過剩的抗原，防止免疫複合物的產生；佛手疏肝理氣，和胃止痛，增強胃腸道蠕動。諸藥合用，具有清熱解毒、利濕退黃、疏肝解鬱、益氣健脾、養血活血、降酶、保肝、抗病毒、擴血管的作用。

25. 茵陳復肝湯 ㉕

【藥物組成】茵陳 40g，茯苓 15g，山梔子、大黃、蒼朮、藿香、車前子、五味子各 10g，大腹皮 20g，丹參 30g。

㉕ 李方玉，〈茵陳復肝湯治療急性黃疸型肝炎 158 例〉，《新中醫》，1995, (12)：44。

【加減變化】熱甚加板藍根、虎杖、赤芍；濕甚加薏苡仁或合「五苓散」化裁；納差加建麯、山楂、穀芽、麥芽；噁心嘔吐，心中懊憹加黃連、半夏、竹茹；肝區痛甚加川楝子、延胡索、鬱金、青皮；皮膚瘙癢加防風、蟬蛻。

【功效】清熱利濕，活血退黃。

【適應症】急性黃疸型肝炎。

【用藥方法】每日一劑，水煎三次，分三次溫服。小兒隨年齡減量，煎後頻服。隨症治療期間要充分休息，合理營養。

【臨床療效】158 例中，除 1 例重症瘀膽肝、1 例診為「壺腹癌」而轉院治療外，其餘全部治癒，治癒率達 98.7%，療程最短的 10 天，最長的 52 天，平均為 19 天。

【經驗體會】急性黃疸型肝炎多因感受濕熱疫毒，表鬱不達，體內水濕不能經汗和小便排出，水濕久鬱化熱，薰蒸肝膽，迫膽汁不循常道而外溢肌膚。針對這一病機特點，故用茵陳清肝膽之熱，理肝膽之鬱；山梔子利濕退黃；大黃蕩滌腸胃，推陳出新。現代藥理研究證明，大黃具有抗菌，抗病毒，促進膽汁排瀉，改善肝組織微循環和供氧，消除肝細胞炎症，促進肝細胞再生，增加細胞免疫等多種功效；車前子清利降濁，使濕熱之邪從小便而去。

急性黃疸型肝炎多見有食慾減退、脘腹脹滿、大便黏滯不爽等濕阻中焦，脾為濕困，脾陽不升的證候，此時如補脾則恐壅礙氣機，閉門留寇。故用茯苓利水滲濕，健脾補中；蒼朮其性走而不守，醒脾助運，宣陽瀉濁，開鬱寬中，疏化水濕，正合脾之習性，故有「凡欲運脾，則用蒼朮」之說；藿香芳香化濕，醒脾祛濁，和中止嘔；大腹皮行氣導滯，利水滲濕。諸藥合用，扶正祛邪，宣上暢中通下，脾胃運化水濕的功能正常，濕熱自去，黃疸自退。

急性黃疸型肝炎多見有脘腹脹滿，肝區疼痛拒按，痛有定處等氣滯

血瘀的病理表現，《張氏醫通》指出：「諸黃雖多濕熱，經脈久病，無不瘀血阻滯也。」關幼波在《關幼波臨床經驗選》一書中認為：「濕熱瘀阻血脈才會出現黃疸」，並認為用活血藥有三個優點，「第一：可以加速退黃時間；第二：有利於肝脾腫大的回縮；第三：活血即可祛瘀，祛瘀即可生新，因而活血在退黃中是個積極的治療方法」，故其有「治黃必治血，血行黃易卻」的經驗之談。宗關老經驗，方中丹參、大黃活血化瘀，祛瘀生新，回縮和軟化肝脾，改善微循環血液流量，使肝功能改善；五味子酸鹹性溫，丹參微苦性寒，酸可入肝，以酸味補肝體，苦可清熱，兩藥是目前降低轉氨酶常用的比較有效的藥物。本方從急性黃疸型肝炎的濕、熱、瘀入手，配伍精細，藥證切合，恰合病機，標本兼治，故療效滿意。

26.清肝利膽退黃湯 ㉖

【藥物組成】茵陳、蒲公英各 30g，梔子、龍膽草、柴胡、車前子、澤瀉、鬱金、大青葉各 15g。

【加減變化】腹脹噯氣者加枳殼、木香各 15g；嘔吐者加半夏、竹茹各 15g；便秘者加大黃 30g（後入）；脅下疼痛加丹參、澤蘭各 15g。

【功效】清熱利濕，活血解毒。

【適應症】急性肝炎。

【用藥方法】日一劑，水煎分二次服。

【臨床療效】110 例患者全部治癒。服藥時間最長者 21 天，最短者 6 天，症狀消失，肝功能檢查各項指標恢復正常。其中有 4 例 HBsAg 陽性者，2 例轉陰，轉陰時間分別為 15 天和 21 天，其餘 2 例未繼續堅持服藥治療。

【經驗體會】本病屬於中醫「陽黃」範圍。臨床上常分為熱重於濕和濕重於熱兩型論治。但據筆者臨床觀察，很多病例的濕與熱的症候表

㉖ 宋光謙，〈清肝利膽退黃湯治療急性肝炎 110 例〉，《陝西中醫》，1996, (1): 30。

現不甚典型，而且小兒敍說不清，給辨證分型用藥帶來了一定的困難。本方熔清熱利濕、活血解毒藥味於一爐，標本兼治，濕熱並除。方中茵陳、梔子主入肝經，清熱利濕退黃；龍膽草苦寒清熱燥濕為清肝膽濕熱要藥；車前子、澤瀉利尿退黃；大青葉、蒲公英清熱解毒；柴胡、鬱金疏肝理氣活血。藥理研究證實：茵陳、柴胡有抗肝炎病毒作用；大青葉對 HBsAg 有抑制作用；梔子、龍膽草、蒲公英有利膽保肝作用，龍膽草還可降低轉氨酶；車前子、澤瀉則能利尿，促進膽紅素排瀉。

27.金龍益肝湯 ㉗

【藥物組成】金錢草 20g，龍膽草 10g，茵陳 20g，赤芍 20g，丹參 15g，銀花 20g，茯苓 15g，麥芽 30g，甘草 8g。

【功效】清熱利濕解毒，活血化瘀。

【適應症】急性黃疸型肝炎。

【用藥方法】1 日一劑，水煎 300ml 分次服。30 天為一療程，以一個療程為限。小兒用量酌減。

【臨床療效】治療急性黃疸型肝炎 360 例，其中臨床治癒（自覺症狀消失，肝脾腫大消失，肝區無壓痛及叩擊痛，肝功能恢復正常）339 例，治癒時間最短 8 天，平均 19.8 天；黃疸消退時間最短 5 天，最長 20 天，平均 12.5 天，肝功能大部分在 20 天左右恢復正常；有效（主要症狀消失或大部分消失，肝脾腫大回縮或消失，肝區無明顯壓痛及叩擊痛）17 例；無效（未達到上述標準）4 例。總有效率 98.9%

【經驗體會】急性黃疸型肝炎屬中醫「黃疸」範疇，以「陽黃」為主，其病因病機多因濕熱蘊結脾胃，鬱遏肝膽，導致膽汁瘀滯外溢，發為黃疸。另外氣滯血瘀也是重要病理環節。患者臨床體徵多有肝脾腫大表現，此乃血瘀明證。現代基礎研究證明，急性病毒性肝炎患者微循環

㉗ 劉三都，〈金龍益氣湯治療急性黃疸型肝炎 360 例對照研究〉，《貴陽中醫學院學報》，1996，(2)：12。

有較明顯異常改變，由於微循環障礙，導致肝細胞缺血缺氧，從而發生繼發性肝損害。由於肝細胞變性壞死，微循環功能紊亂，自由基產生過多，清除自由基防禦體系發生障礙，致使肝細胞受損加劇，膽紅素的攝取、結合、排瀉發生障礙而引起血清膽紅素增加。因此，改善微循環是治療急性黃疸型肝炎的重要環節。基於此，筆者制定了清熱利濕解毒與活血化瘀並舉治則選藥組方，方中金錢草、龍膽草清熱利膽利尿，使濕熱由小便排出；茵陳清熱利濕，為古今退黃之要品；茯苓、麥芽健脾利濕；銀花清熱解毒；赤芍、丹參活血涼血化瘀，可加快黃疸消退，促進腫大肝脾回縮。藥理實驗表明，活血化瘀藥物能改善微循環，減少病變部位的缺血，增加肝臟營養及氧供給，促進肝細胞修復，消除肝內膽汁瘀滯等作用。另外丹參還具有抗氧化提高血中超氧化物歧化酶的活性，清除細胞內自由基作用。

28. 茵陳地耳楂朮湯 ❷

【藥物組成】茵陳 30g，地耳草 30g，炒山楂 30g，炒白朮 12g，薑半夏 12g。

【加減變化】黃疸深加山梔子、馬蹄金；嘔惡甚者加代赭石、竹茹或藿香；濕重熱加豬苓、茯苓、澤瀉、車前子；熱重者加連翹、板藍根；食慾不振加雞內金、麥芽；大便秘結者加大黃等。

【功效】清熱利濕，健脾和胃。

【適應症】急性黃疸型肝炎。

【用藥方法】每日一劑，水煎二次，分早晚溫服。

【臨床療效】治療急性黃疸型肝炎 300 例，顯效（黃疸消退，血清膽紅素與穀丙轉氨酶均正常，臨床症狀消失）235 例；有效（黃疸基本退盡，血清膽紅素或穀丙轉氨酶稍偏高，臨床症狀改善）62 例；無效（黃

❷ 陳慶良，〈茵陳地耳楂朮湯治療急性黃疸型肝炎 300 例〉，《吉林中醫藥》，1996，(4)：14。

疸改善不明顯，血清膽紅素及穀丙轉氨酶反上下波動，五十劑以上不降至正常，臨床症狀改善不快）3 例，總有效率為 99%。在二十劑內恢復正常者 72 例，三十劑以內恢復正常者 163 例，五十劑以內恢復正常者 62 例，超過五十劑未痊癒者 3 例。

【經驗體會】筆者根據對 300 例急性黃疸型肝炎的治療結果，認為急性黃疸型肝炎是濕熱毒邪侵入肝膽，膽汁外溢，鬱於血分而出現目黃、身黃、尿黃等症。同時由於肝失條達，脾失健運而出現肢酸乏力，食慾減退或厭食，嘔惡，脅部作痛等臨床症狀，所以治療上除清熱利濕，利膽退黃外，重點兼顧調理脾胃，把健脾和胃貫穿於整個治療過程。只有脾氣健運，水穀精微充足，才能不斷地輸送和滋養於全身各臟腑組織，才能維持正常的生理活動。同時脾的運化水濕功能健旺，也有利於水濕的排出。自擬「茵陳地耳楂朮湯」組成的藥物，具有清解血清膽紅素，速降穀丙轉氨酶，健脾和胃，促進食慾的功效。這種袪邪扶正、培土抑木、標本兼顧的治法是疾病顯效快的關鍵。同時在治病的過程中，還再三強調必須注意一些常規事項，如不宜亂投溫補滋膩和有損於肝臟的藥物；飲食宜清淡，多吃蔬菜及富有維生素、蛋白類食物，少吃辛辣及油脂之物，禁飲酒類食物，注意休息，避免過早參加勞動等。

29.利濕化濁湯 ㉙

【藥物組成】茵陳 40g，栀子 12g，柴胡 12g，大黃 10g（後下），黃芩 10g，赤芍 15g，白芍 15g，陳皮 10g，半夏 10g，金錢草 15g，生薑 6g，大棗 6 枚。

【加減變化】熱重於濕者，加龍膽草、黃連、滑石；濕重於熱者，加藿香、佩蘭、鬱金、車前子；發熱者，加麝香、佩蘭、薄荷、豆豉；熱甚者，加生石膏、知母、栀子、蘆根；便乾者，加大黃、芒硝、茵陳；

㉙ 曹增乾，〈利濕化濁合芳香化濕法治療急性傳染性肝炎 78 例〉，《國醫論壇》，1996,（5）: 32。

噁心嘔吐者加竹茹、砂仁、蘆根、旋覆花、代赭石、生薑；溲赤或小便不利者加木通、通草、竹葉、白茅根、豬苓、澤瀉；脅痛者加延胡索、川楝子、絲瓜絡、青皮；脾虛便溏者，去苦寒藥加白朮、蒼朮、草果、扁豆、黨參；食積者，加萊菔子、山楂、穀芽、麥芽、神麴；腹脹者，加大腹皮、木香、枳殼、檳榔；陰傷者加沙參、麥冬、白芍、甘草、生山藥。

【功效】利濕化濁。

【適應症】急性傳染性肝炎。

【用藥方法】日一劑，水煎分二次溫服。

【臨床療效】78 例經用中藥為主治療後，臨床症狀消失，肝功能恢復正常，近期治癒率達 100%。全部病患中，黃疸指數、麝香草酚濁度、麝香草酚絮狀、穀丙轉氨酶等恢復時間分別為：半個月之內恢復正常的為 60、5、5、4 例；半個月～1 個月恢復正常的為 13、40、42、51 例；1～1.5 個月恢復正常的為 4、21、26、16 例，1.5～2 個月恢復正常的為 1、8、5、7 例。

【經驗體會】急性黃疸型或無黃疸型肝炎的病因絕大多數因濕熱而起，濕熱外受或內生，困阻脾胃，阻滯氣機，遂見納呆、身困脅痛等症。如濕熱內鬱，薰蒸肝膽，阻塞膽道，致膽汁外溢而發黃疸。本法用於濕熱初起，濕重於熱，熱處濕中，氣機阻滯而見身熱不揚，頭蒙如裹，胸脘痞悶，噁心欲吐，口渴反不欲飲水，納食減少，便溏溲短，苔膩脈緩之症。當此之時，病變在上中二焦，以肺脾為中心。其病機要點在於濕阻氣機，氣機不宣，濕無出路，此時肺氣受阻，脾氣被困。因此，既開肺氣，又開脾氣，是其大法，利濕化濁法之功素為人知，然而宣開上焦肺氣，亦是其主要功能。利濕化濁法常與燥濕運脾之藥同用，意在調整中焦脾胃升降之機，本法實有從上中入手，而達驅邪外出之功。同時，臨床常與苦降、芳香合用，以成「分消」之勢。

30. 退黃散 ㉚

【藥物組成】黨參、連翹各 10 ～ 20g，白朮、秦艽、柴胡、梔子、白蘚皮各 5 ～ 15g，茵陳 20 ～ 60g，黃耆、紫草、金錢草各 10 ～ 30g，赤芍 10 ～ 60g。

【功效】益氣健脾，清熱利濕解毒。

【適應症】急性肝炎。

【用藥方法】日一劑，水煎分二次服。

【臨床療效】小兒黃疸消退時間為 5 ～ 10 天，成人為 10 ～ 20 天，瘀阻型和重型肝炎黃疸消退時間為 30 ～ 35 天。轉氨酶復常時間，小兒多數在 20 天復常，成人多數在 30 天復常，2 個月後均正常。

【經驗體會】本方中黨參、白朮、黃耆有調節免疫作用；連翹、柴胡具有抗肝細胞壞死作用；茵陳、赤芍、紫草、金錢草、梔子、白蘚皮均有消炎利膽作用。全方則有調節免疫，減輕肝細胞腫脹，防止肝細胞壞死，增強膽汁排瀉作用，因而黃疸消失快，病毒易清除，不易形成慢性，且無任何不良反應。

31. 茵柴田蛇湯 ㉛

【藥物組成】茵陳 15g，柴胡 10g，田基黃 20g，白花蛇舌草 20g，虎杖 18g，五味子 15g（打碎），車前子 20g，黨參 20g，蒼朮 15g，茯苓 20g，甘草 6g。

【功效】清熱利濕解毒，益氣健脾，疏肝利膽。

【適應症】急性黃疸型肝炎。

【用藥方法】以上為成人劑量，小兒酌減，每日一劑，水煎二次混合約為 1,000ml 藥液，分三次日服，20 天為一療程，休息 3 天後再進行

㉚ 朱勤厚，〈退黃散治療急性肝炎 200 例〉，《陝西中醫》，1996，(7)：316。

㉛ 曾文道，〈自擬茵柴田蛇湯治療急性黃疸型肝炎 55 例〉，《廣東醫學》，1996，(7)：481。

第二療程，兩個療程不顯效者，改用他法。

【臨床療效】55 例中，治癒（臨床症狀及體徵消失，複查肝功能連續兩次以上正常，HBsAg 轉陰）48 例，占 87.2%；顯效（主要症狀消失或明顯減輕，肝脾腫大縮小，肝功能檢查基本正常，HBsAg 滴度明顯下降）4 例，占 7.3%；無效（主要症狀、體徵及各項檢查均無明顯改善）3 例，占 5.4%。總有效率為 94.5%。服藥一療程達治癒標準者 21 例，占 38%，符合顯效標準者 15 例，占 27%。A 肝 46 例，治癒 45 例，顯效 1 例。B 肝 9 例，服藥一療程無 1 例達治癒標準，符合顯效標準者 3 例，服兩個療程後治癒 3 例，顯效 3 例，無效 3 例，分別占 33%，無效 3 例中，有 2 例為瘀膽型黃疸肝炎並 HBsAg 陽性。55 例中，2 年隨訪，無效 3 例失去聯繫，復發 3 例，占 5.5%，其中 A 肝 2 例，B 肝 1 例。服藥期間均無明顯不良反應。

【經驗體會】急性黃疸型肝炎，屬中醫「黃疸」範疇，總的病機為外感濕熱疫毒，蘊結脾胃肝膽，脾胃健運失常，肝膽疏瀉失利，濕熱交結，薰蒸肌膚而成。因此治療時必須抓住濕、熱、毒這一關鍵。據此，筆者自擬「茵柴田蛇湯」，方中虎杖、田基黃、茵陳、柴胡、車前子藥性寒涼，歸肝膽經，具清熱利濕退黃之功，為治療黃疸型肝炎的常用藥；田基黃、虎杖、白花蛇舌草具有解毒消腫之作用，可使腫大的肝臟回縮；黨參、甘草、蒼朮、茯苓同入脾經，蒼朮、茯苓能健脾祛濕，黨參、甘草能益氣補中，扶正固本，緩和藥性。據現代藥理研究，柴胡、五味子、甘草均有保護肝細胞，抗肝損害作用，柴胡、五味子有降轉氨酶作用，甘草能降低膽紅素，甘草、柴胡配伍有防治肝硬化，阻止脂肪在肝內蓄積，抑制纖維組織增生。全方重在清熱利濕，解毒兼益氣健脾，疏肝利膽，治療急性 A 型黃疸肝炎獲得較滿意療效。但治療 B 型黃疸肝炎，療程要長，顯效慢，療效較 A 型差，且復發率高，HBsAg 陰轉率為 33%，滴度下降者停藥後常反跳，再用上方仍可下降。

32.茵陳湯 ❸❷

【藥物組成】茵陳、滑石各 30g，豬苓、茯苓、澤瀉各 15g，蒼朮、枳實、川厚朴、黃連、山梔子各 10g。

【加減變化】熱盛者加黃芩、銀花、蒲公英、白花蛇舌草；濕盛者加薏苡仁、車前子；大便秘、納差者加大黃、虎杖、山楂、麥芽。

【功效】清熱利濕。

【適應症】急性黃疸型肝炎肝膽濕熱型。

【用藥方法】日一劑，水煎分二次溫服。

【臨床療效】治療急性黃疸型肝炎 62 例，痊癒（臨床症狀及體徵消失，肝功能複查連續兩次以上正常，HBsAg 轉陰者）55 例；顯效（主要症狀消失或明顯減輕，肝脾腫大縮小，肝功能基本正常）5 例；無效（主要症狀、體徵及各項檢查均無明顯改善）2 例。總有效率97%。

【經驗體會】《金匱要略》云：「黃家所得，從濕得之。」「瘀熱在裏，身必發黃。」《壽世保元》亦云：「蓋濕熱鬱結於脾胃之中，久不散」而成黃疸。故黃疸型肝炎，總的來說是由濕熱引起，濕熱鬱蒸，不得瀉越，膽汁外溢，氾濫週身，遂成黃疸，故治之法，必清利濕熱。「茵陳湯」經臨床反覆驗證，對濕熱黃疸確有良效。方中茵陳、山梔子、黃連清熱利濕；茯苓、豬苓、澤瀉、滑石利水滲濕；蒼朮燥濕運脾；枳實、川厚朴寬中消滯祛濕。全方共奏清熱利濕之功。黃色鮮明、脈數者為熱重於濕，於方中加銀花、黃芩、蒲公英、白花蛇舌草等以增強清熱解毒之效。身困重、脈濡者為濕盛，可增薏苡仁、車前子以加強利濕之能。便秘、納差者加大黃、虎杖、山楂、麥芽以消食導滯，使邪從大便而出。

---

❸❷ 何乃坤，〈茵陳湯治療急性黃疸型肝炎 62 例〉，《新中醫》，1996，(7): 45。

33. 清熱利濕湯 ③③

【藥物組成】茵陳、垂盆草、金錢草各 30g，板藍根、六月雪、白花蛇舌草、赤芍、炒麥芽各 15g，柴胡、焦山梔、青皮各 9g，甘草 6g。

【加減變化】熱重於濕者焦山梔改生山梔，加牡丹皮、黃芩；濕重於熱者加茯苓、龍膽草、車前草；腹脹腹痛者加枳實、大腹皮、川棟子；齒齦滲血者加白茅根、小薊、仙鶴草；發熱頭痛者加金銀花、水牛角、羚羊角。

【功效】清利濕熱，疏肝涼血。

【適應症】急性病毒性肝炎。

【用藥方法】水煎服，1 日一劑，加水 1,000ml 浸泡 30 分鐘後文火煎成 400ml，再加水煎成 200ml，混合分二次早晚服，十四劑為一療程，一般服一～二個療程。

【臨床療效】治療急性病毒性肝炎 45 例，其中臨床治癒 38 例，顯效 5 例，有效 2 例。總有效率 100%。43 例服藥一～二個療程，GPT、SB 化驗指標恢復正常，2 例臨床症狀消失，但 SB 增高。

【經驗體會】現代醫學認為本病是由病毒侵犯肝細胞後的變態反應，而引起肝細胞變性壞死。中醫認為濕熱之邪侵犯肝膽，使肝失疏瀉，濕熱內蘊而致，治療宜清熱利濕，涼血退黃。方中茵陳、垂盆草、金錢草、六月雪、板藍根、白花蛇舌草清利濕熱，解毒退黃；柴胡、赤芍、山梔、青皮疏肝利膽，涼血活血；麥芽、甘草消食導滯，調和諸藥。首先以大劑量治療服藥，然後囑病人注意休息、飲食、禁酒及肥甘厚膩食物，以免助濕熱而戀邪，從而獲效良好。

34. 清解活血湯 ③④

---

③③ 夏正飛等，〈清熱利濕湯治療急性病毒性肝炎 45 例〉，《陝西中醫》，1996, (10)：482。

③④ 蔣金仙，〈清解活血湯治療急性黃疸型肝炎 40 例分析〉，《甘肅中醫》，1997, (1)：

【藥物組成】茵陳 30g，蒲公英 30g，虎杖 15g，土茯苓 10g，大黃（製）10g，丹參 15g，赤芍 45g，當歸 10g，垂盆草 30g，鬱金 10g。

【加減變化】腹脹、噁心加半夏 10g，枳殼 10g；大便乾結、苔黃膩熱重者加梔子 20g，知母 10g；便溏、苔厚膩濕重者加豬苓 10g，澤瀉 10g，薏苡仁 30g。

【功效】清熱利濕，解毒活血。

【適應症】急性黃疸型肝炎。

【用藥方法】日一劑，水煎分二次溫服。

【臨床療效】治療急性黃疸型肝炎 40 例，其中治癒（總膽紅素 <17.1 $umol/L$，穀丙轉氨酶 <40u/L）35 例；好轉（總膽紅素 <17.1$umol/L$，穀丙轉氨酶 <60u/L）5 例。

【經驗體會】《內經》指出「濕熱相交」為黃疸成因。濕熱疫毒蘊結肝經，則氣機鬱滯，血行不暢。所以血瘀與黃疸有著內在聯繫。現代醫學研究證明，肝炎病人，特別是慢性肝炎患者，由於肝細胞變性、壞死和結節形成，纖維組織增生，使肝微細結構改變，壓迫肝內血管而致不同程度循環障礙。因此，治療本病在清熱解毒同時需配伍活血藥。方中茵陳、蒲公英、土茯苓、虎杖有清熱解毒、利濕退黃之功，虎杖還能活血化瘀；鬱金破瘀解鬱，利膽退黃，與茵陳合用增加降酶作用；大黃活血化瘀，通便退黃；當歸活血補血；丹參、赤芍活血化瘀，丹參能減輕肝細胞變性壞死，促進肝細胞再生與修復，赤芍既活血，又能涼血，實驗證明有解痙、擴張血管的作用；垂盆草清熱解毒，消腫降酶。臨床實驗證明，清熱解毒藥與活血化瘀藥配伍：①能中和毒素，提高機體抵抗力，從而減輕內毒素對機體的侵害，即減輕炎症反應；②使血液黏度降低，纖溶活性明顯增加；③二類藥合用加速血液循環，以利毒素清除，減少清熱解毒藥的副作用。二法合用，結合辨證，經臨床觀察療效較好，

25。

反跳率低。

35.柴金湯 ㉟

【藥物組成】醋炒柴胡、佩蘭、虎杖、白朮、車前子各 10g，鬱金、生穀、麥芽各 12g，茯苓 15g，茵陳 20g，蒲公英 30g。

【加減變化】脘腹脹滿、舌苔白膩加薏苡米 30g，姜樸 10g，生山楂 15g；肝脾腫大加丹參 15g，丹皮 10g；右脅疼痛加川楝子 15g，延胡 10 g；噁心嘔吐加半夏 6g，蘇梗 10g；黃疸明顯者加大茵陳劑量至 30g。

【功效】疏肝利膽，健脾滲濕，清熱解毒。

【適應症】急性黃疸型肝炎。

【用藥方法】日一劑，水濃煎取汁 500ml，早晚分服，連服 20 天為一療程，一般服藥一療程 GPT 可降至正常，如 GPT 尚未恢復正常，則可再服一療程，以三療程為限。

【臨床療效】治療 30 例，其中顯效（治療 3 週後，症狀、體徵消失，肝功能恢復正常（黃疸指數 <6u，GPT<40u））21 例，占 70%；有效（治療 6 週後症狀、體徵消失，肝功能恢復正常）9 例，占 30%。總有效率 100%。

【經驗體會】急性黃疸型肝炎當屬陽黃。近年來對於「黃疸」的辨證論治多注目於「肝病治膽，肝膽同治」，而非單純的濕熱論治。根據中醫理論，肝膽相為表裡，肝病及膽，膽病及肝，肝膽皆司膽汁排泌，若肝失條達，膽失疏瀉，膽汁不循常道外溢肌膚則發生黃疸。現代醫學認為急性黃疸型肝炎黃疸之形成是由於肝細胞損害與肝內膽小管梗阻兩種因素引起，經 B 超音波檢查發現本組 16 例有異常膽囊圖形改變，這證明肝臟病變不但影響肝內膽管，而且因肝臟膽囊解剖位置鄰近，肝臟發生彌漫性炎症，膽囊相繼受累，從而為「肝病治膽，肝膽同治」治法提供

㉟ 宋寶芬等，〈自擬柴金湯治療急性黃疸型肝炎 30 例〉，《安徽中醫臨床雜誌》，1997，(2)：60。

了有力的依據。

自擬「柴金場」以柴胡配鬱金疏肝利膽，茵陳利膽退黃，為本方主藥；根據仲景「治肝當先實脾」之古訓，加用白朮、茯苓健脾滲濕；急性黃疸型肝炎由病毒引起，故選用蒲公英、虎杖清熱解毒，並佐以馨香的佩蘭辟穢祛濁；車前子利水，助茵陳退黃；生穀、麥芽助運消食，既促進病人的消化機能，又可消除腹部脹滿症狀。

36.（林氏）清熱退黃湯 ❸❻

【藥物組成】茵陳、板藍根各 30g，蒲公英、白茅根各 20g，赤芍、五味子、梔子、大黃、陳皮、白朮各 10g。

【加減變化】熱重加金銀花、連翹、野菊花；黃疸重加金錢草、黃藥；食少腹脹加麥芽、雞內金、綠萼梅；濕重加藿香、滑石。

【功效】清熱涼血解毒，祛濕退黃。

【適應症】急性黃疸型肝炎濕熱型。

【用藥方法】每日一劑水煎服，分二次或多次服用。每 10 天為一療程。

【臨床療效】治療急性黃疸型肝炎 84 例，其中痊癒（臨床症狀消失，肝功能恢復正常）76 例（其中一個療程癒者 44 例，兩個療程癒者 32 例）；有效（主要臨床症狀明顯好轉或消失，總膽紅素恢復正常，穀丙轉氨酶在治療三個療程後有明顯降低，但仍高於正常值或其他項目有輕度不正常者）8 例。

【經驗體會】急性黃疸型肝炎，屬中醫「黃疸」範疇。發病起始，多表現以熱為主，故屬「陽黃」之範疇。整個病程以濕、熱、痰、瘀徵象明顯。濕熱、火熱極盛謂之毒，濕熱之毒邪侵襲肝膽，肝膽失其疏瀉，使膽汁外溢於經絡，流注於肌膚所致。如《景嶽全書》記載：「陽黃因濕

---

❸❻ 林林，〈清熱退黃湯治療急性黃疸型肝炎 84 例〉，《安徽中醫學院學報》，1997，(5)：13。

成熱，熱則生黃。」名老中醫關幼波先生謂:「治黃需解毒，毒解黃易除，治黃必治血，血行黃易卻，治黃要祛濕，濕除黃易散。」筆者據其旨而組成「清熱退黃湯」，以達清熱涼血解毒、祛濕退黃之效。方中茵陳清熱利尿，祛濕解毒，為退黃之要藥；大黃瀉熱通便解毒；赤芍、白茅根、梔子清熱涼血利尿，與大黃合用使濕熱從前後分消；蒲公英、板藍根解毒涼血，抑制病毒；白朮、陳皮、藿香醒脾開胃，利濕消脹。現代醫學研究認為，茵陳對肝炎病毒有抑制作用，五味子對降低轉氨酶有明顯效果。

37.衛肝湯 ❸

【藥物組成】茵陳 24g，板藍根 24g，鬱金 10g，雲苓 12g，白朮 10g，黃芩 10g，澤瀉 6g，丹皮 10g，焦山楂 24g，黃耆 30g，炙甘草 10g，五味子 15g。

【功效】清熱利濕，疏肝運脾，益氣。

【適應症】急性黃疸型病毒性肝炎。

【用藥方法】患者每日服中藥一劑，清水煎二次，取汁 600ml，小兒用量酌減，分早、中、晚三次口服，不分療程。

【臨床療效】60 例患者中，痊癒（症狀、體徵完全消失，膽紅素≤17.1μmol/L）24 例，占 40%；顯效（症狀、體徵基本消失，肝功能檢查較前恢復 80% 以上）27 例，占 45%；有效（症狀、體徵減輕，肝功能較治療前改善 50% 以上）9 例，占 15%。總有效率為 100%。

【經驗體會】病毒性肝炎急性黃疸型，中醫屬於黃疸範圍，與陽黃相吻合，認為脾虛運化失常，內外濕邪鬱結，鬱久化熱，蘊蒸肝膽，膽汁不循常道，浸淫肌膚而發黃。採用清熱利濕，疏肝運脾，兼益氣為主要治則，自擬「衛肝湯」，方中茵陳清熱利濕、退黃，板藍根清熱涼血、解毒消腫，同為君藥；雲苓、白朮健脾燥濕利水，鬱金疏肝利膽行氣解

---

❸ 路小雲，〈自擬衛肝湯治療病毒性肝炎急性黃疸型 60 例臨床小結〉，《陝西中醫函授》，1998, (1): 36。

鬱、涼血，共為臣藥；佐以黃耆、五味子益氣消腫，焦山楂消積化滯，活血化瘀，使以甘草調和諸藥。

38.茵地三仙湯 ❸

【藥物組成】茵陳 30g，紫花地丁 20g，蒲公英 20g，板藍根 20g，生甘草 15g，澤瀉 15g，焦三仙各 20g，大棗 5 枚。

【加減變化】若大便秘結者加生大黃 10～15g；濕重者加茯苓 15g；舌質紫暗或肝脾腫大者加丹參 15g，莪朮 15g。

【功效】清熱解毒，利濕退黃，健脾和胃。

【適應症】急性肝炎。

【用藥方法】日一劑，水煎二次服。

【臨床療效】治療急性肝炎 100 例，治癒（症狀、體徵消失，肝功能複查兩次正常，B 超音波複查肝膽脾正常者）95 例；有效（症狀、體徵消失，B 超音波複查肝膽脾正常，但肝功能輕度異常者）3 例；無效（症狀、體徵未完全消失，肝功能異常，B 超音波檢查肝膽脾未恢復正常者）2 例。總有效率為 98%。

【經驗體會】「茵地三仙湯」是章連棣主任醫師的經驗方，旨在清熱解毒，利濕退黃，健脾和胃。筆者屢屢用於急性肝炎的治療，療效肯定。一般服藥 30 天，複查肝功能、B 超音波而證實病癒，而自覺症狀消失更為迅速，捷效者也有 15 天治癒。服用本方時，無需配合其他藥物治療，囑患者注意休息，注意飲食宜忌。但本方對 HBsAg 陽轉陰療效不肯定。其用於慢性肝炎的治療，在基本方的基礎上隨證加減，療效亦佳。方中茵陳、紫花地丁、蒲公英，板藍根、生甘草、澤瀉清熱解毒，利濕退黃，降轉氨酶；焦三仙、甘草、大棗健脾和胃，消食導滯。組方嚴謹，頗具特色，證之臨床療效滿意。

---

❸ 周志龍，〈茵地三仙湯治療急性肝炎 100 例〉，《實用中西醫結合雜誌》，1998，(2)：124。

39.（徐氏）清肝解毒湯 ❸

【藥物組成】茵陳 30g，虎杖 20g，板藍根 15g，白花蛇舌草 15g，蒲公英 15g，柴胡 15g，鬱金 15g，赤芍 15g，白茅根 30g，大黃 6g，甘草 6g。

【功效】清熱利濕，解毒退黃，疏肝理氣，涼血活血。

【適應症】急性黃疸型肝炎。

【用藥方法】日一劑，水煎服，重症者日服二劑，昏迷者可鼻飼或保留灌腸，重症患者可適當配合其他中西藥物。臨床症狀、體徵消失，肝功能恢復正常後，改服「健脾舒肝湯」（黨參 15g，白朮 15g，淮山藥 15g，當歸 10g，山楂 15g，白芍 15g，枸杞子 15g，柴胡 10g，鬱金 15g，甘草 6g。隔日一劑，連服 1 個月）。

【臨床療效】治療 165 例，顯效（臨床症狀、體徵消失，肝功能檢查恢復正常）124 例；有效（臨床症狀、體徵明顯改善，肝功能檢查好轉）38 例；無效（臨床症狀、體徵無改善，肝功能檢查無好轉或惡化者）3 例。總有效率為 98.2%，無效者皆為重症患者。肝功能恢復正常時間，最短 10 天，最長 27 天，平均 21.8 天。

【經驗體會】急性黃疸型肝炎屬中醫「黃疸」範疇，中醫認為，本病乃濕熱毒邪蘊鬱肝膽，蘊於血分，阻滯胃腸所致，故其治療當以清熱利濕，涼血解毒，調理中州為基本治則。「清肝解毒湯」中茵陳、虎杖、板藍根、白花蛇舌草、蒲公英可清熱利濕，涼血活血，解毒退黃，實驗證明以上藥物可抑制肝炎病毒，從而改善肝細胞的炎症、水腫、壞死等病理變化，使肝功能得到恢復，故有降 ALT 的作用；柴胡、鬱金、赤芍、大黃等疏肝理氣，活血祛瘀，增加肝血流量，既能提高降 ALT 的作用，又可降絮降濁；白茅根、大黃還可通利二便，使濕熱毒邪從二便而去；

---

❸ 徐小周等，〈清肝解毒湯治療急性黃疸型肝炎 165 例〉，《甘肅中醫》，1998, (3)：26。

甘草調和諸藥。全方共奏清熱利濕、解毒退黃、疏肝理氣、涼血活血之功。仲景云：「見肝之病，知肝傳脾，當先實脾。」以健脾舒肝湯善後，可防止病情反復，鞏固療效。

40.（王氏）利肝湯 ❹

【藥物組成】茵陳 20～40g，梔子 15g，大黃 10g，金錢草 30g，白芍 25g，柴胡、板藍根、連翹、焦三仙、甘草各 15g。

【加減變化】濕熱明顯者重用大黃；噁心嘔吐者加竹茹、半夏；濕重者加茯苓、白朮；發熱者加銀花；腹脹甚者加大腹皮、檳榔片。

【功效】清熱解毒，利濕退黃，疏肝養血。

【適應症】急性黃疸型肝炎。

【用藥方法】每日一劑，水煎二次，取汁 300～500ml，日三次溫服。

【臨床療效】治療 32 例中，治癒（二療程以內，血清總膽紅素 (BIL) 和穀丙轉氨酶 (ALT) 恢復正常，主要症狀消失）15 例，占 46.9%；顯效（二療程以內，BIL 和 ALT 均下降 ≥60%，主要症狀減輕或消失）9 例；有效（二療程以內 BIL 和 ALT 下降均 <60%）7 例；無效 1 例。總有效率 96.9%。

【經驗體會】急性黃疸型肝炎屬中醫「陽黃」範疇。其發病機理主要是濕邪與瘀熱蘊結中焦，薰蒸肝膽，使肝失疏瀉，膽汁外溢，浸漬肌膚，下流於膀胱而發病，故治療以清熱利濕為基本大法。「利肝湯」中以茵陳為主，其味苦性平，微寒，歸脾胃肝膽經，清熱利膽，為治黃之要藥；輔以大黃、梔子涼血退黃，引邪從大便而去；金錢草清熱利濕，導瘀熱從小便出。諸藥配合，使邪有去路，則黃疸自消。白芍養血柔肝；柴胡疏肝和解少陽；板藍根、連翹清熱解毒利膽；焦三仙健脾和胃；甘草調和諸藥，共奏清熱解毒、利濕退黃之效。現代藥理研究表明，茵陳

❹ 王雨燕，〈利肝湯治療急性黃疸型肝炎 32 例〉，《陝西中醫》，1999, (4): 149。

具有促進膽汁分泌與排瀉作用；金錢草、板藍根具消除肝細胞水腫，改善肝組織血液循環的作用；大黃有類似於庫氏細胞的吞噬功能；甘草則具有類激素作用，可抑制肝炎病毒的複製。

41.清肝瀉黃湯 ④

【藥物組成】土茵陳、雞骨草各 25g，梔子、大黃、甘草各 10g，生地黃、玄參、蒲公英、金錢草、白茅根各 20g。

【加減變化】脅痛者加柴胡；症狀偏重、黃疸較深者重用生地黃、玄參、蒲公英、白茅根、大黃；三個療程後複查肝功能，若肝功能恢復正常者，上方去大黃、梔子、金錢草，加白朮、茯苓、厚朴、麥芽等健脾消導藥善後（未完全恢復者，繼服基本方一個療程後再複查肝功能）。

【功效】清解熱毒，涼血瀉黃。

【適應症】急性黃疸型肝炎。

【用藥方法】視患者年齡大小、黃疸深淺等而增減方中藥物分量，每日一劑，連續煎二次後藥液混勻分三～四次服，5 天為一個療程。

【臨床療效】25 例急性黃疸型肝炎患者治療 15 天後，14 例痊癒（主要症狀消失，皮膚及鞏膜黃染消退，肝功能恢復正常，肝下緣回縮，隔離期滿後隨訪 3 個月無復發），治療 20 天後，又有 10 例痊癒，1 例經治療一個多療程後因就診時間問題而轉診。治癒率為 96%。其中有 3 例 HBsAg 由陽性轉為陰性。服藥最多的二十八劑，最少的九劑。

【經驗體會】急性黃疸型肝炎是傳染性很強的 B 類傳染病，診治要及時明確，否則會使肝細胞受到嚴重破壞而難於恢復肝的功能。本病有發展迅速、變化快的特點，如不早期控制，則可形成病情凶險、病死率高的重症肝炎而危及性命。中醫歷代把「黃疸」、「急黃」一證責之為濕熱瘟疫，如吳又可《溫疫論》中所言：「疫邪傳裏，熱移下焦，小便不利，

---

④ 譚嚴發，〈自擬清肝瀉黃湯治療急性黃疸型肝炎 25 例〉，《國醫論壇》，2002, (1)：35。

其傳為疸，身目如金。」由於濕熱毒疫之邪，困阻中焦，脾胃肝膽功能紊亂，致使氣機升降及運化功能失調，肝膽受熱毒蘊蒸，膽汁外溢，浸漬於肌膚之中而發黃。肝木不達，心火熱毒內盛，擾亂心神，耗動營血，出現神昏譫語，心血不寧等重症。「清肝瀉黃湯」方中用土茵陳、金錢草、梔子、大黃清利肝膽濕熱而又清心瀉黃；生地黃、玄參、蒲公英、甘草清熱解毒涼血；白茅根涼血助金錢草利尿退黃；雞骨草清熱解毒疏肝並與生地黃、玄參一起涼血散瘀。諸藥合用，既瀉肝膽濕熱，清心脾鬱熱，又涼血解毒，利尿瀉黃，使體內的濕熱毒疫之邪有出路，從而阻斷濕勢之邪侵入營血。

42.茵陳虎根湯 ❷

【藥物組成】茵陳 45g，虎杖 20g，板藍根、金錢草、白花蛇舌草各 30g，山梔、五味子各 10g，車前子（另包）18g。

【加減變化】噁心嘔吐加法半夏、陳皮各 10g；胸脅脹痛加鬱金、厚朴、白芍各 10g；口淡不渴，苔膩脈濡緩者合用「五苓散」。

【功效】清熱解毒，利濕退黃。

【適應症】急性黃疸型肝炎濕熱型。

【用藥方法】每日一劑，水煎分二次服，半個月為一療程。

【臨床療效】120 例患者經治療，其中治癒（臨床症狀消失，黃疸消退，異常理化指標轉為正常）96 例；顯效（臨床症狀由重轉輕，黃疸消退，異常理化指標接近正常）12 例；有效（症狀由重轉中度或中度轉輕，黃疸基本消退，異常理化指標有所改善）8 例；無效（臨床症狀、體徵無明顯改善或臨床出現併發症，黃疸及肝功能檢查無改變）4 例。總有效率 95%。服藥時間最短 7 天，最長 60 天，服藥期間未發現任何毒副作用和不食反應。

---

❷ 郝書成，〈茵陳虎根湯治療急性黃疸型肝炎 120 例〉，《陝西中醫》，2002, (7)：592。

　　【經驗體會】本病主要是濕熱二邪為患，治以清熱解毒，利濕退黃為要。自擬「茵陳虎根湯」，方中茵陳為清熱利濕退黃之要藥，用量宜重；山梔清利三焦濕熱；大黃瀉熱通腑；車前子利水滲濕，使濕熱之邪從二便而出；虎杖、板藍根、白花蛇舌草清熱解毒，配金錢草加強利濕退黃之功；五味子益氣生津。據現代醫學實驗研究，虎杖能抗肝炎病毒，降低血清穀丙轉氨酶，五味子降轉氨酶作用療效肯定。諸藥合用，清熱而不寒，利濕而不燥。

二、慢性肝炎

1.陶氏柔肝飲 ❹

　　【藥物組成】茵陳 12g，生麥芽 30g，宣木瓜 10g，薄荷梗 10g，當歸 10g，淮山藥 12g，生白芍 30g，生甘草 3～5g。

　　【加減變化】食後脘脹者，加雞內金；穀丙轉氨酶偏高者，加川楝子、黃芩、敗醬草；腸鳴泄瀉、腹痛者，加煨防風、炒白朮、陳皮；頭昏、舌紅少苔陰虛者，加五味子、北沙參；肝區刺痛、舌邊有紫點紫斑者，加製大黃、地鱉蟲、延胡索；肝硬變者，加生鱉甲、生牡蠣；神疲乏力、懶言嗜睡、脈弱氣虛者，加黃耆、黨參、太子參。

　　【功效】疏肝解鬱，養肝和胃。

　　【適應症】慢性肝炎。

　　【用藥方法】水煎服，每日一劑。

　　【經驗體會】「柔肝飲」是名老中醫陶君仁先生用治肝胃氣痛的經驗方。筆者移用於治療慢性肝炎，收到了滿意的療效。陶老自訂方「柔肝飲」，本為治療肝氣橫逆犯胃，胃脘疼痛而設。其方義為養肝之體，遂肝

---

❹ 張聖德，〈「陶氏柔肝飲」治療慢性肝炎的臨床體會〉，《江蘇中醫雜誌》，1981，
　　(4)：24。

之性，抑肝之用，達成柔肝之意。方中白芍、木瓜味酸補肝，用於肝血虛而肝痛者最為相宜；「肝苦急，急食甘以緩之」，故用甘草之味甘以調之，且芍草相配，酸甘化陰，可滋肝緩急止痛；麥芽生用善條達肝氣，現代醫學認為麥芽含麥芽糖，有保肝作用。陶老治肝善用生白芍、生甘草、生麥芽三味藥，其中白芍、麥芽用量較大，均達 30g 以上，確有其獨到之處。薄荷辛涼，具疏肝解鬱之功，正合《內經》「肝欲散，急食辛以散之」之意，其梗主通，故方中指明用薄荷梗；肝藏血，當歸有養血活血的功能；《金匱要略》：「見肝之病，知肝傳脾，當先實脾。」乃用山藥補脾氣而養胃陰；茵陳為清利肝膽濕熱之要藥。可見，「柔肝飲」用以治療慢性肝炎，亦甚切合，因此效果較好。

2.四妙湯 ❹

【藥物組成】蒼朮 12g，黃蘗 30g，生薏苡仁 30g，川牛膝 12g。

【加減變化】濕邪偏重者加茯苓 12g；熱邪偏重者加生山梔 12g；兼見瘀證者加紫丹參 30g，或加三棱、莪朮各 12g；脾虛者加淮山藥 12g，太子參 15～30g，大棗 12g；陰虛者加生地 12g，女貞子、旱蓮草各 30g；衄血者加焦山梔 6～12g，仙鶴草、粉丹皮各 12g；脅肋疼痛者加片薑黃 12g。

【功效】健脾燥濕，清熱解毒。

【適應症】慢性肝炎。

【用藥方法】每日一劑，水煎分二次服。2 週為一療程，複查肝功能一次。每隔一個月複查蛋白電泳、免疫球蛋白 IgG 一次。

【臨床療效】148 例中，114 例有效（經過治療，GPT 恢復正常，濁度試驗正常，黃疸消退，自覺症狀基本消失者），占 77.03%。其中「慢遷肝」79 例，有效 63 例，占 79.7%，「慢活肝」69 例，有效 51 例，占

---

❹ 顧惠民，〈健脾燥濕為主治療慢性肝炎 148 例〉，《上海中醫藥雜誌》，1985, (7): 14。

73.9%。GPT 恢復正常時間最短者 4 天，最長者 74 天，平均 28.2 天。硫酸鋅濁度 (ZnTT)，治療前高於正常者 40 例，最高值在 20 單位以上，經過治療，33 例恢復正常，較治療前降低，但未恢復正常者 5 例，占 12.5%，較治療前升高者 2 例（其中 1 例治療前 ZnTT 正常）。

【經驗體會】慢性肝炎由於病程較長，纏綿反覆，其病機比較複雜。一般來講在病情活動階段，以濕熱羈留之實證為主，治療當以健脾燥濕，清熱解毒為要。在 GPT 未恢復正常之前，宜守法守方。

「四妙湯」由蒼朮、黃蘗、薏苡仁、牛膝等四味組成，原用於治療濕熱下注之痿證，是健脾燥濕清熱之理想方劑。方中蒼朮辛苦而溫，芳香而燥，直達中州，為健脾燥濕、辟穢解毒之主藥；黃蘗為苦寒下降之品，功能清熱瀉火解毒；牛膝入肝腎二經，功能攻瘀血，消癥腫，能引濕熱下行。筆者重用其劑，立意除惡務盡，以免濕熱之邪久戀而傷正氣，釀成「濕得熱而益深，熱得濕而愈熾」（《丹臺玉案》）的濕熱膠結的局面。慢性肝炎的整個病程，由於濕熱壅滯，肝氣鬱結或濕邪傷脾，「氣滯血瘀」、「氣虛血瘀」等證往往摻雜其間，臨床多見肝（脾）腫大，肝區疼痛，面色晦滯，舌質黯紫，或舌有瘀斑等症，治療時應酌加活血化瘀或養血活血之品。慢性肝炎酶演變過程，是一個邪正相爭，虛實挾雜，由實致虛的過程，待邪去大半（GPT 恢復正常）後，應逐漸減少苦寒燥濕之蒼朮、黃蘗的劑量，或改蒼朮為白朮，酌加健脾益氣之品，如淮山藥、太子參、黃耆等，以善後調理，鞏固療效。

肝病可以傳脾，且肝腎同源，窮必極腎，故氣陰兩虛或肝腎陰虛，是慢性肝炎之必然轉歸。待病情穩定之後，必須以益氣養陰或滋補肝腎之劑善後調理。此時即使 ZnTT、免疫球蛋白 IgG、蛋白電泳、γ- 球蛋白等偏高，只要堅持服藥，亦可逐漸恢復正常。

3. 茵陳朮附湯 ⑤

---

⑤ 徐乾等，〈茵陳朮附湯治療虛寒型「慢活肝」20 例臨床觀察〉，《江蘇中醫》，1988，

【藥物組成】茵陳 20g，白朮 15g，附子、乾薑、甘草各 3g，肉桂 1g。

【功效】溫陽益腎，健脾除濕。

【適應症】慢性活動性肝炎虛寒型。

【用藥方法】每日一劑，水煎服。

【臨床療效】治療虛寒型「慢活肝」20 例，其中臨床治癒（黃疸指數、轉氨酶、兩濁度（指麝濁、鋅濁）、A、G 及 A/G（A：白蛋白、G：球蛋白）比值正常，或有一～二項接近正常，餘正常）18 例，好轉（黃疸指數及轉氨酶中一項正常，兩濁度、A、G 及 A/G 比值接近正常）2 例，平均療程 50 天，平均服藥劑數三十五劑。有 4 例 HBsAg 轉陰，6 例產生抗–HBs。

【經驗體會】慢性活動性肝炎，由於其病程長，易反覆，臨床表現複雜，其脾腎陽氣大多受戕，以致濕邪久羈，病程纏綿不已。而「茵陳朮附湯」則可匡扶陽氣以除濕邪，對於脾腎陽虛，寒濕偏勝的慢性活動性肝炎較為切合。方中茵陳退濕鬱之黃，白朮能益脾祛濕，配以附子、肉桂可溫中利濕，以免陽虛水泛之虞。而附子、甘草、乾薑乃《傷寒論》中「四逆湯」，其功正如成無己云：「陽氣不足，陰氣加之，陽氣不相順接，致手足不溫而成四逆。」此湯中發陽氣卻散陰寒，溫經暖肌足以名之。如《內經》所云：「寒淫於內，治以甘熱。」「寒濕所勝，平以辛熱。」方中附子之熱，乾薑之辛，甘草之甘，恰合其意。配以肉桂還可亢進血行，而有利於腎臟泌別（氣化）之功。綜觀本方是以溫陽益腎，健脾除濕，使得黃退濕除而致痊癒。另有報導，動物實驗證實：壯陽中藥附子，對細胞免疫和體液免疫均有促進作用。部分患者 HBsAg 轉陰和產生抗–HBs 與附子的免疫促進作用是相關的。

---

(2)：8。

4. 拯陰理勞湯 ⑯

【藥物組成】人參、麥冬、當歸、白芍、龜板、薏米仁、桔紅、五味子、女貞子、生地、百合、丹皮、蓮子。

【加減變化】若氣虛者加黃耆；納少腹脹加內金、穀芽、川朴；肝大加丹參、山甲；不眠加酸棗仁；脅痛加川楝子、延胡；作嘔加泡半夏；轉氨酶高加五味子、板藍根、鬱金。

【功效】益氣，滋陰，健脾，清虛熱。

【適應症】慢遷肝。

【用藥方法】每日一劑，水煎分二次溫服，4 週為一療程，一般連治三個療程。

【臨床療效】治療慢遷肝 46 例，其中近期痊癒 23 例，好轉 14 例，無效 9 例。總有效率 80%。46 例中，B 型肝炎 21 例，藥後症狀消失、肝功能正常。

【經驗體會】仲景先師提出「見肝之病，知肝傳脾，當先實脾」。在慢遷肝病人有相當部分出現脾陰不足，如口苦，心煩不眠，納少等，若運用本方可促進飲食，消除症狀，改善肝功。方中人參益氣；麥冬、生地、五味子養肝陰；當歸、白芍養肝血；生地、丹皮涼血清熱；蓮子、薏苡仁扶脾健胃；女貞子、百合安神。據現代藥理分析：人參、黃耆有提高免疫作用，增強吞噬細胞功能，促進周圍血液白細胞誘生干擾素能力；生地、麥冬可使抗體生成期延長；五味子可降低轉氨酶，改善肝功能，益氣養陰能調節患者免疫功能，抑制循環免疫複合物轉陰。

本方名謂「拯陰」，但觀全方之用意，實有補而不礙陽，滋而不傷脾，補中寓瀉之妙，故臨床用之可收到益氣、滋陰、健脾、清虛熱之效。

5. 養陰解毒化瘀湯 ⑰

---

⑯ 鄧啟源，〈拯陰理勞湯治療慢遷肝 46 例〉，《福建中醫藥》，1989, (5): 21。

⑰ 萬銘，〈養陰解毒化瘀湯治療慢性活動性肝炎 28 例〉，《江蘇中醫》，1990, (8):

【藥物組成】黃精、稽豆衣各 15 ～ 20g，生地、墨旱蓮、八月札各 12 ～ 15g，丹參、白花蛇舌草、石見穿各 15 ～ 30g，丹皮 10g。

【功效】清熱解毒，養陰化瘀。

【適應症】肝腎陰虧、毒瘀阻滯的慢性活動性肝炎。

【用藥方法】第一療程日煎一劑，早、中、晚分服；第二療程日煎一劑，早、晚分服，停服「肝舒樂」、「肝泰樂」等西藥，僅配服維生素 C、複合維生素 B。1 個半月為一療程。每一療程後，複查肝功能、蛋白電泳及 HBV。

【臨床療效】治療 28 例中顯效 12 例，占 42.8%；好轉 11 例，占 38.2%；無效 5 例，占 19%。總有效率 81%。

【經驗體會】慢性活動性肝炎因肝炎病毒在肝臟免疫反應複合物不停地複製，所以肝功能反覆異常。中醫學認為是疫毒侵伏營血或濕熱留戀不去，經久致瘀血阻滯，肝陰耗損。臨床表現常有口乾舌燥引飲、五心煩熱，低熱，面部血絲紅縷，鼻衄齒衄，肝脾腫大，肝區刺痛，舌質暗紅或有紫氣諸症。「養陰解毒化瘀湯」中以黃精益氣養陰；生地甘寒，清熱涼血，化瘀生津，現代研究認為生地可促進細胞免疫功能，改善凝血機能障礙引起的出血傾向，因其富含鐵質尚可生血養肝；丹參苦寒，活血祛瘀，養血涼血，改善肝臟循環及結締組織增生，調整和提高免疫功能，對肝功能的改善、肝細胞的修復也有較好的效果；稽豆衣甘平，養血解毒；墨旱蓮滋養肝腎，涼血止血；丹皮清熱涼血，活血散瘀，伍生地治陰虛血熱瘀滯證尤宜；白花蛇舌草清熱解毒，有明顯增強網狀細胞及白血球的吞噬能力，提高機體免疫功能；石見穿苦辛平，活血解毒，因含較多的氨基酸，對改善肝細胞代謝、恢復肝功能有很好的作用；八月札苦平，疏肝理氣而不傷陰，且能活血，對控制肝細胞纖維化有一定作用。合方共奏清熱解毒、養陰化瘀之功，對肝腎陰虧、毒瘀阻滯的慢

性活動性肝炎患者尤為適宜。

6.降絮濁湯 ❹

【藥物組成】黃耆、首烏、虎杖、蒲公英各 30g，黨參、山萸肉、白朮、茯苓、龜板膠、山楂、桃仁各 10g，生地黃 15g。

【功效】益脾補腎，解毒活血。

【適應症】病毒性肝炎脾腎兩虧之證。

【用藥方法】每日一劑，水煎服。

【臨床療效】治療病毒性肝炎絮濁度異常 90 例，其中顯效（一療程結束後，各項指標全部恢復正常）59 例；好轉（二療程結束後，各項指標雖下降，但尚未恢復正常）22 例；無效（二療程結束後，各項指標未改善）9 例。總有效率 90%。

【經驗體會】中醫認為，急性肝炎係由濕熱蘊於肝膽引起，病程纏綿，可有肝脾腎之不足。「降絮濁湯」以大隊（意指多味藥物）益脾補腎之味為主，並針對濕熱毒邪之病因及久病入絡之病理特性，輔以解毒活血之屬，並使補而不滯。臨床觀察結果表明，該方有明顯的升高白蛋白並具一定的抑制肝炎病毒的作用。方中黃耆、黨參、首烏、山萸肉、龜板膠能增加白蛋白；桃仁能降低球蛋白；虎杖、山楂降血脂；生地黃具激素樣作用；蒲公英能提高吞噬細胞的功能。補益脾腎法能提高各種組織細胞的活力，促進代謝，增加營養物質的吸收和利用，因而有利於免疫功能的提高和病毒的清除及肝細胞的再生。

7.五草湯 ❹

【藥物組成】夏枯草 15g，鮮垂盆草 50g，龍膽草 10g，白花蛇舌草、金錢草、丹參、生山楂、生麥芽各 20g，生大黃 10g（後下），車前子 10g

---

❹ 朱雲，〈降絮濁湯治療病毒性肝炎絮濁度異常 100 例〉，《陝西中醫》，1991, (9)：394。

❹ 趙學銀，〈五草湯治療病毒性肝炎 100 例〉，《陝西中醫》，1992, (1)：4。

（包煎）。

　　【加減變化】兼有血瘀丹參加至 50g；兼有痰濕加半夏、陳皮；氣滯加柴胡、枳殼；兼陰傷者加五味子；嘔吐明顯加竹茹；肝區痛明顯加川楝子、延胡；大便乾燥重用大黃；咽痛發熱加銀花、連翹、山豆根；黃疸持續不降加赤芍、鬱金。

　　【功效】清熱解毒，健脾利濕，活血通絡。

　　【適應症】肝膽濕熱型病毒性肝炎。

　　【用藥方法】每日一劑，早晚各煎服一次。15 歲以下用量酌減。20 天為一療程，每一療程完畢後複查一次肝功能及其他生化指標。

　　【臨床療效】治療病毒性肝炎 100 例，其中臨床治癒（主要症狀消失，HBsAg 轉陰，隨訪半年以上無復發）87 例，其中第一療程治癒 56 例，第二療程治癒 24 例，第三療程治癒 7 例（均為慢性遷延型肝炎），治癒率 87%；顯效（主要症狀消失，肝功能及其他生化指標較前好轉）8 例；無效（自覺症狀及生化指標無改善或加重，隨訪期症狀復發，再治療三個療程無效者）5 例（均為慢性活動型肝炎）。總有效率為 95%。26 例 HBsAg 轉陰 13 例，轉陰率為 50%。

　　【經驗體會】病毒性肝炎是臨床常見傳染病之一，屬中醫的「脅痛」、「黃疸」範疇。急性期或慢性活動期多以肝膽濕熱型為主，多因肝膽蘊熱，疏瀉失調所致，現代醫學多認為因病毒造成肝細胞損害所致。隨著肝病學的進展，對各種病毒性肝炎的病因，病理有了更進一步的認識，在治療上除堅守中醫辨證用藥外，還應結合現代中藥的藥理研究，並有針對性的選藥組方，這樣才能提高療效。筆者借鑒於有關文獻對抗病毒中藥的臨床研究試驗報導，自擬「五草湯」治療以肝膽濕熱型為主的病毒性肝炎。方中的五草均屬抗病毒的有效藥物，為此方主藥；車前子清利小便；生大黃通瀉大便，二便通暢可清除體內濕熱之邪；生山楂、生麥芽健脾和胃，助運降濁；丹參活血通絡，可改善肝臟微循環，防止肝

臟纖維化。上藥配伍起到清熱解毒、健脾利濕、活血通絡之功。筆者體
會到治療病毒性肝炎，特別是肝膽濕熱型肝炎，用藥必須以苦、寒為主。
抗病毒的中藥多偏於苦寒，有易傷脾胃之說，但經臨床用藥觀察，未因
苦寒而傷脾胃，相反消化功能明顯改善，濕熱症狀皆除，各項生化指標
很快恢復正常。

8. 升麻鱉甲湯 ⑩

【藥物組成】升麻 10～15g，鱉甲 20～30g，當歸 10～30g，甘
草 10～15g，地鱉蟲 6～10g，生地 12～20g。

【加減變化】血熱盛加赤芍、水牛角粉；濕熱蘊滯加白花蛇舌草、
土茯苓；陰虛潮熱加太子參、知母、丹皮；血瘀加鬱金、桃仁、丹參；
肝腎不足加桑寄生、女貞子、枸杞子；有出血傾向者加田七粉、旱蓮草；
陰損及陽、陰陽兩虛加仙茅、仙靈脾；脾虛加黨參、黃耆、白朮。

【功效】解毒活血通絡，補益肝腎。

【適應症】慢性肝炎。

【用藥方法】水煎服，日一劑。

【臨床療效】120 例中 96 例有效（GPT 恢復正常，濁度試驗正常，
黃疸消退，自覺症狀消失，HBsAg 或 HBeAg 有一項轉陰），占 80%，其中
慢遷肝 66 例，有效 54 例，占 81.8%，慢活肝 54 例，有效 42 例，占 77.7%。
GPT 恢復正常時間最短 1 週，最長 61 天。TTT 治療前高於正常者 31 例，
經治療 24 例恢復正常，6 例無變化，或雖有所下降，但未降至正常，較
治療前升高者 1 例。84 例 HBsAg 陽性者中經治療有 24 例轉陰，占 28.5
%，74 例 HBeAg 陽性者中有 59 例轉陰，占 79.7%。蛋白比例失調者 48
例，41 例有不同程度改善，其中 19 例恢復正常，占 46.3%。

【經驗體會】慢性肝炎病情纏綿，病機複雜，但大多是由邪（濕、

---

⑩ 莊著英，〈升麻鱉甲湯加減治療慢性肝炎 120 例療效觀察〉，《實用中醫內科雜
　誌》，1992，(1)：41。

熱毒）致瘀，由瘀致虛（氣、血、陰、肝、脾、腎）的病理過程，濕熱邪毒為始動因素，正虛是根本，肝經血脈瘀滯乃是病變的中心環節，其病因病機恰與仲景熱毒傷於血脈之陰陽相吻合，遵異病同治之訓，以「升麻鱉甲湯」祛毒邪，行血和脈。慢性肝炎以熱毒留滯為標，正氣不足為本，故於原方中去辛燥之雄黃、蜀椒，配以生地滋腎養肝，地鱉蟲加強活血通絡之功。

慢性肝炎除藥物治療外還要注意飲食起居的調攝，要心情愉悅，不妄作勞，飲食宜清淡，少食葷腥，忌煙酒，如能恪守不渝，往往可使病情穩定好轉以收事半功倍之效。

9.茵黃湯 ⑤

【藥物組成】茵陳 20 ～ 60g，大黃 4 ～ 15g，茜草 10 ～ 20g，甘草 6 ～ 12g，藿香 8 ～ 12g，柴胡 8 ～ 12g，赤藥 8 ～ 15g，紅花 8 ～ 15g。

【加減變化】若口乾苦，苔黃膩，尿黃赤偏重者，加梔子、黃芩、黃藥、大青葉等清熱解毒；若納呆，嘔惡，苔膩屬濕偏重者，宜加佩蘭、茯苓、車前子、半夏等除濕醒脾；脅痛腹脹，噯氣失眠者屬肝氣鬱結，宜加鬱金、枳殼、川楝子等疏肝理氣；四肢無力，舌體胖嫩有齒痕者屬氣虛，宜佐以大棗、白朮等健脾益氣；伴肝脾腫大，脈弦澀者，宜加當歸、丹參、鱉甲等活血化瘀，軟堅散結。

【功效】清熱利濕解毒，活血消瘀，通腑祛濁。

【適應症】黃疸型肝炎。

【用藥方法】每日一劑，水煎分二次服，連續治療 1 ～ 2 個月。患病初期消化道症狀重者給予葡萄糖、維生素 C 等靜脈點滴以補充營養，同時服用「肝泰樂」、維生素等一般保肝藥物。

【臨床療效】服藥最短者 10 天，最長者 60 天，80% 的患者，服藥天數在 35 天以內。168 例患者中經治療後臨床症狀消失，黃疸消退，肝

⑤ 張專才等，〈茵黃湯治療黃疸型肝炎 168 例〉，《內蒙古中醫藥》，1994, (2): 4。

脾腫大回縮，肝功能恢復正常達臨床治癒標準者 141 例，占 84%；治療後臨床症狀明顯改善，黃疸基本消退，肝脾腫大回縮或回縮不明顯，肝功能改善而未完全恢復正常而判定為好轉者 22 例，占 12%；經治療黃疸不退，肝功能無改善而判定為無效者 5 例，占 4%。總有效率為 96%。

【經驗體會】黃疸型肝炎臨床極為常見，以急性發病較多，也可見慢性活動型肝炎反復出現黃疸者，其病機複雜，多因濕、濁、毒、瘀合而為病，累及臟腑以脾、胃、肝、膽為主。疾病初起多為濕熱相搏，瘀阻中焦，濁毒不得外瀉，使中焦氣機不暢，進一步影響了肝的疏瀉功能，即打亂了肝臟對於臟腑氣機升降出入運動的平衡協調作用，使賴肝氣疏瀉功能調節的膽汁化生和排瀉機制也發生紊亂，迫使膽汁不循常道而「卒然發黃」。在治療中，除應注重清熱利濕解毒之外，還應注重活血消瘀，通腑祛濁排毒，以利中焦氣機暢通，肝臟疏瀉功能通達，脾胃升降功能恢復，黃疸自可消退。本方取「茵陳蒿湯」之意，重取茵陳清熱利濕退黃；佐以藿香芳香化濕，醒脾和胃；柴胡疏肝解鬱；茜草、赤芍、紅花活血消瘀利膽退黃；甘草調和諸藥。另外大黃性味苦寒，具瀉毒祛邪，蕩滌腸胃，推陳出新，清肝散結，順氣利膽之功，本方伍用大黃，可使濕熱濁毒得瀉，中焦瘀阻得解，脾胃升降功能自生，肝臟疏瀉功能自調，膽汁自歸常道，黃疸自退。故以本方隨證加減治療黃疸型肝炎，取得了良好的效果。

10.（仲氏）清熱退黃湯 ❷

【藥物組成】茵陳、梔子、川軍、澤蘭、丹參、鬱金、白茅根、枳殼、陳皮、板藍根、焦三仙。

【加減變化】若邪鬱上焦，加藿香、佩蘭、荊芥以芳香宣化；熱象較顯者，加金銀花、連翹；熱重於濕者，加膽草以增強清熱瀉下解毒之

---

❷ 仲綏生，〈清熱退黃湯治療黃疸型肝炎 56 例〉，《內蒙古中醫藥》，1994, (2): 2。

力；濕重於熱者，加藿香、佩蘭、白蔻、「四苓散」以芳香化濁，滲利濕邪；痰瘀阻滯血脈，去梔子、板藍根、大黃，加「附子理中湯」溫化寒濕。

【功效】清熱利濕解毒，活血化瘀。

【適應症】黃疸型肝炎。

【用藥方法】每日一劑，水煎分三次溫服。病重者 1 日二劑。

【臨床療效】治療 57 例，其中痊癒（症狀及體徵全部消失，肝功能化驗主要參考指標（黃疸指數、麝濁、穀丙轉氨酶）結果全部正常，HBsAg 轉陰或滴度下降）36 例，占 63.1%；顯效（症狀及體徵消失，能參加工作和勞動，肝功能結果僅一項稍高，HBsAg 滴度下降）15 例，占 26.3%；好轉（黃疸消除，症狀及體徵基本消除，肝功能化驗兩項指標未恢復正常，HBsAg 滴度維持原水平）5 例，占 8.8%；無效（與治療前相比較，各方面均無進步）1 例，占 1.8%。總有效率達 98.2%。療程最短 20 天，最長 100 天，平均 35 天。

【經驗體會】本病發病機理除濕熱疫毒外，痰瘀內阻血脈型亦多見。治療常法清熱利濕解毒，並要考慮到活血化瘀化痰。「清熱退黃湯」中茵陳、梔子、大黃清熱利濕，為治濕熱黃疸之主藥；板藍根清熱解毒，利濕退黃；澤蘭活血利水而不傷血；白茅根清熱涼血利尿，使滲入血分之濕熱從小便排出；丹參活血養血；鬱金疏肝活血止痛。本病為濕熱內蘊中焦，加之肝病及脾，脾胃運化失常，故用陳皮、枳殼理氣和胃，焦三仙消食運脾，意取治肝實脾之意。本方的組成原則體現了「治黃必活血，血行黃易卻；治黃需解毒，毒解黃易除；治黃要化痰，痰化黃易散」的治療法則，臨床中收到了較好的效果。

11.參苓白朮散 ㊾

【藥物組成】桔梗、白朮各 12g，茯苓 25g，甘草 6g，扁豆 20g，淮

㊾ 王偉堯，〈健脾滲濕法治療慢性肝炎 148 例報告〉，《新中醫》，1994, (2): 48。

山藥、黨參、虎杖各 15g，薏苡仁、雞骨草各 30g。

【加減變化】HBsAg 陽性者加桑椹子 15g；疲倦甚、舌苔厚膩者加茵陳 30g；肝區疼痛不適者加丹參、鬱金各 12g，或加三棱、莪朮各 10g；失眠、舌淡紅者加梔子 10g，酸棗仁 12g；胃納差甚者加神麴 15g，麥芽 20g。

【功效】益氣健脾滲濕。

【適應症】慢性肝炎脾虛濕困型，症見疲倦、納差、頭暈、腹脹、舌淡胖有齒印，脈弦細或沉細。

【用藥方法】日一劑，水煎分二次溫服。

【臨床療效】148 例中顯效（2 個月內症狀消失，肝功能各項指標達到正常範圍者）100 例，占 67.6%；有效（2 個月內症狀消失，肝功能各項指標達到正常範圍者）40 例，占 27.0%；無效（治療在 3 個月以上症狀未見消失，肝功能各項指標未達到正常範圍者）8 例。總有效率為 94.6%。在顯效和有效的 140 例中有 76 例隨訪 6 個月以上均無復發。其中 105 例 HBsAg 陽性病人中有 24 例轉為陰性，一次檢查轉陰者 8 例，二次檢查轉陰者 10 例，三次檢查轉陰者 6 例。

【經驗體會】本組慢性遷延性肝炎和慢性活動性肝炎病人，大部分是反覆多次就醫，遷延日久，而且長期服用苦寒清熱之劑及聯苯雙酯治療而未見治癒。從本組病例分析，此類病人以脾虛症狀為主，如疲倦、納差、頭暈、腹脹、舌淡胖有齒印、脈細等。筆者認為，這類病人脾虛肝鬱是本，濕濁內阻為標。根據「急則治其標，緩則治其本」的治則，選用「參苓白朮散」為基礎方，結合聯苯雙酯治療，取得較滿意療效。

方以黨參、白朮、淮山藥為主藥，益氣健脾和胃，以薏苡仁、扁豆、茯苓、茵陳、雞骨草等為輔藥，理脾而淡滲利濕，佐以甘草益氣和中，更以桔梗為使藥，載藥上行，宣肺利氣，借肺之布精而養全身，肺之肅降而抑氣逆。

使用聯苯雙酯治療肝炎，肝功能正常後停服聯苯雙酯或減量，容易出現穀丙轉氨酶反跳現象。本組病例中有 76 例隨訪 6 個月以上，均已停服聯苯雙酯，未發現有復發。這可能與參苓白朮散以健脾祛濕調整人體的機能有關。

在治療慢性肝炎時，若片面認為凡肝病必是濕熱之邪留戀，而過用苦寒清熱之劑，則誤矣。通過臨床實踐說明，慢性肝炎多是脾虛為本，苦寒之劑易傷脾胃，久服脾虛之體更受其損而不得癒。故此類病人應用健脾之劑，方為良法。即使病人有熱象亦多屬虛熱，宜用甘溫除熱之法為妥。

12.二白二參湯 ❺

【藥物組成】白花蛇舌草 30g，白茅根 30g，丹參 15g，黨參 15g（方中劑量適用於成人，老人、兒童酌減）。

【功效】清熱解毒，除濕消腫，益氣養陰健脾。

【適應症】慢性活動性肝炎。

【用藥方法】每日一劑，水煎服，日服三次，以餐後服藥為宜。連服四～五劑後停藥 2 ～ 3 天，再按原方續服。

【加減變化】肝大明顯，黃疸程度深，或在病程中加重復發者，白花蛇舌草用 50 ～ 60g，丹參 30g；出血傾向較重者，如牙齦出血多，鼻衄，肌衄，女子月經量多，白茅根用 100g（以鮮者為佳），丹參減為 10g；脅痛重者丹參用 20g，白花蛇舌草 50g；營養狀況差，食少腹瀉用黨參 30 ～ 50g；嘔吐頻作者加法夏 15 ～ 20g；舌紅苔黃垢厚者加茵陳或青蒿各 15g；浮腫與腹水者加大腹皮 60g，馬鞭草 30g。

【臨床療效】治療慢性活動性肝炎 28 例，其中治癒（症狀與體徵完全消失，肝功能恢復正常，HBsAg 陽性者持續轉陰）5 例；顯效（症狀

---

❺ 彭紹虞，〈二白二參湯治療慢性活動性肝炎 37 例〉，《貴陽中醫學院學報》，1994，(2)：33。

體徵有明顯改善，肝功能檢查接近正常，HBsAg 依然呈陽性）13 例；有效（病情有所改善，或穩定）8 例；無效（病情無改善，時重時輕，甚而惡化者）2 例。

【經驗體會】慢活肝據其臨床表現屬中醫「黃疸」、「脅痛」、「積聚」、「臌脹」的範疇，其病機的共同之處在於「黃家所得，從濕得之」。又因個體差異，病程長，故具有虛實夾雜的特點。所謂虛，即中氣虧虛和肝陰虧損；所謂實，多為肝脈血瘀，濕濁毒戾留伏，以熱者為多，因而治療中必須慎守攻補兼施的原則，尤須掌握攻邪而不傷正，扶正而不戀邪之分寸。

方中白花蛇舌草，為茜草科白花蛇舌草的全草，性味甘淡而涼，入肺、脾、膀胱經，具有清熱解毒、消癰鎮痛、利濕退黃之功。本品早在六〇年代由印尼報導治療肝癌，引起醫界重視，廣泛用於治療多種癌腫、肝大及感染性疾病。據有關報導證明本品具有增強白細胞吞噬功能，促進抗體形成，從而提高免疫功能，達到抗菌消炎的作用，且無毒副作用，用量宜重乃本方主藥。白茅根，性味甘寒，具有涼血止血、清熱利尿之功，且生津而不膩，清熱不傷胃。《本草綱目》：「止吐衄諸血，……水腫，黃疸，解酒毒。」黨參，性味甘平為補中益氣之要藥，既可補氣，又能補血。《本草正義》：「健脾運而不燥，滋胃陰而不濕，養血而不偏滋膩，鼓舞清陽，振動中氣而無剛燥之弊。」現代藥理研究，黨參對神經系統有興奮作用，能增強機體抵抗力，且能祛痰健胃，增進新陳代謝，幫助消化，促進乳糜吸收等功能。丹參，性味甘微寒，歸心肝脾經，有活血涼血、祛瘀調經、除煩滿之功。《本經》：「主心腹邪氣，腸鳴幽幽如走水，寒熱積聚，破症除瘕，止煩滿，益氣。」現代研究證明，丹參具有廣譜抑菌作用，能擴張血管，增加血流量，促進毛細血管通透性，促進巨噬細胞的吞噬機能，可使血中纖溶活性升高，從而有利於瘀血的吸收。臨床觀察本品可促進肝臟生理機能的好轉，並使腫大肝脾縮小變軟。上述四味相

配伍，方正平和，起到清熱解毒，除濕消腫，軟堅止血，益氣養陰，健脾培中，增強機體抗病能力的功效。是驅邪不傷正氣、扶正而不戀邪的方劑。其煎汁無偏極怪味，病人可長期服用，且無毒副作用。

13.歸芍異功散 ❺

【藥物組成】黨參、白朮、當歸、白芍、茯苓、柴胡、虎杖、垂盆草、陳皮、甘草。

【加減變化】舌苔黃膩，小便黃赤，去當歸，減黨參用量，加黃芩、土茯苓；食少腹脹，加炒枳殼、雞內金；肢酸乏力，大便溏薄減當歸量，加薏苡仁、木瓜；右脅隱痛，頭目昏眩，加橘絡、牡蠣；若見舌質紅，苔少或光剝，柴胡、鱉甲炒用，加入玉竹、生地；舌紫或紫暗夾有瘀斑，桃仁、紅花、鬱金均可隨證選用；肝脾腫大者，鱉甲、地鱉蟲、三棱、莪朮亦可伍用。

【功效】養血柔肝，益氣健脾，清化濕熱解毒。

【適應症】慢性遷延性肝炎。

【用藥方法】每日一劑，水煎二次，分早晚溫服。

【臨床療效】治療慢性遷延性肝炎 70 例，臨床治癒（主要症狀消失，肝脾腫大恢復正常或明顯回縮，無壓痛或叩痛，肝功能檢查正常）52 例，占 74.3%；顯效（主要症狀消失，肝脾腫大回縮或穩定不變，無明顯壓痛或叩痛，肝功能檢查基本正常或輕微異常）11 例，占 15.7%；好轉（主要症狀改善，肝脾腫大穩定不變，肝功能檢查好轉）5 例，占 7.2%；無效（主要症狀及肝功能檢查無好轉）2 例，占 2.9%。總有效率 97.1%。平均治療時間 43.6 天。

【經驗體會】慢性遷延性肝炎，患者主訴多見右脅疼痛，腹脹便溏，肢酸乏力等肝脾兩虛見證，這些症狀反覆纏綿，導致正氣不足，無力驅

---

❺ 程立秀等，〈歸芍異功散加減治療慢性遷延性肝炎 70 例〉，《吉林中醫藥》，1994，(4)：20。

邪外出，從而使濕熱留戀，病情遷延不癒。

慢性遷延性肝炎的病理變化，以肝脾虧虛氣血不足為主，「歸芍異功散」正為此等證而立法。方中當歸、白芍養血柔肝，以滋肝體；黨參、白朮、茯苓、陳皮益氣健脾，補而不膩，合而用之，以治其本；虎杖、垂盆草清化濕熱解毒降酶，用治其標；柴胡疏肝理氣；甘草調和諸藥，其所含的甘草甜素亦可明顯減輕肝細胞的壞死，抑制肝細胞纖維增生，並能降低血清轉氨酶。

用「歸芍異功散」加減治療慢性遷延性肝炎，其組成合乎傳統理法，臨床適用範圍廣。經觀察，不僅對肝區疼痛、肢酸乏力、腹脹便溏等症狀的改善有較好的作用，而且對肝功能的恢復亦有明顯的效果，尤其對降低穀丙轉氨酶的療效較為穩定。在糾正蛋白代謝障礙，降低濁度方面，療效尤為突出，對表抗轉陰也有一定的作用。因此，在治療用藥方面，筆者的體會是：緩解症狀，首先隨證而治；改善絮濁，重點調理氣血；降轉氨酸，著眼清化解毒；表抗轉陰，長程間歇服藥。與此同時，臨床應注意補益不可過壅，疏理不宜耗氣，燥濕不得傷陰，清熱當遠苦寒，活化還避攻逐，消導莫犯克削。只有藥貴靈動，輕劑頻投，綜合治理，長期服用，療效才能不斷得到鞏固和提高。

14.梔芍退黃湯 ❺❻

【藥物組成】梔子 30g，赤芍 50g，丹參 30g，大黃 10～30g。

【功效】清熱利濕，化瘀退黃。

【適應症】慢性活動性肝炎。

【用藥方法】每日一劑，水煎分二次服，療程一般為 30～45 天，少數病例肝功能未臻正常，可延長至 60 天。其中大黃的藥量可視大便次數調整。

---

❺❻ 李品等，〈梔芍退黃湯治療慢性活動性肝炎重度黃疸 35 例〉，《江蘇中醫》，1994，(4)：15。

【臨床療效】治療 35 例中，臨床治癒（臨床症狀消失，肝功能恢復正常）26 例，占 74.3%；好轉（臨床症狀減輕，黃疸消退不明顯）3 例，占 8.6%；無效（臨床症狀及肝功能無好轉）6 例，占 17.1%。總有效率 82.3%。

【經驗體會】慢性活動性肝炎出現重度黃疸，中醫認為多屬濕熱久羈，瘀血內阻。治療當以清熱利濕，化瘀退黃為法。筆者以自擬「梔芍退黃湯」為主治療，重用山梔為主藥，既能清熱解毒，又能利濕退黃，是治療濕熱黃疸必用之品；配合丹參專入血分，活血化瘀；大黃瀉火通便，解毒祛瘀，《本草綱目》謂其能主治「實熱燥結、潮熱譫語、黃疸」；赤芍清熱涼血，活血消瘀。現代藥理研究認為：山梔能顯著降低血清膽紅素和轉氨酶；丹參有抗血栓、抗血小板聚集作用，改善肝內微循環；大黃能降低血清膽紅素，改善肝功能，促進干擾素產生和增強細胞免疫功能；赤芍能降低血栓素 B2 和提高血小板數量。臨床使用本方後能明顯減輕症狀，消除黃疸，改善肝功能，特別是消除黃疸作用較強。但對合併肝硬化者效果欠佳。在用藥時，大黃的藥量必須因人而異，有些病人用 10g 即出現明顯的瀉下作用。若用量過大，瀉下太過，會導致體內水電子（體液電解質）平衡紊亂，對本病不利；但用量過小，用藥後未見大便瀉下者，效果亦不佳。筆者體會，一般以每日大便三～五次為宜。本藥除退黃利膽和對肝損傷有修復作用外，尚有促進蛋白質合成和肝細胞再生作用。

15.茵陳赤芍湯 ❺

【藥物組成】茵陳、白花蛇舌草、蒲公英各 30g，柴胡、藿香、佩蘭葉、山豆根各 10g，茯苓、車前子各 15g，澤瀉 12g，山梔 9g，赤芍 24g，甘草 5g。

---

❺ 譚天,〈茵陳赤芍湯治療 A、B 型肝炎重疊感染 108 例〉,《浙江中醫雜誌》, 1994, (11)：492。

【加減變化】噁心嘔吐加陳皮 9g，製半夏 12g；肝區疼痛加川楝子 9g，延胡 15g；肝脾腫大加炙鱉甲、牡蠣各 30g；腹脹便秘加厚朴、大黃各 9g。

【功效】醒脾利濕，清熱涼血，活血解毒。

【適應症】AB 型肝炎重疊感染。

【用藥方法】水煎，日三次溫服。1 個月為一療程，一般服藥四個療程，每個療程複查肝功能一次，兩個療程複查血清 HBV 指標一次，療程結束間隔 2 個月再複查肝功能與血清學指標。

【臨床療效】治療 AB 型肝炎重疊感染 108 例，25 例治癒（自覺症狀消失，肝臟腫大穩定無變動或回縮，肝區無壓痛或叩痛，肝功能檢查恢復正常，病毒指標轉陰，且以上各項保持穩定 2 年以上）；36 例臨床基本治癒（五項標準同上，但需保持穩定 6 ～ 12 個月以上）；44 例顯效（自覺症狀消失或好轉，肝臟腫大穩定無變動或回縮，肝區無壓痛或叩痛，肝功能恢復正常或輕度異常，病毒指標有一項轉陰而 HBsAg 陽性）；3 例無效（病情無變化或惡化）。總有效率為 97.22%。黃疸消退時間平均 11 天左右，肝功能恢復正常一般均不超過 1 個月。B 型肝炎病毒複製指標：HBsAg 轉陰 61 例，HBeAg 轉陰 39 例，抗–HBs 轉陽 10 例，抗–HBe 轉陽 40 例，抗–HBc 轉陰 49 例。

【經驗體會】病毒性 A 型或 B 型肝炎對其他肝炎或肝病無免疫性，各種病毒性肝炎既可單獨感染亦可合併或重疊感染。筆者根據臨床所見，A、B 兩種肝炎重疊感染患者多為原有 B 肝病毒感染，復又感染 A 肝病毒，臨床表現都具有目黃、身膚黃、小便黃等中醫黃疸病中陽黃證的三大典型特徵，究其病理機制多為濕邪困脾，鬱而化熱，薰蒸肝膽。A 肝疫毒引動體內之 B 肝濕毒，由原來的相對穩定狀態趨於活躍，而體內正氣也起而抗爭，因而出現濕熱膠蒸的局面。此時宜把握病機，運用醒脾利濕、清熱涼血、活血解毒法。方中藿香、佩蘭、茯苓醒脾利濕，急解

脾困；茵陳、蒲公英、白花蛇舌草清熱利濕，解毒退黃；柴胡、山梔疏
利肝膽；澤瀉、車前子通利小便給邪以出路；重用赤芍、山豆根涼血活
血，退黃解毒；甘草調和諸藥。現代藥理研究並證實白花蛇舌草、山豆
根、茵陳、赤芍等品均具有較強的抑制 B 肝病毒效應，同時亦具有清除
A 肝病毒的確切療效。本方緊扣病機，用藥清淡而無苦寒之弊，清利而
無傷陰之虞，因而治療 A、B 兩種肝炎重疊感染能取得較滿意療效。

16.（董氏）復肝湯 ⑱

【藥物組成】柴胡、馬鞭草、黨參、黃耆、淮山藥、麥芽各 10～20
g，散血丹 5g，白花蛇舌草 20～40g，白朮、甘草各 10g。

【加減變化】黃疸明顯者加茵陳、田基黃各 20g；脅肋脹痛或隱痛
者加延胡索、鬱金、川楝子各 10g；氣虛乏力肢軟者加黃精 15g，重用黃
耆、黨參各至 30g；腹痛明顯者加枳殼、厚朴、大腹皮各 10g；肝脾腫大
者加鱉甲 15g，桃仁 10g，紅花 5g；陰虛盜汗或手心出汗加龍骨、牡蠣
各 20g，五味子、地骨皮各 10g；失眠多夢者加夜交藤、五味子、酸棗仁
各 10g；食慾不振者加山楂、雞內金各 10g；五心煩熱者加丹皮、生地、
地骨皮各 10g。

【功效】清熱解毒，健脾，活血化瘀。

【適應症】慢性病毒性肝炎。

【用藥方法】每日一劑，早晚各煎服一次。15 天為一療程。

【臨床療效】治療慢性病毒性肝炎 48 例，臨床治癒（主要症狀消失，
脾肝回縮正常，肝區無壓痛或叩擊痛，肝功能恢復正常，隨訪 1 年以上
無復發）27 例；顯效（主要症狀消失或減輕，肝脾腫大回縮或穩定不變，
肝功能檢查好轉或輕度異常）18 例；無效（主要症狀、體徵不減，肝功
能檢查反覆異常）3 例。

【經驗體會】慢肝常由急性病毒性肝炎遷延不癒，濕熱留戀為患，

⑱ 董柏賢，〈復肝湯治療慢性病毒性肝炎 48 例〉，《新中醫》，1994,（11）：45。

肝病及脾，致肝脾制化功能失調，導致氣滯血瘀和肝鬱化熱傷陰，累及肝膽脾腎等多個臟腑功能失調所致。因此，治療慢肝應以清除餘毒、健脾扶正、活血化瘀為法。重點在扶正固本以袪邪，使邪袪而不傷正。根據上述法則，自擬「復肝湯」治療本病。方以柴胡、白花蛇舌草、馬鞭草為主藥。其中柴胡疏肝理氣，解鬱止痛；散血丹、白花蛇舌草清熱解毒、活血利尿；馬鞭草活血化瘀，清熱解毒，兼有通淋達邪之功；黃耆、黨參補氣健脾，固本扶正；白朮、淮山藥、麥芽健脾和胃；甘草和中。諸藥合用，共奏清熱解毒、健脾固本扶正、活血化瘀袪邪之功。切中病機，藥證切合，故治療取得滿意療效。

中醫認為，人體是氣血陰陽協調統一的有機整體，任何臟腑病變都會影響整體機能的動態平衡。慢肝之為病，導致患者機體多個臟腑功能的嚴重失調，臨床表現複雜多變，因此，治療慢肝不能固守於一法一方，重在辨證論治，根據慢肝的不同兼症，在「復肝湯」的基礎上，靈活加減化裁，才能不斷提高臨床治療效果。

17.（胡氏）健脾益肝湯 ❺⓽

【藥物組成】黃耆 15g，白朮 12g，山藥 15g，當歸身 10g，生地、生白芍各 12g，枸杞子、丹參、鬱金各 10g，五味子 6g，生麥芽 30g，生甘草 5g。

【功效】健脾益肝，活血袪瘀。

【適應症】慢性肝炎。

【用藥方法】每日一劑，水煎分三次溫服。1 月為一療程。

【臨床療效】治療慢性肝炎 54 例，顯效（臨床症狀基本消失，肝脾腫大明顯縮小，穀丙轉氨酶降至 35 單位以下）20 例，占 37%；好轉（臨床症狀明顯減輕，肝脾腫大有所縮小或無改變，穀丙轉氨酶下降）27 例，占 50%；無效（經三個療程治療，患者臨床症狀及實驗室檢查無改善）

---

❺⓽ 胡昇華，〈健脾益肝法治療慢性肝炎 54 例〉，《江蘇中醫》，1994，(12)：10。

7 例，占 13%。

【經驗體會】慢性肝炎是人體感染肝炎病毒引起的肝臟慢性損害和功能減退，臨床以消化系統症狀為主要表現。中醫認為，此病因濕熱邪毒久羈體內，肝臟陰血受損，肝氣失於條達，橫克脾土，脾失健運，水穀精微生化乏源，以致肝血匱乏，如此肝病傳脾，脾病及肝，肝脾同病互為因果，病勢難已，經云：「中焦受氣取汁，變化而赤是謂血。」陰血乃水穀精微所化，後天全賴脾土資生。故選黃耆、白朮、山藥、生麥芽、甘草培土健脾，以充水穀生化之源；選當歸、白芍、生地、枸杞子、五味子陰柔之品，潤養肝體以充陰血，俾肝血充盈，陰為陽用，肝氣條達。又因慢性肝炎脅下肝脾腫大疼痛，表現為絡脈瘀阻的證候，此係久病入絡所致，故選丹參、鬱金入絡散瘀，促使肝之藏血疏瀉得宜，恢復調節人體血量的正常功能。如此健脾益肝，慢性肝炎可望獲癒。

慢性肝炎，纏綿反覆，遷延難已，醫者胸中當有定見，審其病證未變，方藥施治亦當不變，治宜固守取效。因此，處方選藥應考慮到補脾不宜壅滯，養肝莫投滋膩，以免滿中膩膈，致生他變。

18.舒肝活血湯 ⑩

【藥物組成】柴胡、青陳皮各 12g，全當歸、北五味子和女貞子各 15g，赤白芍、敗醬草和焦山楂各 20g，鬱金 10g，丹參 30g。

【加減變化】濕熱中阻加茵陳、生大黃各 20g，薏苡仁、藿佩各 12g；肝鬱脾虛加黨參 15g，茯苓、白朮各 12g，砂蔻仁各 4g，基本方中女貞子、五味子減量；肝腎陰虛加生地 30g，北沙參、太子參、枸杞子、麥冬各 15g；瘀血阻絡加桃仁、鱉甲、平地木、三棱、紅花各 10g。

【功效】疏肝柔肝，理氣解鬱，活血補血。

【適應症】慢性肝炎。

⑩ 葛強等，〈自擬舒肝活血湯治療慢性肝炎 86 例體會〉，《安徽中醫臨床雜誌》，1995，(1)：6。

【用藥方法】小兒劑量酌減。水煎服，每日一劑，20 天為一個療程。

【臨床療效】86 例中，治癒（慢性肝炎自覺症狀消失，肝脾腫大穩定不變或明顯回縮，肝區無壓痛或叩擊痛，肝功能恢復正常，HBsAg 陽性轉陰；隨診一年無異常改變，並能勝任正常工作）18 例，基本治癒（HBsAg 陽性未轉陰，餘同以上各項，隨訪半年無異常）33 例，合計 51 例，占 59.3%；好轉（主要症狀消失，肝脾腫大穩定不變，無明顯壓痛及叩痛，肝功能正常或輕微異常，HBsAg 尚未轉陰）30 例，占 34.9%。總有效率 94.2%；無效（主要症狀消失，肝脾腫大穩定不變，無明顯壓痛及叩痛，肝功能正常或輕微異常，HBsAg 尚未轉陰）5 例，占 5.8%，其中 3 例未能堅持治療。療程 30 ～ 83 天。

【經驗體會】肝內瘀血內阻，致使細胞通透性增加，大量的酶進入血液，GPT 增高，肝細胞製造蛋白的能力下降；肝內血瘀，纖維增生，破壞肝臟結構，引起肝內血液循環障礙，致門靜脈高壓，同時枯否氏細胞增生，肝脾腫大。

血瘀絡阻是大多數肝病發展的必然趨勢，自擬「舒肝活血湯」，集疏肝柔肝，理氣解鬱，活血補血，扶正袪瘀為一體，而重在理氣活血袪瘀。方中柴胡疏肝解鬱，升舉陽氣，柴胡能疏軟肝脾；敗醬草清熱解毒，化瘀止痛，能促進肝細胞再生，防止肝細胞變性疏通門靜脈循環，有降酶降脂的作用；陳皮理氣健脾，青皮疏肝化積，山楂消食化積，三藥同用能改善慢性肝炎消化道症狀；鬱金行氣化瘀清心解鬱，利膽退黃；丹參袪瘀止痛，活血通絡；赤芍清熱涼血，袪瘀止痛。有學者認為丹參、赤芍可提高肝損害動物的血漿纖維連接蛋白的水平，提高網狀內皮系統功能及調理素活性，達到保肝、促進肝細胞再生的作用；當歸補血活血，能改善血液循環；女貞子滋補肝腎，含有齊墩果酸、葡萄糖等；五味子能降低四氯化碳引起的動物 GPT 升高，其種仁的醇提取物降酶作用顯著。諸藥配伍，隨證加減，具有袪邪、補虛、調理氣血陰陽三結合之特

點，能改善肝細胞微循環，增強機體的免疫功能，提高療效，縮短療程。

19.清熱活血補腎湯 ⑥

【藥物組成】白花蛇舌草 30g，虎杖 10g，丹參 15g，紅花 10g，炒黨參 10g，雲茯苓 10g，當歸 10g，枸杞子 10g，地黃 10g，白朮 10g，白芍 10g。

【加減變化】如濕熱重者加茵陳、龍膽草、板藍根；陰虛者加玄參、大麥冬、山萸肉；陽虛者加黃耆、仙靈脾、巴戟天；腰酸乏力者加菟絲子、覆盆子、杜仲、木瓜；兩脅脹痛者加川楝子、廣鬱金、延胡索；多夢盜汗遺精者加五味子、女貞子、龍骨、牡蠣；肝脾腫大者加赤芍、川芎、穿山甲；腹脹納差者加萊菔子、炒穀麥芽、陳皮；舌苔厚膩者加藿香、佩蘭、蔻仁；大便溏瀉者加淮山藥、炒扁豆、訶子肉、車前子。

【功效】清熱化痰，活血化瘀，健脾益腎。

【適應症】慢性肝炎。

【用藥方法】日一劑，水煎服。

【臨床療效】筆者運用該方治療慢性肝炎，取得滿意療效。

【經驗體會】慢性肝炎的形成多因於急性期治療不徹底，或症狀較輕未予重視，或正氣不足不能祛邪外出，或調養失當，過度疲勞，飲食不節等因素，導致濕熱羈留肝膽，而使肝氣鬱結，疏瀉失司，經久則氣滯血瘀，如橫犯中土，必致肝鬱脾虛，肝腎同源，熱久傷陰，則腎陰亦虛。故筆者體會應用清熱解毒、活血化瘀、健脾益腎法治療本病是與其病因病機相吻合的。

清熱解毒藥可抑制肝炎病毒的複製，對細胞免疫有促進網狀巨噬細胞的吞噬功能，對體液免疫可促進抗體形成，同時清熱解毒藥亦有抑制免疫作用，對自身免疫較強，可使之達到自我穩定，使肝細胞免遭損害。

⑥ 湯海濤，〈清熱化痰健脾益腎法治療慢性肝炎的體會〉，《長春中醫學院學報》，1995，(1)：26。

故使用生地、蛇舌草、丹皮等清熱解毒，涼血化瘀生津藥。

　　肝藏血而主疏瀉，肝病日久毒邪留戀，必致肝氣鬱結。氣血相隨，氣鬱則血滯不暢，日久遂成血瘀，所以血瘀也是導致慢性肝病病理變化因素的原因之一。現代醫學觀察到慢性肝病、肝硬化患者，血流態異常，循環血液中紅血球常有聚集，用高頻電阻觀察到血瘀患者的肝區搏動、血流量明顯減少，流出阻力增大，用毛細血管鏡檢查，有較多的毛細血管擴張、扭曲、畸形或袢頂瘀血。故選用虎杖、丹參、當歸、紅花、赤芍等活血化瘀、養血涼血之類藥物，能擴張肝內血管，增加肝內血流量，改善細胞的耐氧能力，減少病變部位缺血，從而減少肝細胞壞死，加速病灶修復，促進肝細胞再生。肝藏血而主疏瀉，脾統血，主運化而為氣血生化之源。肝脾兩臟的功能是相互依賴的，脾的運化功能依賴於肝的疏瀉功能正常與否，肝失疏瀉就會影響脾的運化功能而引起「肝脾不和」等病理變化。同樣，肝的疏瀉也依賴於脾的健運旺盛，肝與腎為「母子關係」。腎水生肝木，腎水充足，肝木才能得滋養，其功能才正常；腎水不足，不能涵木，則肝陽上亢，引起疾病。腎為先天之本，脾為後天之本，脾腎虧虛，正氣不足，不能抗邪外出也，正如《內經》所云：「邪之所湊，其氣必虛」、「正氣存內，邪不可干」。故使用具有明顯增強機體吞噬細胞活性，提高 T 細胞免疫水平，促進抗體形成的健脾益腎藥，如黃耆、黨參、白朮、熟地、山萸肉、枸杞子等，可使先後天之本恢復正常祛邪外出。

　　慢性肝炎病程長，病機變化複雜，症狀多種多樣，因此，在臨床上必需詳細辨證，結合每個病人對疾病的個體反應性的不同，在總的治療原則和用藥規則上隨證化裁，盡量做到適合每個病例差異性的需要。並且必須注意清熱不能太寒，祛濕不宜太燥，疏瀉不宜太過，祛瘀不宜太破，健脾不宜太壅，養陰不宜太膩，方能收到滿意療效。

20.治肝利膽湯 ❷

【藥物組成】柴胡 12g，黃芩 12g，甘草 12g，黨參 16g，大棗 16g，清半夏 12g，生貫眾 30g，虎杖 30g，大青葉 30g，板藍根 30g，白花蛇舌草 30g，半枝蓮 30g，丹參 30g，山豆根 10g，土茯苓 30g，茜草 30g，蒲公英 50g。

【功效】疏肝解鬱，清熱解毒，健脾活血。

【適應症】慢性肝炎。

【用藥方法】水煎服，日一劑，早晚二次分服。

【臨床療效】治療慢性肝炎 40 例，痊癒（全部症狀及體徵消失，化驗檢查結果為陰性，療程結束 2 個月後重複化驗結果仍為陰性者）16 例；顯效（主要症狀、體徵消失，化驗檢查結果有一～二項仍為異常者）14 例；有效（症狀、體徵部分消失，化驗檢查結果有兩項以上恢復或接近正常者）6 例；無效 4 例。總有效率為 90%。

【經驗體會】據日本《和漢醫藥學會志》山內浩報導，慢性肝炎無論有無 HBe 抗原陽性化，「小柴胡湯」均有降低 GOT（穀草轉氨酶）、GPT 的作用，而且提示漢方療法在增強免疫作用的同時，還有抗炎和增強肝細胞膜穩定性等作用。筆者在此方基礎上，加入清熱解毒、健脾活血藥大青葉、板藍根、白花蛇舌草、半枝蓮、丹參、山豆根等，組成「治肝利膽湯」，臨床觀察療效優於聯苯雙酯加護肝片，長期服用無毒副反應，且適用於 B 肝患者各年齡組。

現代醫學認為，B 型肝炎病毒並不直接造成肝細胞損害，HBV 感染時肝臟損傷的重要原因可能是機體對 HBV 或病毒亞顆粒的免疫反應；在慢性肝炎的發病過程中，細胞免疫功能缺陷或低下以及 B 肝病毒在肝內持續增殖是 B 型肝炎慢性化的兩大主要原因，為此目前西醫常用免疫調節劑治療慢性 B 型肝炎，而「治肝利膽湯」有調控機體體液免疫和細

❷ 胡乃珂等，〈治肝利膽湯治療慢性肝炎 40 例〉，《山東中醫雜誌》，1995, (3)：110。

胞免疫功能的作用。

聯苯雙酯加「護肝片」因具有迅速降低 GPT 及顯著增加肝損傷患者白蛋白含量等作用，故在治療慢性肝炎及藥物中毒性肝炎時均有較好療效。「治肝利膽湯」除具有上述作用外，還有降低 γ-球蛋白含量和顯著增加機體免疫功能以及穩定肝細胞膜等綜合作用，故在治療慢性肝炎時，顯示出良好的治療作用。

21.舒肝養陰活血解毒湯 ⑱

【藥物組成】柴胡、鬱金、生地、當歸、黃精、丹參、雞血藤、鱉甲、白花蛇舌草、敗醬草、太子參、白朮、淫羊藿、女貞子、薄荷、合歡皮。

【功效】疏肝養陰，活血解毒，清熱除濕。

【適應症】慢性肝炎。

【用藥方法】日一劑，水煎分二次溫服。

【臨床療效】治療慢性肝炎 32 例，其中慢性遷延性肝炎 19 例，慢性活動性肝炎 13 例。其中慢性遷延性肝炎顯效率 84.2%，慢性活動性肝炎顯效率為 61.5%，總有效率為 75%。

【經驗體會】肝臟藏血，肝氣疏瀉，即肝之體陰為血，肝之陽用為氣。如果外感疫毒之邪傷肝，首先戕伐肝氣，其次損傷肝陰。肝氣一傷，氣不得疏瀉，鬱結不暢，故見胸脅脹悶、腹脹、脈弦等症，另外肝氣鬱結日久，一則氣分之邪不解，轉入血分，從而導致肝之血脈鬱滯，故見病程長久、肝區刺痛等瘀血表現；二則肝失疏瀉，克犯脾胃，動濕生痰，故見食慾不振、噁心等症。肝陰一傷，陰不制陽，陰虛而內熱生，故出現低熱、目澀、口苦、口乾、心煩、尿赤等症。此外筆者還注意到了：肝之所不勝為肺，當肝氣有餘（即肝鬱不暢）時，必侮肺，故見汗出、

---

⑱ 孫守華等，〈舒肝養陰活血解毒法治療慢性肝炎 32 例〉，《甘肅中醫》，1995, (6)：16。

大便不調等；肝屬乙木，腎屬癸水，乙癸同源，故肝病日久，子盜母氣，出現肝腎陰虛，故見月經不調或遺精滑瀉等；肝主疏瀉，調暢情志，心主神志，故肝病亦能及心，出現失眠、多夢等症。正如劉渡舟教授所言：「肝有千犯它臟之能，……一臟有病，五臟株連。」

　　從上面分析可以看出，慢性肝炎的病因為外邪疫毒久滯不除。病機為氣鬱、陰虛、血瘀、毒滯，兼濕熱內停，其中氣鬱陰虛為本，毒瘀濕熱為標。病位主要在肝，同時還在脾、胃、腎、心、肺，病性為虛實夾雜。因此，慢性肝炎的治則可以確立為疏肝、養陰、活血、解毒兼清熱除濕，調理脾胃、腎、心肺。慢性肝炎患者早期可見月經不調或遺精滑瀉，這足以證明本病早期與腎有關。故運用滋腎藥，一則能防止辛燥傷陰，二則能控制本病的進一步發展。

　　現代研究表明：疏肝藥物如柴胡、鬱金等有降低轉氨酶、保護肝臟、促進肝細胞再生之功效。養陰藥物如黃精、生地、當歸，補氣藥如黨參、白朮，補腎藥如女貞子、淫羊藿，具有明顯的調節機體免疫功能的作用，使細胞免疫和體液免疫功能重新恢復正常，減輕肝炎病毒對肝細胞粒線體和溶酶體的破壞，促進肝細胞的再生，又可增強網狀內皮細胞的吞噬作用，並能誘導機體產生干擾素，從而阻止肝炎病毒的複製。活血藥物如丹參、雞血藤、鱉甲等能改善肝臟血液循環，使沉積在血管壁、關節周圍和腎小球基底膜上的免疫複合物得以清除，並抑制抗原抗體免疫反應所致的病理損害，從而保護肝臟。清熱除濕解毒藥物如敗醬草、白花蛇舌草能保護肝細胞，促進肝細胞再生和修復，增強網狀內皮細胞的吞噬作用，誘導機體產生干擾素，增強肝臟的解毒能力。薄荷、合歡皮等能保護肝細胞。

22.健脾舒肝消黃湯 ❻

【藥物組成】香附、鬱金、蒼朮、白朮、茯苓、內金、虎杖各 10g，麥芽、貫眾各 15g，車前草 30g，柴胡 6g。

【加減變化】高熱煩渴者柴胡量加大一倍，加黃芩、知母各 10g；肌膚瘀斑者加水牛角 30g，丹皮 10g；大便秘結者加生大黃 9g；脅痛較甚者加川楝子、丹參各 10g，青皮 6g；噁心嘔吐者加竹茹、陳皮各 10g；納少便溏者加炒薏苡仁 30g，焦楂麴各 10g；舌苔厚濁者加佩蘭 10g，蔻仁 6g；小便黃赤者加木通 6g，甘草梢 3g；HBsAg 陽性者加太子參、黃精、淮山藥各 15g，白花蛇舌草 30g。

【功效】疏肝健脾，清熱利濕。

【適應症】黃疸型肝炎肝鬱脾虛型。

【用藥方法】水煎二～三次，日一劑分二次兌服，十劑為一療程。戒煙酒及刺激性食物如辛辣等，忌生冷及肥甘，調情志。

【臨床療效】治療黃疸型肝炎 30 例，臨床痊癒（臨床症狀消失，肝脾恢復正常，肝功能複查連續二次以上正常，HBsAg 轉陰）23 例，占 77 %；顯效（臨床症狀明顯減輕或消失，肝脾腫大明顯縮小，肝功能化驗基本正常，HBsAg 轉陰或滴度下降 2/3 以上）4 例，占 13%；有效（臨床症狀好轉，肝脾縮小，肝功能各項指標有所下降，HBsAg 滴度下降 1/3 ～ 2/3 之間）2 例，占 7%；無效 1 例，占 3%。總有效率為 97%。

【經驗體會】中醫認為黃疸型肝炎的病機有四：第一，時氣疫毒侵犯機體，內入營血，而肝主藏血，故首先致肝失疏瀉，後必累及於脾；第二，感受濕熱，內阻中焦，使脾胃運化失司，濕熱交蒸於肝膽，不能瀉越，以致肝失疏瀉；第三，飲食不節，損傷脾胃，運化失常，濕濁內生，鬱而化熱，薰蒸肝膽，致肝失疏瀉；第四，素體脾陽不足，濕從寒

---

❻ 王旭東，〈健脾舒肝消黃湯治療黃疸型肝炎 30 例〉，《四川中醫》，1995，(7)：22。

化或感受寒濕，阻遏中焦，脾陽不振，脾氣不升，則肝氣鬱結不能疏瀉。以上病機最後均導致膽汁不循常道外溢肌膚而發為黃疸。故張錫純云：「為木因濕鬱而生熱，則膽囊之口腫脹，不能輸其汁於小腸以化食，轉溢於血分，色透肌表而發黃；為土因濕鬱而生寒，故脾胃失衰，不能熟腐水穀，運轉下行是以恒作脹滿，或成結證。」張錫純所論亦道出了黃疸一證肝失疏瀉及脾失健運的病理特點。筆者自擬「健脾舒肝消黃湯」正是針對該病機而設的，方中香附、鬱金、柴胡疏肝利膽，蒼朮、白朮、茯苓、內金、麥芽健脾和胃，佐以虎杖、貫眾、車前草清肝利濕，以助疏肝健脾之力。全方熔疏肝清肝健脾和胃於一爐，脾健則水濕自能運化，肝疏則黃疸默然消退矣。對 HBsAg 陽性者，筆者認為主要是脾氣虛弱無力排毒之故，故加大益氣健脾之品，對其陰轉很有幫助。

23.血府逐瘀湯 ⑥⑤

【藥物組成】桃仁 12g，紅花 10g，當歸 10g，赤芍 10g，川芎 6g，牛膝 10g，桔梗 6g，柴胡 6g，枳殼 10g，生地 10g，甘草 6g。

【加減變化】兼有口苦咽乾，小溲黃赤，舌苔黃膩者，加黃芩 10g，梔子 10g，澤瀉 10g，車前子 10g；兼有腹脹納呆，大便溏薄，舌淡苔白者，加茯苓 10g，白朮 10g，淮山藥 10g，甘草 6g；兼有五心煩熱，腰膝酸軟，舌紅苔少者，加熟地黃 10g，枸杞子 10g，麥冬 10g，黃精 10g。

【功效】活血化瘀。

【適應症】慢活肝證屬瘀血阻絡為主者。

【用藥方法】每日一劑，水煎二次，頻飲。

【臨床療效】治療慢性活動型肝炎 81 例，痊癒（臨床症狀消失，肝功能恢復正常）67 例；好轉（臨床症狀顯著改善，肝功能接近正常）8 例；無效（臨床症狀無明顯改善，肝功能無變化）6 例。總有效率 92.6%。

---

⑥⑤ 楊劍明，〈血府逐瘀湯加減治療慢性活動型肝炎 81 例〉，《江蘇中醫》, 1995, (7): 10。

【經驗體會】慢性活動型肝炎，病程在 1 年以上，甚至長達數年或更長時間，故表現為瘀血阻絡證者甚多。在此基礎上，可夾雜其他諸症，如兼有濕熱內蘊、肝鬱脾虛、肝腎陰虛等。葉天士對疾病的傳變有久病入絡的著名論斷，指出「初為氣結在經，久則血傷入絡」。清代溫病大家吳又可在《溫疫論》中指出：「正氣衰微，不能脫出，表邪留而不去，因與血脈合而為一，結為痼疾……客邪交於血脈，主客交渾，最難得解，久而瘉痼。」筆者以血府逐瘀湯為主，隨證加減，治療 81 例慢活肝，取得了較為滿意的效果。方中當歸、川芎、赤芍、桃仁、紅花活血祛瘀；牛膝祛瘀血，通血脈，並引瘀血下行；柴胡疏肝解鬱，升達清陽；桔梗、枳殼開胸行氣，使氣行則血行；生地涼血清熱，配當歸又能養血潤燥，使祛瘀而不飭陰；甘草調和諸藥。全方不僅行血分瘀滯，又能解氣分之鬱結，活血而不耗血，祛瘀又能生新，合而用之，使瘀去氣行，則諸症可瘉。

24. 健脾芳化湯 ⁶⁶

【藥物組成】黃耆、薏苡仁、茵陳各 20g，蒼朮、白朮、川朴、鬱金各 10g，太子參 12g，白蔻仁（後下）6g。

【加減變化】轉氨酶較高時加垂盆草、虎杖；兼有鬱熱者加「六一散」、板藍根；有瘀血徵象者加赤芍、茜草；肝陰不足者加白芍、女貞子；腹脹明顯去黃耆加柴胡、佛手柑、川楝子。

【功效】益氣健脾，芳香化濕退黃。

【適應症】慢性遷延性肝炎脾虛濕阻者。

【用藥方法】每日一劑，水煎服。1 個月為一療程，並檢查肝功能一次。一般連續治療三個療程。

【臨床療效】治療慢性遷延性肝炎 62 例，其中 49 例臨床治瘉（自

<hr>

⑥ 林健，〈健脾芳化法治療慢性遷延性肝炎 62 例〉，《浙江中醫雜誌》，1995, (9)：398。

覺症狀消失，肝脾腫大恢復正常，無壓痛及叩擊痛，肝功能檢查連續三
次正常，參加一般體力勞動後病情無變化）；9 例好轉（主要症狀消失，
肝脾腫大穩定不變，且無明顯壓痛及叩擊痛，肝功能檢查正常或輕微異
常）；4 例無效（症狀、體徵同治療前，肝功能無明顯改善）。總有效率
為 93.55%。

【經驗體會】慢性遷延性肝炎，在中醫學中屬「黃疸」、「脅痛」等
範疇。《金匱要略》稱疸病屬「濕家」。從臨床上看，此類患者主要表現
為全身乏力，食慾不振，兩脅隱痛，脘腹脹滿，大便溏薄，苔多厚膩，
化驗顯示轉氨酶升高，常因勞累或感冒使症狀加重，病情遷延難癒。這
些表現均符合中醫脾虛濕阻的病機，脾虛則運化乏力，以致水濕內停；
濕邪黏滯重著，纏綿難祛，則易傷脾陽。兩者之中，脾虛失運是矛盾的
主要方面。因此，在治療上當以實脾為要務，強化脾陽以形成祛邪動力，
保證邪有出路，這是截斷肝炎病理轉歸的重要環節。且脾旺既可杜肝木
之乘，又能滋養肝木，將水穀精微輸送於肝，而遂其疏瀉條達之能，促
進肝臟的修復。張景嶽謂調理脾胃可以安五臟，實脾當為治療慢遷肝之
關鍵所在，治濕亦需顧護脾陽。對於肝炎這種濕淫於內的病變，《素問·
至真要大論》主張「治以苦熱」，務使陰邪從陽而化。筆者認為，即使患
者兼有鬱熱，仍當用芳化法為主治之，但能去其濕，則熱無所依附，「不
治其熱，而熱自已」。即使濕邪從陽化燥，亦易治之。倘用清熱利濕之法，
苦寒重劑傷及脾陽，「欲清其熱，轉助其濕」，反致濁陰膠固，邪無出路
而變端百出。

25. （方氏）清肝解毒湯 ❻❼

【藥物組成】生地 15g，丹皮 10g，麥冬 15g，沙參 20g，金銀花 12
g，水牛角 20g（先煎），半枝蓮 15g，白花蛇舌草 20g，大青葉 15g，梔

---

❻❼ 方禮祿，〈清肝解毒湯治療慢性病毒性肝炎陰虛證 50 例〉，《福建中醫藥》，1996，
(1)：22。

子 15g。

【加減變化】ALT 高加龍膽草 10g，垂盆草 20g，適當去養陰藥；脅痛加川楝子 6g，延胡 10g；如鋅濁偏高，血清總蛋白量減少，A/G 倒置，脅肋刺痛，口乾少津，舌暗紅少苔，屬陰虛夾瘀者，宜去蛇舌草、大青葉，加赤芍 10g，丹參 15g，製鱉甲 15g；失眠多夢加酸棗仁 10g，夏枯草 15g，遠志 6g；脘腹脹，納呆加山楂 10g，麥芽 10g；五心煩熱加地骨皮 10g；濕熱疫邪重加茵陳 10g，虎杖 15g；陰虛導致陽虛，手足不溫，加黃耆 20g。

【功效】滋陰涼血，清熱解毒。

【適應症】慢性病毒性肝炎肝腎陰虛型，症見右脅隱痛，腰膝酸軟，頭暈目眩，耳鳴如潮，口燥咽乾，心煩易怒，失眠多夢，五心煩熱，舌紅少苔或苔黃乾，脈細數。夾瘀熱阻絡則見赤縷紅絲，兩脅刺痛，頸胸出現蜘蛛痣。肝鬱脾虛兼證則脘悶，腹脹，納呆。濕熱餘邪重則身目黃，口苦，尿黃，苔黃膩或黃乾。陰虛導致陽虛則兼見少腹腰膝冷痛。

【用藥方法】上藥水煎二遍，早晚分服，每日一劑。

【臨床療效】服藥兩個療程基本治癒 18 例，占 36%；服藥三個療程基本治癒 14 例，占 28%；顯效 11 例，占 22%；好轉 3 例，占 6%；無效 4 例，占 8%。總有效率 92%。

【經驗體會】「清肝解毒湯」滋陰涼血以柔肝，清熱解毒以祛邪，行滯祛瘀，適用於肝腎陰虛血熱，濕熱疫毒餘邪未盡，兼有氣滯血瘀的慢性病毒性肝炎陰虛證。在治療過程中應注意①陰虛之體過用滋膩藥品會影響脾胃運化和邪戀不解。②過用苦寒和利水中藥會耗傷肝陰。③肝陰虧損，易肝鬱脾虛而見納呆、腹脹、便溏，應養陰加運脾消導藥，忌過服健脾辛燥化濕藥，以免化火傷陰。④肝腎陰虛證，陰虛內熱，熱鬱血瘀，因果循環，必須清瀉鬱熱瘀毒，水牛角量須較大而先煎，配合丹皮消瘀熱，藥效很好。⑤使用益氣藥物，如參耆類，以口不苦、不乾為度，

過量則氣有餘便是火，火盛傷陰。⑥陰虛之體，疏肝藥物宜慎用，過用則劫肝陰。陰津耗傷必惡化病症，延長病程，是以用藥必須視邪正之偏，靈活應用，才能中病。

26.平肝煎 ⑱

【藥物組成】白花蛇舌草 30g，丹參 15g，連翹 12g，薏苡仁 30g，茯苓 15g，虎杖 15g，鬱金 10g，山楂 15g，當歸 10g。

【加減變化】濕熱鬱結者加茵陳、車前子、鼊砂、佩蘭；陰虛者加旱蓮草、女貞子、枸杞、沙參；脾虛者加黨參、白朮；陽虛者加巴戟天、菟絲子、仙靈脾；瘀血阻絡者加川七粉、赤芍、雞血藤；GPT 升高加五味子、白芍；HBsAg 陽性加大黃、貫眾；A/G 失調白朮加倍，加紅棗、枸杞、黃精、黃耆。

【功效】健脾，清熱利濕，解毒活血。

【適應症】慢性病毒性肝炎。

【用藥方法】每日一劑，分早晚二次煎服，1 個月為一療程。治療兩個療程複查肝功能一次。

【臨床療效】50 例經治療，基本治癒（自覺症狀基本消失，肝脾腫大縮小，無肝區疼痛，肝功能檢查正常，經 6 至 12 個月隨訪無反復）26 例，占 52%；顯效（主要症狀消失，肝脾腫大穩定不變，肝功能正常或不高於正常值 1 倍，HBsAg 轉陰或下降接近正常，或出現抗–HBe 和抗–HBs）13 例，占 26%；有效（主要症狀消失 60% 以上，體徵明顯改善，肝功能下降 50% 以上，HBsAg、HBeAg 下降 1～3 滴度）7 例，占 14%；無效（症狀、體徵、化驗指標、B 超音波等檢查無變化或加重）4 例，占 8%。總有效率為 92%。

【經驗體會】中醫認為本病病因在濕熱、毒瘀、正虛三方面。主要病機是疫毒蘊結肝膽致疏瀉不利，脾胃運化失司，升降紊亂。肝病日久，

⑱ 陳慶華，〈平肝煎治療慢性病毒性肝炎 50 例〉，《福建中醫藥》，1996, (1): 23。

耗損精氣，致肝腎不足。其治則在於清熱利濕，解毒活血，扶正袪邪，而「平肝煎」及臨床加減正是緊扣這一病機。方中白花蛇舌草、連翹、虎杖清熱解毒；鬱金、丹參活血化瘀；茯苓、薏苡仁健脾利濕；當歸活血養血；山楂消食散瘀。諸藥合用，具有扶正袪邪，攻補兼施作用。根據臨床觀察，該方可有效地降低血清轉氨酶，改善機體的一般狀況，調整異常狀態，良好地改善臨床症狀，提高機體免疫力，促進肝細胞再生，增強機體對病毒感染的抑制作用。

27.（王氏）降酶湯 ⑥⑨

【藥物組成】黃耆 30g，太子參 15g，五味子 15g，枸杞子 15g，虎杖 30g，白花蛇舌草 30g，板藍根 15g，白芍 15g，丹參 20g，香附 10g，當歸 10g，三棱 12g，莪朮 10g。

【功效】補肝氣，柔肝陰，解毒活血化瘀。

【適應症】慢性肝炎。

【用藥方法】每日一劑，水煎服，1 個月為一療程。

【臨床療效】治療 68 例，其中顯效（治療 1 個月，穀丙轉氨酶降至正常，或治療 10 天，穀丙轉氨酶降至原先數值的 1/2，臨床症狀基本消失者）25 例，占 37%；好轉（治療 1 個月內，穀丙轉氨酶降至原先數值的 1/2 ～ 1/3，臨床症狀明顯減輕者）38 例，占 56%；無效（經一個療程治療，患者臨床症狀改善，但穀丙轉氨酶無明顯消退者）5 例，占 7%。總有效率 93%。

【經驗體會】慢性肝炎是人體感染肝炎病毒後引起的肝臟慢性損害，穀丙轉氨酶試驗是肝臟功能受損最直接、具體的反應，尤其在 B、C 型肝炎抗原陽性狀態下，如能維持肝功能正常，可使機體處於相對穩定狀態。故筆者從積極、迅速消退轉氨酶著手，改善肝臟功能，從而達到抑制病毒複製，治癒慢性肝炎之目的。慢性肝炎穀丙轉氨酶異常者，多纏

⑥⑨ 王存芬等，〈降酶湯治療慢性肝炎 68 例〉，《新疆中醫藥》，1996,（3）: 19。

綿反覆，遷延難治，筆者認為其病機為：肝之氣陰雙虛，瘀毒膠結。故擬「降酶湯」，以黃耆、太子參補肝氣；當歸、白芍、五味子、枸杞子陰柔之品，潤養肝體以充陰血，使肝之氣陰充盈流暢，增強逐瘀解毒能力；肝病日久，瘀毒膠結，損傷肝功能，故以虎杖、白花蛇舌草、板藍根清肝解毒；丹參、三棱、莪朮活血逐瘀；佐香附一味流暢肝之氣機，助藥性歸經。如此組方，養肝之氣陰，逐膠結之瘀毒，有效消退異常升高之穀丙轉氨酶，使慢性肝炎患者獲康。

28.（趙氏）解毒化瘀湯 ❼⓿

【藥物組成】白花蛇舌草、土茯苓各 30g，炙鱉甲 20g（先煎），焦山梔、地鱉蟲、桃仁、紅花各 10g，敗醬草、當歸、懷牛膝、生地各 15g，甘草 15g。

【加減變化】黃疸加茵陳、金錢草各 30g；脅痛甚加川楝子、延胡索各 10g；肝脾腫大加生牡蠣 30g（先煎）；失眠加酸棗仁 10g，夜交藤 15g；衄血加白茅根 30g，仙鶴草 15g，旱蓮草 10g；脾胃虛弱加黨參 10g，炙黃耆 15g，焦白朮 10g；陰虛潮熱加太子參 15g，知母、丹皮各 10g；肝腎不足加桑寄生、女貞子、枸杞子各 10g；陰損及陽，陰陽兩虛加仙茅、仙靈脾各 15g。

【功效】解毒利濕，活血化瘀。

【適應症】慢性肝炎。

【用藥方法】水煎服，日一劑。服上藥期間，停用其他藥物，半個月複查肝功能及 HBsAg 一次，1 個月複查一次血清蛋白電泳及 B 肝二對半。

【臨床療效】150 例中，123 例有效，占 82%；其中慢遷肝 84 例，有效 72 例，占 85.7%；慢活肝 66 例，有效 51 例，占 77.3%。ALT 恢復正常時間最短 1 週，最長 65 天，一般 20 天左右；113 例 HBsAg 陽性者

❼⓿ 趙錫忠，〈解毒化瘀湯治療慢性肝炎 150 例〉，《國醫論壇》，1996, (3): 32。

中經治療有 30 例轉陰，占 26.5%；80 例 HBeAg 陽性者中有 65 例轉陰，占 81.2%；白、球蛋白比例失調者 58 例，經治療 50 例有不同程度的改善，其中 26 例恢復正常，占 44.8%；150 例蛋白電泳經治療後 123 例恢復正常，占 82%。

【經驗體會】慢性肝炎病情纏綿，病機複雜，是一個由邪（濕、熱毒）致瘀，由瘀致虛（氣、血、陰、陽、肝、脾、腎）的病理過程，肝經血脈瘀滯乃是病變的中心環節，也是本病遷延難癒的重要原因。著名中醫專家董建華教授認為，本病的基本病理變化為疫毒之邪內伏血分，氣血失調，瘀血阻絡，故治以解毒化瘀為主，兼以扶正補虛。基本方中蛇舌草、土茯苓、焦山梔、敗醬草解毒利濕，地鱉蟲、桃仁、紅花、牛膝活血化瘀，鱉甲軟堅散結，配以當歸、生地和血養肝，顧護正氣，甘草調和諸藥，共奏解毒利濕、活血化瘀、消症散結之功。

29.金平益肝湯 ❼

【藥物組成】鬱金 10g，平地木、生白朮各 30g，虎杖 20g，車前子 12g。

【加減變化】濕熱並重者可酌加敗醬草、澤瀉；熱重於濕者酌加梔子、豆豉、生川軍；濕重於熱者酌加茯苓、藿香、木通、蒼朮；寒濕阻遏者酌加黑附塊、乾薑、肉桂；肝鬱脾虛者酌加柴胡、八月札、灼白芍、炒黨參、炒扁豆；氣滯血瘀者酌加丹參、當歸、延胡、枳殼、紅花；肝腎陰虛者酌加生地、沙參、枸杞子、辰麥冬、川楝子、地骨皮、玉竹。

【功效】利濕清熱，疏利肝膽。

【適應症】病毒性肝炎。

【用藥方法】水煎服，每日一劑，分二次服。

【臨床療效】59 例病毒性肝炎患者，經用「金平益肝湯」為主治療

❼ 李永康，〈金平益肝湯治療病毒性肝炎 59 例臨床探討〉，《實用中西醫結合雜誌》，1996，(4)：236。

後，45 例急性病毒性肝炎全部治癒（經 28 至 56 天治療後，症狀消失，肝脾腫大好轉或穩定不變，肝功能正常），14 例慢性遷延性肝炎中，治癒 11 例；好轉（經 28 至 56 天治療後，症狀和體徵消失或好轉，肝功能好轉，但穀丙轉氨酶較治療前下降 70% 以上）2 例；無效（經 28 至 56 天治療後，病情無明顯改變，或雖有症狀好轉，但穀丙轉氨酶較治療前無下降或下降不明顯）1 例。總有效率為 98.30%。黃疸消退時間平均 9.5 天，胃納好轉平均 7 天，疲乏、脅肋疼痛消失平均為 7 天。

【經驗體會】中醫認為，病毒性肝炎主要機制是由於濕熱之邪鬱於中焦，以致肝失疏瀉，脾氣被困所致，若影響於膽汁的排瀉，膽汁不循常道，浸漬於肌膚、鞏膜（眼白）則發為黃疸，病變臟腑主要是肝、脾，其次為膽。針對這一特點，筆者在立法上，治病因著眼於利濕，治病機著眼於疏利，因為濕熱之邪為病，往往膠結難解，治療上比較棘手，如果單以苦寒藥物清熱則有礙濕邪之弊，而利濕則可造成「濕去熱孤」之勢，這樣熱邪才易清，病才易癒，疏利肝膽之氣則不但能消除「鬱阻」之病機，使肝膽功能得以恢復，而且隨著肝膽功能的恢復，脾氣亦隨之得振，治療疾病時，祛邪的藥物若能得正常生理功能之助，則兩者就會有相得益彰之效。據此，筆者就選擇了鬱金、平地木、虎杖、生白朮、車前子五味藥為主治療病毒性肝炎。方中鬱金利肝膽；平地木利尿解毒，活血祛瘀；虎杖利濕退黃，活血通絡止痛；車前子利尿化濕；生白朮補脾利水。五藥合用，具有利濕清熱、疏利肝膽、扶肝培土之功。本方在臨床運用來看，白朮的劑量較一般臨床運用要大得多，據認為，白朮劑量用大有氣滯腹脹的現象，但就筆者臨床運用來看，白朮無此副作用。

30.桃紅四物湯 ⑫

【藥物組成】桃仁、紅花、川芎、赤芍、鬱金各 10g，丹參 30g，生地、熟地各 20g，莪朮 9g，當歸、枳殼、白朮、鱉甲各 12g，黃耆 15g。

⑫ 白新，〈桃紅四物湯治療慢性活動性肝炎 60 例〉，《陝西中醫》，1996, (7): 294。

【功效】疏肝理氣，活血化瘀，通絡消積。

【適應症】慢性活動性肝炎氣滯血瘀型。

【用藥方法】水煎服，每日一劑，上方隨證加減。同時用低分子右旋糖酐 500ml 合丹參注射液 10 支靜脈滴注，每日一次，並加服「益肝靈」、肌苷片、維生素 C 等護肝藥及靜脈滴注「肝要」注射液。兩組均以 1 個月為一療程，連續治療四個療程。

【臨床療效】治療慢性活動性肝炎 60 例，其中顯效（症狀消失，黃疸消退 (SB<17.1$umol$/L)，GPT、TTT 恢復正常，白蛋白上升 ≥5g/L）42 例；有效（症狀明顯減輕，黃疸明顯消退，GPT、TTT 明顯下降但未恢復正常）14 例；無效（症狀無明顯改善或加重，黃疸無消退或加深，GPT、TTT、白蛋白無上升或下降）4 例。總有效率為92%。

【經驗體會】中醫認為，肝主疏瀉，主藏血，肝病時肝氣鬱結，氣滯不通，氣滯日久必致血瘀。其病程較長，正氣漸傷，正虛邪戀，病情反覆波動，病久入絡，氣滯血瘀，絡脈瘀阻。故以「桃紅四物湯」合「當歸活血湯」化裁，具有疏肝理氣、活血化瘀、通絡消積等功效，故對慢性活動性 B 型肝炎獲得較滿意的療效。

31.半夏瀉心湯 ❼❸

【藥物組成】法半夏、黃芩、乾薑、蒼朮、白朮各 10g，雲茯苓、茵陳、黨參各15g，黃連8g，炙甘草6g。

【加減變化】口苦咽乾、尿黃、舌苔黃膩加山梔、車前草；納呆、腹脹加川厚朴、雞內金；五心煩熱、舌紅、少苔、腰膝酸軟加生地、枸杞子、麥冬；脅肋疼痛加延胡索、製香附。

【功效】健脾疏肝和胃。

【適應症】慢活肝轉氨酶持續異常。

---

❼❸ 李平，〈半夏瀉心湯加減治療慢活肝轉氨酶持續異常〉，《新中醫》, 1996, (10): 49。

【用藥方法】每日一劑，水煎分二次服。1個月為一療程。

【臨床療效】治療 81 例，其中痊癒（3 個月內穀丙轉氨酶復常，臨床症狀消失）46 例；好轉（穀丙轉氨酶下降超過 30%，臨床症狀改善）19 例；無效 16 例。

【經驗體會】「半夏瀉心湯」出自《傷寒論》，是仲景為寒熱之氣痞結而設。筆者用來治療慢性活動性肝炎轉氨酶持續不降是以肝臟特有的生理病理特點為依據的。肝體陰而用陽，其母為水，其子為火，因而病機轉化易寒易熱。熱化者，可因濕熱毒邪侵襲肝體，蘊結日久則傷陰津，或肝氣鬱結化火所致。寒化者，可因濕遏陽氣，或過用苦寒清利之藥使中陽削弱，或素喜寒涼之人脾胃陽氣受損所致，寒熱錯雜於中，持續損害肝體，表現出肝功能不良的徵象即轉氨酶持續異常。用「半夏瀉心湯」寒熱並治，辛開苦降，宣通中焦，使脾復健運，肝復疏瀉，土生木抑，熱清寒散，遏阻之濕熱消散，肝臟之功能得以恢復。臨床觀察結果顯示運用「半夏瀉心湯」治療這類患者效果良好。說明了辨證屬於寒熱錯雜所致的肝炎轉氨酶持續升高者，「半夏瀉心湯」化裁是十分有效的方法。

32.溫通湯 ❼

【藥物組成】黃耆 30g，白朮 30g，茯苓 30g，山藥 30g，桂枝 15g，葛根 15g，秦艽 20g，砂仁（後下）10g，雞內金 10g，生熟麥芽（各）30g，茵陳 30g，製附片 5 ～ 10g，乾薑 5 ～ 10g，牛膝 20g。

【加減變化】背惡寒、喜熱飲、手足不溫、大便溏、脈沉細（遲），具備三項以上者，附子、乾薑均用至 10g，上述症狀減輕或消失後，附子、乾薑均減量 3 ～ 5g；大便轉實後加連翹、赤芍各 30g；腹脹甚加川朴、降香各 10g；氣逆嘔吐加旋覆花 10g，代赭石 30g，薑半夏 10g；有腹水者加澤瀉、腹皮、地龍各 15g；肝脾腫大加桃仁、地鱉蟲、穿山甲各 10g；伴鼻衄、齒衄或蜘蛛痣者加三七粉 3g（沖服）；脅痛加蒲黃、白

---

❼ 葉放，〈「溫通湯」治療陰黃 36 例臨床小結〉，《江蘇中醫》，1996, (12): 7。

芍各 15g；轉氨酶升高者加五味子、山楂各 15g；黃疸消退後，均以歸脾湯加減調治。

【功效】補氣健脾，溫化寒濕，利膽退黃。

【適應症】黃疸性肝炎。

【用藥方法】每日一劑，水煎服，分三～五次服。15 天為一療程，連續治療觀察二～三療程。同時均送服硝石、皂礬（研末）各 3g，每日一次。

【臨床療效】治療陰黃 36 例，臨床治癒（黃疸消退，TBIL<l7.1 umol/L，主要症狀消失，肝功能復常）26 例，好轉（黃疸減退 50% 以上，主症基本消失，肝功能正常或輕度異常）8 例，無效（黃疸減退不顯著或有升高，主要症狀無改善，肝功能惡化）2 例。總有效率 94.4%。2 例無效者，1 例為慢性重症肝炎併發肝腎綜合症，1 例為肝硬化併發消化道出血，均死亡。

【經驗體會】陰黃之因，不外素體脾陽虛弱，復感濕邪，濕從寒化而致寒濕為患；或陽黃日久，陽氣漸為寒涼藥物所傷，寒濕陰盛，困阻中焦，致膽汁外溢肌膚；脾胃陽虛，水濕不運，氣血衰敗；如寒濕客阻血脈，「血得寒則凝」，則見有寒凝血脈證候；如進一步傷及腎氣，更有脾腎陽虛之症。因此，補氣健脾、溫化寒濕是治療陰黃的主要方法，同時應兼以溫通血脈，溫補腎陽，疏利肝膽。臨證診斷陰黃，常以納差乏力，喜熱飲，脘腹脹滿，便溏色黃褐，小便自利，背惡寒，手足不溫，舌淡胖有齒痕或瘀斑，苔白膩而潤，脈沉細或沉遲等為診斷要點，而不以黃疸是否晦暗，黃疸深淺為依據。同時注意兩點：①與陽黃濕重於熱型鑒別。後者濕象雖重，陽氣被遏，但正氣未虛，寒濕尚未形成，故仍可見到口苦、胸悶脘脹但仍喜冷飲等熱象，大便雖溏而不爽，以午後為多，舌苔可見白膩但不潤，治在利濕化濁，與陰黃自有區別。②與陽中挾陰，陰中挾陽，寒熱並見之黃疸關係。後者介於陽黃與陰黃之間，既

具有濕熱未盡之實，又具有脾胃陽衰之虛，常見於初起陽黃，濕熱邪盛，經過大劑苦寒清解攻伐之後，黃疸減退過程中突然不再下降或下降緩慢，食慾反而下降，甚至服苦寒藥物後噁心嘔吐或拒服之。此時應根據寒熱多寡，採用溫清並舉，清不過於苦寒，溫不致助火，常選黃耆、桂枝、白朮、葛根等，健脾溫通血脈，俾寒濕得散得化；選附片、乾薑少量與寒藥並用以助脾腎陽氣得復，有防止病轉為陰黃重症之功。

針對陰黃病機特點，自擬「溫通湯」治療，方中黃耆、白朮、茯苓健脾補氣，祛濕，其中白朮治疸，源於《本經》：「主風寒，濕痹死肌、痓、疸。」配桂枝以溫通血脈，合葛根升舉陽氣，用附子、乾薑以振脾腎陽氣，山藥、砂仁、雞內金以行氣溫中開胃，秦艽、牛膝、茵陳既能清利肝膽以退黃，又均不過於苦寒，與溫藥並用，互相牽制。共起溫陽通血脈、散寒濕、利膽退黃之功。

「硝石礬石散」源於《金匱要略》，用其治「女勞疸」，清代張錫純在《醫學衷中參西錄》中將本方推廣，「用以各種內傷黃疸，亦皆可隨手奏效」。其功在清除脾腎內伏之濕熱，入血分而能散瘀結化痰濁。筆者將之應用於難治性黃疸，取得較好療效。

33.調肝散 ⑦

【藥物組成】當歸、赤（白）芍、茯苓、白朮、柴胡、香附、陳皮、半夏麯、砂仁、延胡、生黃耆、枸杞、茵陳、丹參、五味子。

【加減變化】濕熱重加虎杖、龍膽草；氣滯加厚朴；血瘀重用赤芍、丹參；氣虛重用黃耆。

【功效】健脾益腎調肝，活血行瘀，清利濕熱。

【適應症】慢性肝炎。

【用藥方法】每日一劑，水煎服。30天為一療程。一般服用一～六

---

⑦ 崔筱莉，〈扶正化瘀祛壽法治療慢性肝炎30例〉，《北京中醫藥大學學報》，1997，(2)：54。

個療程。停藥後隨訪半年。

【臨床療效】治療 30 例，其中臨床治癒（主要症狀消失，肝臟恢復正常，無壓痛及叩痛，肝功能檢查復常，B 肝病人要求病毒複製指標轉陰）9 例；顯效（主要症狀消失半數以上，肝功能復常，肝臟恢復正常，無壓痛及叩痛）10 例；好轉（主要症狀消失 1/3 以上，肝脾腫大無變動，無明顯壓痛及叩痛，肝功能下降原值 1/2 以上）8 例；無效（未達到上述指標）3 例。總有效率 90%。20 例 B 肝病人，治療後 HBeAg 轉陰 5 例，其中 4 例 HBeAg 呈陽性，6 個月後隨訪時有 1 例 HBeAg 陽性又轉為陰性，其轉陰率 25%。10 例 C 肝病人，有 1 例一度 C 肝抗體轉陰，1 例 HCV–PCR 轉陰。但在 2 個月後複查時均又呈現 C 肝抗體陽性，HCV–PCR 陽性。

【經驗體會】一般認為 B 型或 C 型慢性肝炎均以濕熱疫毒所侵為外因，人體正氣不足為內因，《內經》云：「邪之所湊，其氣必虛。」該病主要是機體感染疫毒，引起正邪相搏，正虛則不能袪邪，而病情纏綿，遷延難癒，日久形成正虛邪實，虛實夾雜的狀況。正虛表現在肝脾腎及氣陰虧損；邪實則為濕熱疫毒，瘀血阻絡。肝為罷極之本，體陰用陽。濕熱疫毒內犯，濕為陰邪，易傷陽氣；熱為陽邪，易傷陰血。濕熱入侵，疫毒壅滯鬱阻，久而不解，傷及肝之氣血陰陽，使肝體受損，疏瀉不利。肝病及脾胃，則健運升降失司，而見肝鬱脾虛，肝胃失和。又因肝腎同源，相互滋生，邪氣久留必傷肝及腎，形成肝腎陰虛。慢性肝炎治療要使「正氣存內，邪不可干」，就必須健脾益腎調肝以扶正氣，進而清除深伏體內的濕熱疫毒，活血化瘀，以「避其毒氣」，使客邪除之。故運用扶正化瘀袪毒之「調肝散」治之。方中當歸、白芍養血柔肝，茯苓、白朮健脾助運，陳皮、半夏、砂仁和中開胃，枸杞、五味滋腎填精，黃耆補氣，赤芍、丹參活血行瘀，茵陳清利濕熱疫毒，加柴胡、香附、延胡疏肝行滯，調理肝氣，使補而不滯，有利於活血通絡，達清除濕熱疫毒的

目的。

34.八味降酶湯 ❼

【藥物組成】茵陳、板藍根、蒲公英、平地木、垂盆草、虎杖各30g，柴胡、鬱金各15g。

【功效】清熱解毒，涼血化瘀，疏肝利膽。

【適應症】病毒性肝炎。

【用藥方法】每日一劑，水煎二次約達450ml藥汁，混勻後每次口服150ml，日三次，兒童用量酌減。對噁心嘔吐者可將上藥濃煎後少量多次頻服，15天為一療程。

【臨床療效】顯效：症狀、體徵消失，ALT、TB恢復正常。有效：主要症狀、體徵消失，TB降至正常，ALT降至治療前50%以上。無效：症狀、體徵無明顯改善，ALT不下降或稍有下降。結果與分析顯效57例，有效8例，無效7例。

【經驗體會】病毒性肝炎，屬中醫中的「黃疸」、「脅痛」等症範疇。其病機為濕熱毒瘀互結，蘊鬱肝膽。ALT升高在一定程度上反映著肝實質的病變，也是肝炎活動的標誌。「八味降酶湯」中，茵陳、板藍根、蒲公英、垂盆草性味甘寒，清熱解毒利濕；虎杖、平地木清熱解毒，涼血化瘀；柴胡、鬱金疏肝利膽。合而共奏清熱解毒、涼血化瘀、疏肝利膽之功。臨床觀察對降低ALT有較好的療效。

35.扶正退黃復肝湯 ❼

【藥物組成】黨參50g，焦白朮、雲苓各10g，甘草6g，山藥30g，大棗12枚，生薑汁10滴，女貞子、枸杞子、首烏、山萸肉各10g，公

---

❼ 龔仁壽，〈自擬八味降酶湯治療病毒性肝炎72例療效觀察〉，《安徽中醫臨床雜誌》，1997，(2)：61。

❼ 王冠勤，〈自擬扶正退黃復肝湯治療黃疸病毒性肝炎40例〉，《國醫論壇》，1997，(5)：27。

英、大黃各 20g，龍膽草 3g，金銀花 15g，車前子、茵陳各 10g，鬱金 10g，栀子 6g，川芎 5g，當歸、丹皮各 10g，丹參 30g。

【加減變化】面色晦暗，舌質淡，苔潤，脈沉細弱，便溏者加肉荳蔻、鹿角膠、米殼各 10g，炙黃者 30g；便秘加全瓜蔞 30g，水煎後加生蜂蜜適量調服；腹脹，嘔吐重者加枳殼 6g，生薑汁炒竹茹 10g；腸道感染者加白頭翁、黃連各 10g，重用金銀花至 30g；熱痰擾心，神志不清者加牛黃 0.5g，竹瀝膏、石菖蒲各 10g；腹水徵陽性明顯者加鱉甲、龜板各 10g，並用鮮胎盤或冷存胎盤 1 個同大棗 100g 煮食；有「疸酶分離」傾向者加蜂王漿 1g，並用鮮胎盤血或冷儲胎盤血 100ml 燉服；有出血傾向者加仙鶴草、小薊、茜草根、魚骨各 10g；防治彌漫性血管內凝血加水蛭 3g；有泌尿系感染者加條芩 10g，益母草 30g；納呆者用焦麥芽、焦山楂、醋炒內金等量研末，每次 10g 吞服；黃疸纏綿不退者加防己 3g。

【功效】益氣健脾補腎，清熱解毒，活血化瘀。

【適應症】黃疸病毒性肝炎。

【用藥方法】水煎服，隔日一劑。

【臨床療效】40 例中痊癒（症狀、體徵完全消失，膽紅素 ≤17.1 umol/L）22 例，占 55%；顯效（症狀、體徵基本消失，肝功能檢驗較治療前恢復 80% 以上）7 例，占 17.5%；好轉（症狀、體徵減輕，肝功能較治療前改善 50% 以上）6 例，占 15%；無效（症狀、體徵、肝功能無改善）5 例，占 12.5%。總有效率 87.5%。療程最短 60 天，最長 180 天，平均 120 天。

【經驗體會】黃疸型肝炎屬中醫黃疸、積聚、脅痛範疇。在其發病過程中，濕、熱、毒是致病因素，而濕與毒為主邪，鬱是主要的病理機制，積是主要的病理產物。鬱而成滯，滯久而瘀，瘀久則聚，聚久成積，久而久之，氣傷血耗，正虛邪戀，纏綿難癒。

「扶正退黃復肝湯」可保肝陰之體，復陽剛之能。方中黨參、白朮、

雲苓、甘草、山藥、大棗、生薑健脾開胃壯後天；女貞子、枸杞子、首
烏、山萸肉滋陰益腎補先天，固本扶正，助修復再生之力，以治病之本；
公英、大黃、龍膽草、金銀花清熱解毒；車前子、茵陳利濕降濁；鬱金、
梔子消瘀退黃；川芎、當歸、丹皮、丹參活血通經，為「吐故生新，邪
去正安」之法，以治病之標。方證相符，故獲較好療效。

36.小金丹 ❼⓼

【藥物組成】丹參、鬱金、茵陳、黃耆、生薏苡仁各 30g，柴胡、
茜草根、鱉甲、三棱、莪朮各 15g，三七末（沖服）6g。

【加減變化】氣虛加黨參 30g；陰虛加沙參、玉竹、山茱萸各 15g；
脅痛甚加延胡索 15g；肝區脹痛者加青皮 10g。

【功效】疏肝解鬱，活血祛瘀。

【適應症】慢性肝炎血瘀證。

【用藥方法】上藥清水四碗煎服，每天一劑。3 個月為一個療程，
每療程複查一次。可重複三個療程，追蹤 1～2 年。

【臨床療效】239 例中，顯效（自覺症狀消失，無疼痛，痞塊回縮，
紫斑舌消失或明顯減退，脈弦；GPT 正常，A/G 比值正常，白蛋白、球
蛋白正常，膽紅素明顯下降；B 超音波、CT（電腦斷層）顯示肝脾腫大
恢復正常）46 例，占 19.3%；有效（主要症狀消失或好轉，肝區疼痛減
輕，痞塊無變動，紫斑舌減退或變淡；肝功能好轉而未達正常）94 例，
占 39.3%；無效（症狀、體徵、舌脈均無好轉或惡化；肝功能指標無改
善）99 例，占 41.4%。總有效率 58.6%。

【經驗體會】慢性肝炎纏綿難癒，治療棘手。兼有血瘀者，辨治更
為掣肘。中醫認為慢性肝炎乃由感受濕熱毒邪，鬱蒸肝膽，呆滯氣機，
以致肝臟長期失於疏瀉，氣滯不行，血鬱不運。《臨證指南醫案·脅痛篇》
指出:「久病在絡，氣血皆窒。」故治宜疏肝解鬱，活血祛瘀。「小金丹」

---

❼⓼ 楊群玉等，〈小金丹治療慢性肝炎血瘀證 239 例〉，《新中醫》，1997，(6): 43。

立方之旨即在於此，方中丹參活血養血，現代醫學認為用於治療慢性肝炎、早期肝硬化療效尤佳；鬱金疏肝解鬱，理氣散瘀止痛，為疏肝解鬱止痛的要藥，據報導，大量應用能增加血漿白蛋白、糾正 A/G 倒置，達到營養保肝的目的。二藥共為君藥。臣以活血止痛的三七，疏肝理氣的柴胡，更佐以茵陳、生薏苡仁清肝膽之熱，並利濕，使肝氣調達，疏瀉有權，才不致瘀鬱為患。然見肝之病，知肝傳脾，當先實脾，重用黃耆既補脾益氣又可提高網狀內皮系統的免疫監視功能，殺傷病毒感染細胞，保護肝臟。三棱、莪朮行氣活血，可助丹參增強縮肝脾的作用。鱉甲既能滋陰潛陽，又可軟堅散結，養肝之陰而消鬱之結。諸藥共濟，活血通絡而改善肝內瘀血狀態。

37.（王氏）解毒化瘀健脾湯 ❼⁹

【藥物組成】茵陳、虎杖、板藍根、半邊蓮、蛇舌草、丹參、黨參、茯苓各 30g，白朮 10g，田七 10g（先煎），五味子 5g。

【加減變化】轉氨酶持續難降者加製大黃、葛根、垂盆草；肝絡阻滯明顯，肝脾腫大者加穿山甲、鱉甲；五心煩熱，舌質紅，腰酸軟，耳鳴加山萸肉、龜板、生地、女貞子；腹脹明顯減虎杖、板藍根，加厚朴、佩蘭；脅痛明顯加延胡、川楝子。

【功效】解毒，化瘀，健脾。

【適應症】慢性肝炎。

【用藥方法】每日一劑，水煎分次溫服，1 個月為一個療程，平均治療兩個療程。

【臨床療效】治療慢性肝炎 61 例，痊癒（轉氨酶恢復正常，臨床症狀消失）28 例，占 45.9%；好轉（轉氨酶下降 30% ～ 50%，臨床症狀改善）25 例，占 40.9%；無效（轉氨酶及臨床症狀無改變）8 例，占 13.1%。總有效率 87%。

---

❼⁹ 王育新，〈解毒化瘀健脾法治療慢性肝炎 61 例〉，《廣東醫學》，1997, (8): 552。

【經驗體會】慢性活動性肝炎，由於免疫功能紊亂，轉氨酶反覆異常，導致肝細胞損害，西醫治療常規使用護肝酶製劑，療效欠佳，雖經治療後暫時復常，但停藥後轉氨酶即上升。中醫認為肝為藏血之臟，濕熱毒邪內侵，深伏肝臟入於血分則成瘀毒，肝體受損，疏瀉失職，肝鬱氣滯，氣血不和，使濕熱瘀毒繫結阻滯肝絡。此外慢性肝炎邪留久戀，正氣漸傷，肝病及脾，脾失健運，乃至氣血俱虛。臨床上常出現虛實交替、寒熱錯雜、瘀血內阻、脾虛失運、陰陽失調等複雜證候。因此濕熱夾毒、邪毒留戀是本病病因，正虛脾虛、免疫功能低下是發病重要病機，肝失調達、氣滯血瘀是本病的基理變化。在治療上採用解毒、化瘀、健脾法為本病治療基本原則；方中茵陳、板藍根、虎杖、蛇舌草、半邊蓮清熱解毒利濕，抑制病毒；丹參、田七活血調肝以擴張血管，增加肝內血液循環和肝臟血量，從而改善肝臟營養及氧氣供應，防止肝細胞損害變性和纖維組織增生；黨參、白朮、五味子為扶正補虛之品，黨參、白朮有利於血漿蛋白提高，改善肝功能；五味子補益肝腎，促使肝功能恢復，起到降酶作用。

38.變樞湯 [80]

【藥物組成】北柴胡 9～15g，炒黃芩 9～12g，炒川楝子 9～12g，製半夏 10～12g，草紅花 9～10g，白蒺藜 9～12g，皂角刺 3～6g，片薑黃 9g，劉寄奴 9～12g，焦四仙各 10g（焦神麴、焦麥芽、焦山楂、焦檳榔），炒萊菔子 10g，澤瀉 9～15g。

【加減變化】中濕不化，脘悶少食，舌苔白厚者加蒼朮 6～9g，草荳蔻 6～10g；氣血阻滯，脅痛者加延胡 9g，枳殼 10g，製乳沒（乳香、沒藥）各 5g；血瘀明顯，脅痛處固定或月經量少有塊者可加茜草 12～20g，烏賊骨 6～9g，桂枝 6～10g；胃納不佳，食慾不振者加生穀芽 10

[80]　林高榮，〈變樞湯治療慢性遷延性肝炎 81 例臨床觀察〉，《國醫論壇》，1998，(2)：24。

～ 12g，陳皮 10 ～ 12g；肝熱擾心，心悸，失眠，多夢，健忘者加珍珠母 30g（先煎），遠志、天竺黄各 9 ～ 10g，梔子仁 3g（熱象輕者可改夜交藤 15 ～ 20g）；血絡瘀阻，面或胸頸、手背等處有蜘蛛痣者加茜草 10 ～ 15g，烏賊骨 6 ～ 9g，絲瓜絡 10g；下午低熱者加生白芍 12g，銀柴胡 10g，青蒿 15g；肝膽熱盛，口苦，尿黄，目赤者加梔子 6 ～ 10g，膽草 3g；脅下痞塊，肝脾腫大明顯者加鱉甲 15 ～ 30g（先煎），生牡蠣 20 ～ 30g，射干 10g，莪朮、三棱各 6 ～ 9g，元參 12 ～ 20g；肝病累腎，脾濕不化而腹部墜脹，小便短少，有輕度腹水者加大腹皮 12 ～ 15g，茯苓、冬瓜皮各 30 ～ 40g，水紅花子 10 ～ 12g，車前子 12 ～ 20g（布包），澤瀉可改為 30g；每逢情志不遂各症加重者加香附 10g，合歡花 6g；肝膽鬱滯，疏瀉不佳，胃失和降而嘔逆便秘，上腹及脅部疼痛，舌苔不化者加生赭石 30g，旋覆花 10g（布包），生大黄 3 ～ 5g，甘草 3g，炒五靈脂 9g；兼有膽結石者加金錢草 30g，鬱金、炒雞內金各 10g；肝功能化驗較長時間不正常，穀丙轉氨酶高者可同時加服「五蘆散」（即五味子 9.5g，蘆薈 1.5 ～ 2.5g，共為細末，每服 3g，每日二次，用溫開水送下，或隨湯藥服用）；大便經常乾燥，肝病久久不癒，或目赤澀，或婦女經閉者可酌加蘆薈末 0.3g，裝膠囊內隨湯藥服（此藥可引藥力入肝）；腹部喜暖，遇涼隱痛者減黄芩為 6g，去川楝子；飲食正常者可去萊菔子、焦四仙，只用焦神麴；口渴明顯者去半夏；女子月經不潮或經水量少者可去劉寄奴，加茜草 15 ～ 30g；藥後脅痛反而加重者可去皂角刺，減少片薑黄用量，以後再漸漸加入。

【功效】燮理陰陽，理氣活血健脾。

【適應症】慢性遷延性肝炎。

【用藥方法】每日一劑，每劑煎二次，混合後分早晚二次服。

【臨床療效】81 例經治後顯效（臨床症狀消失，肝脾腫大恢復正常，無壓痛，肝功能檢查連續三次正常者）15 例，占 18.5%；顯效（臨床症

狀消失，肝脾腫大穩定不變，無明顯壓痛，肝功能檢查正常或輕微異常者）42 例，占 51.9%；無效（臨床症狀、體徵同治療前，肝功能無明顯改善）24 例，占 29.6%。總有效率為 70.4%。

【經驗體會】「燮樞湯」是焦樹德老中醫遵《內經》以辛散之、以辛補之，和酸收、甘緩之旨，結合前人經驗，參以己見而製成的方劑。方中柴胡苦平入肝膽，條達疏發，暢鬱陽而化滯陰，解心腹腸胃間結氣，推陳致新；黃芩苦寒入肝膽，降瀉清熱，治自裏達外之熱，尤其是協柴胡更可以清氣分鬱熱。二藥相配，為調轉燮理陰陽升降之樞機，用為主藥。半夏辛溫，散降中焦逆氣而和胃健脾；白蒺藜苦辛而溫，可宣肺之滯，疏肝之鬱，下氣行血；川楝子苦寒入肝，炒則寒性減，能清肝熱行肝氣而治脅痛、脘腹痛；紅花辛溫，活血通經，並能活血調血，主氣血不和。四藥用為輔藥。片薑黃辛苦性溫，行血中氣滯，治心腹結積，痞滿脹痛；皂角刺辛溫，開結行滯，化痰消瘀，破堅除積；劉寄奴苦溫兼辛，破瘀消積，行血散腫，治心腹痛，消散肥氣、息賁、痞塊；炒萊菔子辛苦性平，理氣消脹；焦四仙助消化而除脹滿遲消，運中焦而健脾胃。共為佐藥。澤瀉入肝腎，能行在下之水使之隨清氣而上升，復使在上之水隨氣通調而下瀉，能降瀉肝腎二經水濕炎熱之邪而助陰陽升降之機，用為使藥。該方配伍中又含有四個藥組：①柴芩二藥合用有調肝轉樞之效；②白蒺藜、紅花、皂角刺三藥合用能深達病所，斡旋樞機；③川楝子、片薑黃、劉寄奴三藥同用，既苦瀉肝氣之鬱，又理血中氣滯，而治心腹脅痛；④半夏、焦四仙相配，和中運脾以健中焦，寓有「見肝之病，當先實脾」之意。本方組合嚴密，配伍合理。全方入血分的藥物比重較大，其目的是針對「病久入血」而設，以求推陳致新，使新血生，氣化得旺，氣化旺則康復之力增強。

39.清肝利膽和胃湯 ❸

【藥物組成】茵陳、川楝子各 15g，梔子、板藍根、柴胡、鬱金、香附、黃芩、延胡、神麴、麥芽各 12g，枳實、陳皮、半夏各 10g，白蔻、大黃各 5g，甘草 3g。

【加減變化】噁心嘔吐者去川楝子，加黃連、竹茹；脘腹脹痛甚者去板藍根、黃芩、甘草，加厚朴、廣木香、佛手；黃疸重者去黃芩，加重金錢草、海金沙、雞內金；發熱重者加銀花、連翹、石膏；脾虛便溏納呆者去大黃、梔子、川楝子，加黨參、白朮、茯苓、砂仁；脅痛甚者加廣木香、白芍、臺烏藥。

【功效】理氣健脾和胃，清利肝膽。

【適應症】病毒性肝炎。

【用藥方法】日一劑，冷水煎服，日服三次，飯前溫服。

【臨床療效】治療病毒性肝炎 198 例，臨床治癒（主要症狀消失，肝功能及轉氨酶恢復正常，肝脾回縮）175 例，占 88.4%；好轉（主要症狀好轉或消失，肝功能恢復正常或好轉）19 例，占 9.6%；無效（主要症狀有好轉或加重，肝功能無明顯好轉）4 例。總有效率 98%。

【經驗體會】現代醫學認為，病毒性肝炎是由多種肝炎病毒引起的傳染病，具有傳染性強、傳播途徑複雜、流行面廣泛、發病率較高等特點。中醫則認為此病為濕阻中焦或鬱久化熱，脾胃升降功能失常，肝氣鬱結，肝膽疏瀉功能失常，以致膽汁不循常道，滲入血液，或溢於肌膚而發生本病，屬中醫之黃疸、脅痛、濕熱、痞證等範圍。

現代醫學對病毒性肝炎尚無特殊的治療方法，臨床治療原則以適當休息、合理營養為主，輔以適當藥物、避免飲酒及過度勞累和使用對肝臟有損害的藥物。鑒於前述中醫認為肝炎發病，總以濕邪為患，肝膽脾

---

❸ 古海志，〈清肝利膽和胃湯治療病毒性肝炎 198 例〉，《陝西中醫》，1998，(3)：99。

胃等臟腑功能失常所致，歷代雖有「陽黃」、「陰黃」之分別，但臨床肝炎病屬濕熱見證者居多，故而筆者總結多年來的臨床經驗，自擬「清肝利膽和胃湯」治療此病每獲良效。方中茵陳、梔子、大黃、板藍根、柴胡、鬱金、黃芩清肝利膽以除濕熱；香附、枳實、陳皮、半夏、延胡疏肝理氣，斡旋中焦調暢氣機；白蔻、麥芽、神麯、甘草和胃氣而助消化。縱觀全方，方證合拍，驅邪扶正，標本兼顧，恰中病機，故而療效滿意。

　　用本方時，應當遵循中醫整體觀念和辨證論治的精神，當分清臟腑之寒熱虛實，靈活化裁，不可拘泥而一成不變。同時要根據病程的不同階段，治療各有側重。如肝炎早期濕熱邪甚則以清利肝膽、除濕瀉熱為主，理氣和胃為輔，待黃疸消退，疼痛緩解後則以理氣健脾和胃為主，清利肝膽為輔，及時調整藥味和劑量，以利康復。另外，本病在臨床治癒、症狀消失和肝功能恢復正常後，還應適當鞏固治療一段時間，不可立即停藥，以免病情反復。

40.虎葛柴胡四物湯 ❷

【藥物組成】虎杖、葛根各 15g，柴胡、黃芩、法半夏、黨參、佩蘭、蟬蛻、殭蠶各10g，當歸、生地各12g，赤芍藥 30g，甘草 6g。

【加減變化】肝區隱痛加川楝子、延胡各10g；腹脹加佩蘭、白蔻仁各10g；口苦加大黃芩量；納差加雞內金、焦三仙各10g；有出血傾向時加地榆10g，三七粉 0.5g；黃疸深時赤芍藥量可用 50 ～ 100g。

【功效】理氣平肝，活血化瘀。

【適應症】慢性活動性肝炎。

【用藥方法】日一劑，水煎 200ml，分二次口服。

【臨床療效】108 例中 98 例有效（臨床症狀消失，肝功復常，凝血酶元時間復常，蛋白電泳 γ- 球蛋白復常，免疫球蛋白改變），總有效率

---

❷ 殷義才等，〈虎葛柴胡四物湯治療慢性活動性肝炎 108 例〉，《陝西中醫》，1998，(3)：97。

83.3%。

【經驗體會】「虎葛柴胡四物湯」加味即「小柴胡湯」、「四物湯」加虎杖、葛根、佩蘭、蟬蛻、殭蠶共 13 味藥物組成，臨床可隨症加減。此方具有疏肝解鬱、活血化瘀、養血解肌、增加肝臟血液動力學及改善肝腦腎血液流變學的功效，從而改變肝藏血之功能。方中虎杖報導對 A 型病毒肝炎病毒有抑制作用，並能阻止病毒吸附於細胞的作用，「四物湯」去川芎，加葛根可增加心臟冠狀動脈的血流量，改善心肌的耗氧量；佩蘭芳香解毒醒脾，開胃祛濕；蟬蛻、殭蠶含多種氨基酸，具有護肝降酶祛風之功，能有效的降低血清中穀丙轉氨酶；「小柴胡湯」能調和少陽，疏肝理氣，降低血清膽固醇含量，可促進肝內脂質代謝，治療肝內脂肪沉著。諸藥合用，活血化瘀，理氣平肝，保持陰陽平衡，調節人體免疫功能，使之氣血通暢和諧，各循其常道，則肝功能正常，諸證悉除。

41. 茵佩鬱蘭湯 ⑧

【藥物組成】茵陳蒿 40g，佩蘭、鬱金各 20g，板藍根 60g。

【功效】清熱利濕，解毒退黃。

【適應症】病毒性黃疸肝炎。

【用藥方法】水煎取汁頻服，1 日一劑。治療 4 週後判定療效。

【臨床療效】治療 160 例，其中顯效（肝功能全部恢復正常，黃疸及臨床症狀消失）126 例；有效（黃疸明顯減輕，TBIL 值下降 50% 以上，臨床症狀緩解）32 例；無效（黃疸未減輕或加重，出現其他併發症甚至死亡）2 例。

【經驗體會】「茵佩鬱蘭湯」是老中醫柳學沫治「黃疸」的經驗方。黃疸病機為濕熱中阻、肝鬱脾困、膽胃不和。故方中重用茵陳清熱利濕退黃，現代研究證實，茵陳中含有多種利膽成分如茵陳烯、茵陳酮及對羥基苯 B 酮等；板藍根清熱解毒；佩蘭芳香化濁，健脾醒胃；鬱金入肝、

⑧ 陳書文，〈茵佩鬱蘭湯治療病毒性黃疸肝炎〉，《湖北中醫雜誌》，2000, (7): 21。

膽二經，行氣解鬱，利膽退黃，鬱金主要成分薑黃烯、倍半萜烯醇、茨烯等，有保護肝細胞、促進肝細胞再生的作用，並可清除血中過剩抗原及免疫複合物，減少體液免疫反應亢進引起的慢性肝損害及肝外損害，鬱金揮發油還可促進膽汁排瀉。諸藥共用，具有顯著退黃、改善肝功能作用，配合西藥保肝，故可明顯提高臨床顯效率。

42.補中益氣湯 ❽

【藥物組成】黃耆、黨參、當歸、白朮各 15g，陳皮、升麻、柴胡、甘草各 10g。

【加減變化】脾虛濕困，舌苔較膩，胸悶，腹脹較著者，可加茯苓、蒼朮、茅根；脾鬱氣滯，脅痛較著，得噯氣則舒者，選加香附、木香；舌苔黃膩，口苦，有黃疸，濕熱較著者加茵陳、黃芩、金錢草；肝脾腫大顯著，有血瘀症狀者，可加丹參、紅花、桃仁；浮腫加大腹皮、車前子、茅根。

【功效】益氣健脾。

【適應症】慢性肝炎。

【用藥方法】每日一劑，水煎服。西藥用維生素 C、複合維生素 B、「肝太樂」等保肝藥物，比較重者加強支持療法，輸注鮮血漿、白蛋白等，均以 3 個月為一個療程。

【臨床療效】治療 56 例中，顯效（症狀、體徵消除，肝功能由異常轉為正常，HBV–DNA、HBeAg 轉陰）15 例；好轉（症狀、體徵消除，肝功能由異常轉為基本正常或輕微異常，HBV–DAN、HBeAg 轉陰或水平下降）33 例；無效（症狀、體徵、肝功能及 B 肝病毒指標均無改變者）8 例。總有效率 85.7%。

【經驗體會】慢性肝炎，雖然在臨床上可有若干不同的證型，但恰有一個主要的共同點，就是所有慢性肝炎患者自始至終都有一系列的脾

❽　朱開學等，〈補中益氣湯治療慢性肝炎 56 例〉，《陝西中醫》，2002, (2): 131。

虛症狀存在，如四肢乏力、易疲倦、腹脹、面色灰黃、大便不正常等，故慢性肝炎的形成與患者有潛在的脾虛因素存在有關。一旦受邪之後，由於脾弱而正氣不強，抗病力不足，又未給予適當的補脾藥物治療，脾胃正氣愈加不足，病邪久羈，肝脾氣血阻滯，而形成慢性肝炎。證驗臨床，大部分患者有引起脾胃虛弱的因素存在，所以慢性肝炎治療以強壯脾胃為主。補脾方劑很多，其中尤以「補中益氣湯」為主。本方出自金代醫家李東恒的《脾胃論》。其既著眼於黨參、白朮、甘草之補脾，以恢復脾胃功能，更寄託於升麻、柴胡之升散解鬱，以疏達肝經之邪；肝為血臟，當歸為養血和血之妙品，酌情重用當歸，以解肝鬱血滯。現代藥理學研究結果，也認為「補中益氣湯」具有保肝、降酶、提高蛋白質及糾正貧血的作用，是治療慢性肝炎的良方。

三、重度黃疸性肝炎

1.退黃湯 ⑧

【藥物組成】茵陳 30～60g，金錢草 30～60g，赤芍 30～60g，丹皮 15g，白茅根 30g，丹參 15～20g，大黃 9～15g，芒硝 6～15g（沖服），蒲公英 20g，白花蛇舌草 20g，甘草 6～12g。

【加減變化】急性 B 型肝炎加葛根、升麻、連翹；慢性 B 型肝炎加土茯苓、草河車、當歸、黃精；A 型肝炎加板藍根、龍膽草、柴胡、連翹；亞重型肝炎加服「安宮牛黃丸」。

【功效】清熱解毒祛濕，涼血活血，通腑利膽。

【適應症】重度黃疸性肝炎。

【用藥方法】日一劑，水煎分二次溫服。

【臨床療效】治療重度黃疸性肝炎 50 例，其中臨床治癒（黃疸消退，

⑧ 蔣森等，〈退黃湯治療重度黃疸性肝炎 50 例〉，《吉林中醫藥》，1992, (2): 16。

肝功能恢復正常，主要症狀消失，肝脾恢復正常，肝區無明顯壓痛和叩擊痛）17 例；顯效（黃疸指數及肝功能各項指標下降 50% 以上，主要症狀消失，肝脾回縮接近正常）23 例；好轉（黃疸指數及肝功能各項指標下降 25 ～ 50%）8 例；無效（未達到上述標準者）2 例。退黃效果：有 7 例服藥 20 天黃疸完全消退，占 14%；40 天 19 例完全消退，占 38%；60 天 12 例完全消退，占 24%；80 天 4 例完全消退，占 8%，6 例降至 30 單位以下；2 例無效。服藥時間 20 ～ 86 天，平均 53 天。

【經驗體會】病毒性肝炎重度黃疸，屬中醫黃疸範疇，一般認為其病機為濕熱疫毒之邪蘊結肝膽，膽汁外溢所致。但在本組病例中，舌質紅絳者 50 例，占 100%；鼻衄、齒衄者 38 例，占 76%；有蜘蛛痣、皮膚甲錯者 11 例，占 22%；大便秘結者 17 例，占 34%。因此，筆者認為此類黃疸雖與濕熱蘊結有一定關係，但更重要的是由血熱血瘀，瘀熱壅阻膽腑，膽腑不利所致。故主方在清熱解毒祛濕的同時，重用涼血活血的赤芍、丹皮、白茅根和通腑利膽的大黃、芒硝。實踐證明，此方治療重度黃疸的病毒性肝炎有較好的療效。

應用本方應注意，大黃、芒硝的用量當根據患者體質強弱而定，體質較強者，大黃可用至 15g，芒硝用至 12g，體質較弱者，大黃一般可用 6 ～ 9g，芒硝可用 6g。而慢性活動性肝炎的黃疸，因其病程較長，一般都具有氣血虧損的表現，所以在根據體質調整大黃、芒硝用量的同時，加用當歸、黃精等養血之品。另外，對服中藥後大便每天五次以上者，適當給予補液，以防水電解質失衡。在黃疸基本消退後，要選用甘寒解毒之品，並注意調理脾胃。

2.急肝舒合劑 ⓼

【藥物組成】赤芍 60g，丹參、茵陳、金錢草、山楂、麥芽、神麴各 30g，茜草、茯苓各 15g，黃芩、柴胡、鬱金各 12g，川芎、葛根、白

⓼ 宋政等，〈急肝舒合劑治療重度黃疸肝炎 40 例〉，《陝西中醫》，1996, (7): 295。

朮、蒼朮、雞內金各 9g，大黃 6g。

【功效】活血化瘀，疏肝利膽。

【適應症】重度黃疸肝炎。

【用藥方法】上藥製成合劑，濃縮製成 200ml 瓶裝，每日服一～二瓶，4 週為一個療程，治療兩個療程。

【臨床療效】治療重度黃疸肝炎 40 例，60 天內 SB、ALT 降至正常為 37 例和 39 例。

【經驗體會】筆者分析「急肝舒合劑」其療效明顯的主要原因為：①方中赤芍、丹參、川芎均具有活血化瘀、改善微循環、降低血漿血栓素B2 (TXB2)的功能。TXB2 是一種強烈的血管收縮劑和血小板凝集劑，具有較強的縮血管和膽管作用。重度黃疸肝炎 TXB2 明顯升高並與 SB 水平相一致，使肝臟微循環障礙，血液和膽汁瘀滯。三藥合用，相互協同，抑制了 TXB2 的升高，有力地促進和改善了肝臟的微循環。②方中茵陳、金錢草、柴胡、鬱金、黃芩、大黃均有較強的利膽作用。重度黃疸肝炎時，膽汁瘀滯，膽管損傷釋放大量 TXB2，TXB2 升高又加重了毛細膽管內膽汁瘀滯，如此形成了惡性循環，使黃疸進行性加深或不退。多種利膽藥合用，可使膽汁稀釋，奧狄氏括約肌鬆弛，利於膽汁的排瀉，從而阻止了這種惡性循環。③方中大黃有瀉火、解毒、利膽、止血、瀉下、清除內毒素等作用。生大黃可及時清除腸道糞便，使內毒素吸收減少，從而有力地控制了病情的進展，促進了黃疸的消退。④方中葛根有鼓胃氣、醒脾之功，現代研究有活血、利膽作用。茜草有行血、止血通絡、活絡之功，現代研究證明有清除免疫複合物及抗過敏作用，同其他活血藥同用具有明顯退黃作用。茯苓、白朮均為健脾藥，有明顯增強機體免疫功能。重度黃疸病人食慾差，消化道症狀明顯，方中蒼朮、雞內金、三仙合用可明顯增加病人食慾。

3.獨活寄生湯 [87]

【藥物組成】獨活、桑寄生、杜仲、茯苓各 30g，茵陳、生地各 25g，柴胡、秦艽、防風、赤芍、牛膝各 10g，細辛 3g，甘草、人參、川芎各 7.5g。

【加減變化】陰虛者加女貞子、丹皮；陽虛者加附子、肉桂、破故紙、巴戟天；腹水者加附子、大腹皮、木瓜皮、車前子、防己。

【功效】健脾化濕，補腎。

【適應症】重症肝炎。

【用藥方法】水煎服，神志不清者可用鼻飼。同時配合灌腸方（大黃、棕櫚炭、公英、地丁、槐花、皂角各 30g，加水 100ml，水溫 35～36 ℃，保留灌腸）。以及外敷膏藥（黃連、黃芩、大黃、大小薊炭、生地各 30g，加蜜製成膏藥），外敷於肝俞、腎俞、膻中穴。

【臨床療效】治療 50 例，顯效（症狀明顯減輕或消失，肝功能顯著恢復正常或 STB 下降，血氨恢復正常或下降）30 例，有效（症狀減輕，肝功能血氨下降但未達到上述指標）7 例，無效（病情無變化或發展，血氨上升，STB 上升或出現疸酶分離現象）13 例（其中 8 例死亡，5 例自動離院）。總有效率 70.3%。

【經驗體會】重症肝炎為難治之症，西醫的傳統保肝、利膽、脫氨對症治療其收效甚少。筆者採用多途徑給藥的方法，標本兼治，內病外治，收效甚佳。另外對天然中藥採用原始的水煎服，不破壞天然生物成分，中藥無損肝藥物，不增加肝臟負擔，對肝衰者有促進肝細胞再生之功能。方中獨活、寄生、秦艽補肝腎氣血之不足，加細辛發散芳香化濁，清除腸道毒物，杜仲、牛膝補肝腎化毒濁；當歸、生地養血涼血和血；黨參、茯苓、甘草補益正氣；再加川芎溫通血脈，活血化瘀。諸藥合力，肝腎得充，氣血得補，扶正祛邪，標本同治，則諸證自除。本病採用內

❽⑦ 張逢源，〈獨活寄生湯多途徑給藥治療重症肝炎 50 例〉，《陝西中醫》，1998, (7)：299。

病外治的基本要點，用治外之藥治內之病的理論，辨證藥是以相應的藥滲入皮膚，激經氣是用厚味之藥激發體內經氣，採取相應穴位激發氣血而化濁氣。

4.赤梔黃合劑 ⑧

【藥物組成】赤芍 60g，梔子、大黃各 30g。

【加減變化】腑實不通加芒硝、枳實；疫毒亢盛加丹皮、龍膽草；痰濁蘊結加膽南星、白芥子；氣滯者加青皮、鬱金；瘀熱者加王不留行、桃仁；寒濕凝聚加乾薑、熟附塊。

【功效】通下濕熱疫毒，活血化瘀。

【適應症】慢性病毒性肝炎重度黃疸。

【用藥方法】每日一劑，1 個月為一個療程，共二～三療程。

【臨床療效】治療慢性病毒性肝炎重度黃疸 168 例，治癒（TBIL<17.1$u$mol/L，症狀消失，肝脾回縮，肝功能正常）81 例；基本治癒（TBIL<34.2$u$mol/L，症狀改善，肝功能接近正常）38 例；好轉（TBIL34.2～83.5$u$mol/L，主要症狀改善，肝功能好轉）34 例；無效（TBIL>171.1$u$mol/L，主要症狀及肝功能均無好轉）15 例。總有效率 91.07%。

【經驗體會】儘管陽黃陰黃的臨床表現不完全相同，但多係濕熱疫毒，痰濁蘊熱，膠著不解，蘊結不通罹患。故取赤芍涼血、活血、化瘀；梔子清熱利濕、涼血、瀉火、解毒；大黃下瘀導滯、瀉火解毒、通腑瀉濁，推陳致新。全方重在通下濕熱、疫毒、痰濁、瘀血，使陰陽偏盛趨於平衡，氣機乖戾循於常度。

5.活血解毒瀉黃湯 ⑨

---

⑧ 劉婭，〈赤梔黃合劑治療慢性病毒性肝炎重度黃疸 168 例〉，《陝西中醫》，1999，(9)：396。

⑨ 杜雷，〈活血解毒瀉黃湯治療重度黃疸 64 例〉，《湖北中醫雜誌》，2000，(7)：20。

【藥物組成】當歸、山梔、白朮各 10g，山楂、益母草、豬苓、茯苓、虎杖各 15g，秦艽 20g，大黃 12g（後下），白花蛇舌草、連翹、赤芍、白芍各 30g，茵陳 60 ～ 80g，甘草 6g。

【加減變化】心煩惡嘔者加薑半夏、薑竹茹各 10g；脘腹脹滿者加厚朴 15g，青皮、陳皮各 10g；肝區疼痛者加川楝 10g，鬱金 12g；脾腫大者加生牡蠣、鱉甲各 15g；皮膚瘙癢者加丹參 15g，丹皮 12g。

【功效】活血祛瘀，解毒退黃。

【適應症】重度黃疸。

【用藥方法】日一劑，水煎分二次溫服，治療 15 天為一個療程。

【臨床療效】治療重度黃疸 64 例，治癒（總膽紅素、穀丙轉氨酶等恢復正常，臨床症狀完全消失，肝區無明顯壓痛、叩痛，治療時間在 30 天以內）47 例；好轉（總膽紅素下降至 30umol/L 以下，穀丙轉氨酶下降至 40u 以下或絮濁度試驗輕度異常，臨床症狀消失或明顯減輕，肝區無明顯壓痛，治療時間超過 30 天以上）16 例；無效（症狀及體徵未見改善）1 例。

所有病人經 30 天治療，臨床症狀如噁心、嘔吐、皮膚瘙癢等症狀完全消失；肝大恢復正常者 44 例，肝腫大縮小者 14 例，不變者 6 例。治癒時間最短者 22 天，最長者 48 天，平均治癒時間為 32.5 天；黃疸消退最短者 19 天，最長者 30 天，平均為 24 天；肝功能及穀丙轉氨酶大部分在 35 天內恢復正常。

【經驗體會】重度黃疸，多數屬於陽黃。發病機理為濕熱疫毒之邪侵犯脾胃，累及肝膽，致膽汁排瀉不循常道，浸漬肌膚而發為黃疸。張仲景首先提出：「脾色必黃，瘀熱以行。」清代程鍾齡亦云：「瘀血發黃，亦濕熱所致，瘀血與積熱薰蒸，故見黃色也。」葉天士闡述更為詳明：「陽黃之作，濕從火化。瘀熱在裏，膽熱液瀉，與胃之濁氣共並，上不得越，下不得瀉，薰蒸遏鬱，侵於肝則身目俱黃，熱流膀胱，溺色為之變赤，

黃如橘子色。」

　　以上三說都提出了「瘀」字，既闡明了濕熱相搏阻滯氣機是發病之由，又揭示了氣病及血，瘀熱膠結，是導致發黃的病機所在。因此，活血祛瘀與解毒退黃並舉是治療本病的重要法則。基本方中採用當歸、山楂、益母草、大黃、赤芍、虎杖，以活血祛瘀退黃；大黃、山梔、白花蛇舌草、連翹、虎杖、益母草以清熱解毒退黃。瀉利法是退黃的重要方法，包括利小便與瀉大便。治濕不利小便，非其治也。根據肝腎同源之理論，瀉腎乃瀉肝，故採用益母草、豬苓、茯苓、秦艽、虎杖、茵陳以利濕退黃。

　　根據現代醫學膽紅素腸肝循環之理論，採用通腑瀉下法，以大黃、當歸、虎杖、秦艽、益母草通腑退黃。大黃為要藥，對老年黃疸者也不例外。凡遇濕熱疫毒侵犯肝膽，彌漫三焦，瘀滯血絡，邪氣盛實的證候，必用大黃苦寒瀉下，直折其勢，否則邪氣愈盛，正氣愈衰。補正則礙邪，驅邪必傷正，治療則處兩難之際。此時唯用大黃方能遏制邪氣鴟張之勢，邪勢一挫，正氣有望恢復。另外，在辨證施治過程中，不必拘泥於腹脹、大便乾等腑實證之有無。因瀉下乃祛邪之出路，輕度的腹瀉是邪氣外出的表現。

　　茵陳、山梔、大黃相伍有利膽作用，可助膽汁排瀉；當歸、白芍、甘草相合，可養肝之體，柔肝止痛；茯苓、白朮、山楂健脾胃，能防肝病傳脾而培土生木。再加上當歸、茯苓、白朮、山楂鼓舞正氣，可達祛邪扶正的目的。綜觀全方，瀉中有補，補中有瀉，補不礙邪，攻不傷正，標本兼顧，緩峻並投，黃疸自會漸退。

　　現代醫藥學研究表明：活血化瘀方藥不僅可以改善肝臟的微循環，增加肝臟血流量，減少肝細胞損害，促進肝細胞修復，改善微細胞管膜和膽小管上皮的通透性，從而消除肝內膽汁的瘀滯；而且還能增加腎臟的血流量，有助於腎的排尿功能，方中所用當歸、赤芍等，即為此意。

　　以上諸藥配伍，協同治療，相輔相成，不僅有利於黃疸的消退，且
能改善與肝炎病證相關的臨床症狀與體徵。但對於亞急性重症肝炎引發
的高黃疸，還應及時採用中西醫結合方法治療為佳。

第七章 其 他

一、肝炎後肝硬化

1.耆丹鱉甲湯 ❶

【藥物組成】黃耆、丹參、鱉甲各 30g，白朮、當歸各 20g，白芍、鬱金、丹皮、豬苓、柴胡各 10g，茵陳 20g，梔子 6g。

【加減變化】氣虛明顯者，加黨參、山藥、黃精；血瘀明顯者，加赤芍、桃仁、紅花、穿山甲；濕熱蘊結明顯者，加黃芩、川連、白茅根；肝腎陰虛者，去白朮、梔子、柴胡，加北沙參、麥冬、生地、枸杞子；脾腎陽虛者，去丹皮、梔子，加附子、乾薑、肉桂；氣滯甚者，加木香、厚朴、蔻仁；腹水甚者，加茯苓、車前子、大腹皮、半邊蓮。

【功效】益氣養血，活血化瘀，清熱利濕。

【適應症】肝炎後肝硬化。

【用藥方法】每日一劑，水煎二次，分早晚溫服。

【臨床療效】治療 35 例，其中 9 例顯效（自覺症狀消失，肝脾不同程度回縮變軟，門脈高壓徵基本消失，肝功能恢復或接近正常）；22 例有效（自覺症狀好轉，肝脾徵好轉或穩定不變，門脈高壓徵減輕，肝功能好轉）；4 例無效（未達到上述標準者）。總有效率 88.6%。

【經驗體會】肝炎後肝硬化屬中醫「癥積」和「臌脹」範疇，病變較為複雜，治療也棘手，既要抓住主要矛盾，又要適當兼顧其他，通常

---

❶ 杜惠明，〈耆丹鱉甲湯治療肝炎後肝硬化 35 例〉，《浙江中醫雜誌》，1993, (1)：30。

達變。本病病機要點是正虛、血瘀、邪留，即正氣虛衰，脈絡瘀阻，濕熱留戀。因此，其治療應以扶正、化瘀、袪邪並重，堅持益氣養血、活血化瘀、清熱化濕的原則。筆者根據老中醫岳美中專病專方專藥與辨證論治相結合的學術觀點，制定了「耆丹鱉甲湯」這一基本方，並加減變化運用。方中黃耆據藥理研究證明其有增強和調節機體的免疫功能，能提高機體的抗病能力，同時又能保護肝臟，防止肝醣元的減少，促進血糖和肝臟蛋白質的更新；鱉甲能抑制纖維組織的增生，使肝脾不同程度的回縮變軟，又能提高血漿白蛋白，對糾正蛋白倒置有一定作用。兩藥共為方中之主藥，體現了辨病與辨證相結合的用藥原則。

2.治肝複方 ❷

【藥物組成】太子參 15g，生白朮、川石斛、白茅根、生薏仁、丹參、車前子、生鱉甲、生牡蠣各 30g，青皮、陳皮各 6g，茯苓 9g，澤瀉 20g，麥芽、雞內金各 12g。

【加減變化】黃疸加茵陳、金錢草；陰虛明顯加南沙參、北沙參；偏氣虛加生黃耆、炒黨參；衄血加旱蓮草、藕節、白芨；血瘀加桃仁、當歸；大便不暢加郁李仁、瓜蔞仁；腹脹尿少加陳葫蘆殼。

【功效】健脾利水養陰。

【適應症】肝炎後肝硬化。

【用藥方法】每日一劑，水煎溫服，3 個月為一療程。

【臨床療效】105 例肝炎後肝硬化患者經第一療程治療後症狀均顯著改善，腹水明顯消退，腹水消退時間最短 14 天，最長 4 個月，平均 40 天。治療兩個療程後，乏力、便溏已除，納呆、腹水、衄血各餘 1 例，脅痛、腹脹各餘 3 例。

【經驗體會】肝硬化患者的脾胃功能好壞，對預後轉歸舉足輕重，

❷ 王姍紅，〈治肝複方治療肝炎後肝硬化 105 例觀察〉，《浙江中醫雜誌》，1994，
　　(11)：490。

因此治療尤須注重健脾。但脾胃功能之根本在於運化轉輸，所以調理脾
胃的關鍵是順其通運之性，並非一味用補。「治肝複方」以「六君子湯」
為基礎，益氣健脾而不壅滯，同時配合理氣化濕、和胃瀉濁之陳皮、茯
苓、雞內金、麥芽等，補中有通，使中州泰和，升降有度。

　　肝硬化到失代償期出現腹水時，形似實證，實為「至虛有盛候」。此
時脾胃久虛，生化乏源，常致氣陰兩虛，陰陽俱損，而瘀熱水邪橫溢，
同時利水也極易傷陰，且因脾陽受困，水濕難以瀉化，治療須十分慎重。
本方在健脾基礎上加陳葫蘆、石斛、薏仁、白茅根等清涼甘平之屬，利
水而不傷陰，養陰而不助邪，並可減少利尿劑所致電解質失衡等副作用。
雖然腹水消退較緩慢，但一旦消退則療效鞏固。臨床上不可多用重濁滋
膩之品助濕礙運，亦不可一味清利傷陰，更不宜妄加攻逐，否則即或腹
水消退也易反復。

　　白蛋白下降，球蛋白上升，A/G 變小甚至倒置，是肝硬化特別是失
代償期肝硬化的重要特徵之一。有關資料表明，治療後如果白蛋白仍繼
續下降，A/G<1，提示病情進展，預後不良；反之則病情好轉，趨向穩
定。從本文結果看，用「治肝複方」治療一～二個療程後，大部分患者
白蛋白上升，球蛋白和 $\gamma-$ 球蛋白下降，白蛋白、球蛋白、白蛋白／球蛋
白達正常水平的人數均較治療前明顯增多，表明本方能改善肝臟蛋白代
謝過程，並有利於腹水消退。現代藥理研究證實，參、芪、朮等益氣健
脾藥具有增強機體免疫功能，促進肝細胞再生，防止肝細胞壞死等功效；
丹參、當歸、桃仁等活血藥能改善微循環和抗肝纖維化。

　3. 益氣化瘀湯 ❸

　　【藥物組成】黃耆 20g，白朮 15g，丹參 30g，鬱金 15g，當歸 12g，
鱉甲 15g，赤芍 15g。

　　【加減變化】有目黃、身黃、尿赤者加茵陳 20g，栀子 10g，大黃 10

❸ 魏明等，〈益氣化瘀湯治療肝炎後肝硬化 43 例〉，《河南中醫》，1995, (5): 308。

g；腹水者加豬苓 20g，澤瀉 15g，大腹皮 15g；脅痛者加柴胡 10g，青皮 10g；牙齦或鼻出血者加茜草根 15g，大小薊各 15g，三七粉 3g。

【功效】益氣化瘀。

【適應症】肝炎後肝硬化。

【用藥方法】日一劑，水煎分數次溫服。

【臨床療效】治療 43 例，顯效（自覺症狀消失，肝功能基本正常，腫大的脾臟有所回縮）22 例；有效（自覺症狀消失，肝功能有明顯的改善，腫大的肝脾無變化）16 例；無效（主要症狀有改善，但肝功能檢查無變化，肝臟縮小或脾大有進展）5 例。

【經驗體會】肝炎後肝硬化是由於肝炎病毒引起的慢性、進行性、彌漫性肝病，屬中醫學「癥瘕」、「積聚」、「臌脹」等病範疇。通過對 43 例肝炎後肝硬化的治療，筆者體會到：①脾虛是肝硬化的發病之本。筆者在臨床上觀察到 50% 以上的病人均有不同程度的腹脹、納差、乏力、便溏等脾虛症狀。②血瘀是肝硬化的病理基礎，肝硬化的病機為本虛標實。所謂本虛即為脾虛，標實則為肝絡瘀阻，瘀血既是肝臟疾病的病理產物，又是肝硬化的致病因素，尤其是肝炎後肝硬化的病人，多見面色青灰、唇暗舌紫、肝掌、血痣、腹部青筋顯露等一派血瘀之象。③益氣化瘀法是治療肝硬化的基本法則。根據肝硬化的病機病理，益氣化瘀貫穿於肝硬化治療的始終。近年來的研究表明：丹參、當歸、赤芍所含多種有效成分與人體相關的多種微量元素，有活躍微循環，增加肝血流量，促進肝細胞再生，疏通血管，抑制纖維組織的形成等作用，使肝功能復常。

在治療中筆者認識到：在運用活血化瘀藥時，不可急於求功而用大量峻猛之品，如莪朮、水蛭、虻蟲以傷正氣，尤其是血小板明顯減少、有出血傾向的病人，用後易誘發出血。運用本方治療 2 個月，對腫大的肝脾尚不能回縮至正常，說明對腫大的肝脾在治療上尚需要較長的時間。

4. 金甲五苓散 ❹

【藥物組成】穿山甲 10g，鱉甲 25g，雞內金 15g，鬱金 12g，茯苓 25g，豬苓 15g，白朮 12g，澤瀉 10g，桂枝 15g，丹參 30g，澤蘭 15g。

【加減變化】腹脹甚加川朴、枳殼；噁心嘔吐加薑黃連、清半夏；神疲肢冷背惡寒加生薑皮、製附片；肝區疼痛加青皮、延胡、製乳沒；大便不通加大黃、芒硝；腹腔感染加銀花、黃連、大黃；黃疸加茵陳、梔子；ALT 升高服五味子糖漿，ALT 正常 1 週後減量停用；A/G<1 者，用白蛋白 10 克加速尿 40mg 靜滴，每週一～二次，連用 1 ～ 2 週。

【功效】健脾益氣利濕，軟堅散結堅陰，活血化瘀解毒。

【適應症】肝炎後肝硬化腹水。

【用藥方法】水煎服，1.5 天一劑，1 個月為一療程。

【臨床療效】22 例患者經二～三個療程後，臨床治癒（症狀消失，精神良好，可從事一般勞動，肝功能恢復，B 超音波顯示腹水消失，脾回縮，A/G 正常，停藥 1 年以上未復發）18 例，占 81.9%；顯效（症狀基本消失，飲食增加，精神明顯好轉，肝功能正常，B 超音波顯示腹水消失，但 A/G<1.5 者或 6 ～ 12 個月內又復發者）2 例，占 9.1%；有效（症狀減輕，肝功能好轉，腹水明顯減少或基本消失但在短期內又出現者）1 例，占 4.5%；無效（症狀、體徵、肝功能、腹水均無明顯改善或中斷治療者）1 例，占 4.5%。總有效率為 97.7%。22 例患者治療期間均未出現嘔血、黑糞、昏迷。4 例痔瘡患者，腹水消失後，痔瘡明顯減輕或自癒。2 例合併胸水者胸水消失。22 例追訪死亡 3 例，其中 1 例中斷治療後 1 個月死於肝昏迷；1 例在 2 年後死於上消化道大出血；1 例合併肝癌亡故。

【經驗體會】肝硬化腹水屬中醫「臌脹」範疇，其感染途徑多為疫

---

❹ 唐吉明，〈金甲五苓散治療肝炎後肝硬化腹水 22 例〉，《國醫論壇》，1996, (4)：26。

毒由父精母血殃及子女，或疫毒經口侵入人體，或經血脈輸入染有疫毒之血液所致。疫毒侵入人體後，循經入肝，損肝氣，耗肝血，傷肝體，致肝內氣滯血瘀，變性硬化。又因肝氣鬱滯必橫逆克制脾土，肝血虧虛致精血不能互化，導致肝脾腎三臟功能失調，氣滯血瘀，經脈不通，三焦水液通道阻塞，氣血水溢於胸腹腸胃之間形成本病。此時患者本虛標實，虛實夾雜，大補則虛不受補反而助邪，峻利則易損真陰致正氣更虛，水瘀更甚。唯有採用健脾益氣，淡滲利水，軟堅散結堅陰，活血化瘀解毒等攻補兼施方法，才能達到攻邪不傷正，補虛不助邪的目的。「金甲五苓散」即以此法為指導，並結合前人治療本病的經驗而組方，方中穿山甲，張錫純謂其：「味淡性平，氣腥而竄，其走竄之性，無微不至，故能宣通五臟，貫徹經絡，透達關竅，凡血凝血聚為屬皆能開之。」鱉甲，《本草新編》曰：「善能攻堅，又不損氣，陰陽上下有痞滯不除者，皆宜用之。」澤蘭，《本草經疏》認為「主大腹水腫」，關幼波先生治肝腹水常選澤蘭為主藥。藥理研究證實丹參能擴張外周血管，降低門靜脈壓力，使肝內血液循環改善，消除肝內纖維結締組織增生；鬱金可治傳染性肝炎，升高白蛋白，且在止痛、退黃、使肝脾縮小等方面都有良好效果。五苓散的利尿作用更為古今醫家所共識，所以本方治療肝腹水療效頗佳。

5.肝一方 ❺

【藥物組成】茵陳、鬱金、白花蛇舌草、蒲公英、敗醬草、虎杖、丹參、柴胡、青皮、陳皮、白朮、茯苓、鱉甲、牡蠣、白芍、甘草。

【加減變化】黃疸明顯者加赤芍，重用茵陳；伴有腹水者加豬苓、益母草或白茅根；氣虛者加黃耆；有出血傾向者加水牛角或三七。

【功效】清熱利膽，疏肝健脾，化瘀軟堅。

【適應症】肝炎後肝硬化。

❺ 楊發周，〈肝一方為主治療肝炎後肝硬化 84 例臨床觀察〉，《新中醫》，1997, (2)：44。

【用藥方法】每日一劑，水煎分二次溫服，每次 150 ～ 200ml，日服三次。

【臨床療效】治療肝炎後肝硬化 84 例，顯效（自覺症狀消失，脾大回縮明顯或正常，肝功能恢復正常，門靜脈主幹內徑 ≤1.3cm，可參加一般勞動）37 例，占 44.48%；好轉（主要症狀明顯改善，生活可自理，腹水明顯消退，脾大回縮或穩定不變，肝功能基本正常或輕度異常）33 例，占 39.28%；無效（病情反覆，症狀、體徵無改善，肝功能無好轉或繼續惡化，併發症增多者）14 例，占 16.24%。

【經驗體會】肝炎後肝硬化是臨床常見的慢性、進行性、彌漫性肝病，由於多種致病因素反覆持久地作用於肝組織，使其細胞變性、壞死、再生和廣泛地纖維化、假小葉形成，導致肝臟形態異常，質地變硬，而臨床上出現以肝功能減退和門脈高壓為主的一系列症狀和體徵。筆者通過多年的臨床實踐，認為濕毒熱邪是其病因，肝、脾、腎三臟功能受損，氣血水液代謝失常是其主要病理機轉；初起多實，表現為氣滯濕阻、肝膽濕熱、肝胃不和、病偏氣分；繼之氣血同病，終成虛實夾雜、正虛邪戀、痰瘀互結、傷陰損陽等一系列改變。

　　肝膽、脾胃功能的改善是治療成敗的關鍵。肝膽相關、肝胃相連是指導中醫臨床實踐的根據，筆者根據辨證施治的原則，結合近賢用藥經驗及科研成果，篩選茵陳、鬱金、白花蛇舌草、蒲公英、敗醬草清熱利膽解毒；柴胡、青皮、陳皮疏肝理氣解鬱；白芍、甘草養陰柔肝；茯苓、白朮健脾利濕；丹參、虎杖、鱉甲、牡蠣化瘀軟堅。縱觀全方，祛邪不傷正，扶正不戀邪，共奏清熱利膽、疏肝健脾、化瘀軟堅之效。治療結果表明：總有效率 83.76%。所以筆者認為，本方不僅對恢復肝功能有明顯效果，對防治自發性腹膜炎、胃黏膜病變及膽系感染、促進肝纖維化的降解，均有積極作用；對阻斷病情發展及逆轉病變肝組織的結構有重要的臨床意義。

6.絞銀湯 ❻

【藥物組成】絞股藍 30g，銀杏葉 6g，桑寄生 15g，土茯苓 20g，鬱金 12g，枳殼 10g，白芍朮（各）15g，丹參 30g，雞內金 15g。

【加減變化】濕熱明顯加澤瀉、豬苓、虎杖；脾虛較甚加參鬚、砂仁；腹脹明顯加馬鞭草、大腹皮、蟪螂蟲；脅痛較劇加炮山甲、八月札；陰虛明顯加生地、沙參；陽虛、下肢腫甚加仙靈脾、巴戟天；腹水較著加楮實子、益母草 (60～120g)；消化道出血加參三七、熟軍、白芨、仙鶴草；出血量多、危及生命者中西結合綜合處理；有昏迷傾向加「清開靈」、「牛黃解毒丸」、「安腦丸」；大量腹水配西藥利尿劑。

【功效】益氣健脾，化瘀通絡。

【適應症】肝炎後肝硬化。

【用藥方法】每日一劑，水煎，二次分服，3 個月為一療程，一般兩個療程。病情穩定後，以基本方加紫河車、炮山甲、參三七等，研細末製丸，每服 3～4g，日服三次，連服 3 個月。或單以絞股藍煎湯頻飲，每日 50～80g，連用 3 個月。或以絞股藍煎湯送服丸藥。

【臨床療效】治療肝炎後肝硬化 45 例，顯效（臨床症狀消失，腹水消除，肝功能正常）23 例；有效（臨床症狀明顯改善，腹水減少，各種檢查有不同程度好轉）19 例；無效（主要症狀改善不顯著，病情無好轉甚至惡化，體徵與理化檢查無改善）3 例。總有效率 93.3%。門靜脈縮小 0.2～0.4cm 者 15 例，十二指腸球部潰瘍消失者 3 例，肝囊腫消失者 2 例。治前 ALT 反覆異常者 26 例，治療後正常者 18 例；A/G 比例倒置者 24 例，恢復正常者 16 例；AFP（A 型胎兒蛋白）陽性者 4 例，轉陰 2 例。顯效和有效 42 例中，1 年內復發者 5 例，占 12%。

【經驗體會】肝炎後肝硬化，屬中醫「臌脹」、「癥積」等範疇。其發病常因急性肝炎未能徹底治癒，以致濕熱毒邪久蘊肝絡，肝之疏瀉失

❻ 吳漢民，〈「絞銀湯」治療肝炎後肝硬化 45 例〉，《江蘇中醫》，1998, (3): 22。

常，漸至肝脾腎俱損，氣滯血瘀，病邪深伏，濕熱與瘀血膠固，瘀阻肝絡使肝變硬，留於脅下而脾臟腫大發為癥瘕。隨著病情進展，氣血水搏結，而致臌脹。正如關幼波所云：「肝硬化本於氣虛血滯，宜調補氣血參以祛邪。」「絞銀湯」正是據此而設計。方中絞股藍、銀杏葉為主藥，絞股藍含皂甙超過西洋參，故有「南方人參」之稱。該藥既有人參樣補益強壯作用，又能清熱解毒，增強機體免疫功能，能清除體內自由基，清除肝炎病毒，有利於肝病的恢復。實驗證實絞股藍皂甙具有抗組織衰老、抗疲勞、降低過氧化脂質等作用，還能抑制腫瘤細胞，降血壓，降低血脂，防治實驗性潰瘍及腎上腺皮質激素副作用。銀杏葉所含黃酮能促進動脈血管灌流，改善血管通透性，並增進靜脈環流，亦有明顯清除自由基、抗肝炎病毒、抗腫瘤、抗衰老、延年益壽的作用。增桑寄生補腎通絡；鬱金、枳殼、丹參理氣活血，養血涼血；白芍、白朮疏肝健脾；土茯苓化濕解毒。全方能大補氣血，扶正化毒，化瘀通絡，故收效滿意。

　　肝炎後肝硬化病情複雜，變化多端，遠非一方一藥所能勝任，臨床當辨證辨病結合，既要有基本思路，又要有應變手段，方能收理想效果。

7.歸耆軟肝湯 ❼

　　【藥物組成】當歸 15g，丹參 30g，赤芍 15g，桃仁 8g，醋鱉甲 15g，炮山甲 10g，黃耆 30g，白朮 15g，茯苓 20g，車前子 15g，大腹皮 20g，枸杞子 12g，仙靈脾 10g，茵陳 15g，柴胡 6g，枳殼 9g，大黃 6g，白花蛇舌草 30g。

　　【加減變化】右脅痛明顯者加延胡 12g，鬱金 12g；病久虛損嚴重者加紅參 6g，阿膠珠 12g；衄血者加三七 3g，紫珠草 15g，仙鶴草 12g；形寒肢冷者加製附子 10g，肉桂 3g。

　　【功效】活血化瘀，柔肝健脾，益氣養陰，利濕消脹。

---

❼ 趙明恩，〈歸耆軟肝湯治療肝炎後肝硬化 68 例臨床觀察〉，《國醫論壇》，2000，(5)：24。

【適應症】肝炎後肝硬化。

【用藥方法】每天一劑，水煎分二次溫服。若腹水嚴重者加服安體舒通40mg，速尿片20mg，每天三次口服；血漿白蛋白明顯減少者，適當補充人血白蛋白；伴有感染者加用抗生素。

【臨床療效】治療68例中，顯效（症狀完全消失，一般情況良好，肝脾腫大縮小或穩定不變，無叩擊痛及壓痛，腹水消失，肝功能 (ALT、TBIL、A/G) 恢復正常）35例，占51.5%；好轉（主要症狀消失或明顯好轉，肝脾腫大穩定不變，無明顯叩擊痛及壓痛，腹水減輕50%以上，肝功能指標下降幅度在50%以上而未完全達到正常）26例，占38.2%；無效（未達到好轉標準或惡化者）7例，占10.3%。總有效率為89.7%。隨訪50例，復發8例，有2例死於上消化道大出血，1例死於肝性腦病，死亡的3例均屬中醫辨證瘀血阻絡型患者，其餘5例再次出現腹水及肝功能損傷，經重複前述方法治療二個療程後均達到有效標準。

【經驗體會】肝炎後肝硬化屬於中醫「癥瘕」、「臌脹」等範疇，其發病機理與肝脾腎功能失調，血瘀氣滯，氣陰虧虛，水濕邪毒內蘊，濁水停聚相關。其實質為病實體虛，虛實互間。病情進一步發展，瘀血和脾虛的徵象明顯易見，故有肝硬化以瘀血阻肝為病原、氣虛脾弱為病體之說。因此，在臨床治療中以活血化瘀，益氣健脾，軟堅柔肝，利水化濁為主，標本兼治。方中當歸、丹參、桃仁、赤芍、穿山甲、鱉甲活血化瘀，軟堅柔肝消癥，能保護肝細胞，改善肝內微循環，增加肝臟供血，降低門靜脈壓力，促進肝內膠原分解代謝，抑制肝內纖維組織增生，從而阻止肝硬化的進一步發展；黃耆、白朮、茯苓益氣健脾，脾健則瘀血自行，乃為肝病實脾之法，具有調整機體免疫，升高白蛋白，糾正白球蛋白倒置，改善肝功能，抗肝纖維化的作用；白朮、茯苓、車前子、大腹皮健脾利水消脹，現代研究證明有明顯利尿作用，可不同程度地促進鈉離子泄瀉，並且避免了西藥利尿劑易引起電解質紊亂之弊；茵陳、大

黃、蛇舌草清熱利濕解毒，有保肝利膽，降低 ALT、TBIL 的作用；枸杞子、鱉甲、仙靈脾滋陰養肝益腎，有改善肝細胞功能，增強機體免疫，促進蛋白質合成的作用；柴胡、枳殼疏肝理氣解肝鬱，為肝經要藥，可引諸藥直達病所。臨床觀察認為，「歸耆軟肝湯」對改善肝臟微循環，降低門脈高壓，促進肝細胞再生及白蛋白合成有良好的效果，對改善自覺症狀療效更為明顯。同時對改善酶譜、降低血清總膽紅素有顯著療效。臨床應用過程中亦未發現毒副作用，充分體現了中醫治療肝炎後肝硬化的優越性。

8. 鱉甲三蟲湯 ❽

【藥物組成】炙鱉甲 30g，地龍 10g，地鱉蟲 10g，水蛭 3g（研粉分二次吞），炒白芍 30g，炒白朮 15g，半枝蓮 30g，六月雪 30g，牽牛子 10g，豬苓 10g，厚朴 10g。

【加減變化】濕熱內蘊：症見黃疸，胸悶，口苦，小便短赤，加茵陳、山梔、金錢草、虎杖；氣虛：症見疲乏無力，四肢倦怠，聲音低怯，面部虛浮，舌胖邊有齒印，動則氣促，加黃耆、黨參、黃精；陰虛：症見舌紅，口乾，五心煩熱，尿赤便結，加生地、龜甲、石斛；脾腎陽虛：症見納少，便溏，浮腫，肢冷惡寒，加乾薑、益智仁、淫羊藿。

【功效】軟肝化瘀，攻下逐水。

【適應症】B 肝後肝硬化腹水。

【用藥方法】每日一劑，水煎，二次分服，3 個月為一療程，一般兩個療程。

【臨床療效】治療 B 肝後肝硬化腹水 37 例，顯效（臨床症狀消失，腹水消除，肝功能正常）19 例；有效（臨床症狀明顯改善，腹水減少，各種檢查有不同程度好轉）15 例；無效（主要症狀改善不顯著，病情無

---

❽ 胡曉峰，〈鱉甲三蟲湯治療 B 肝後肝硬化腹水 37 例〉，《光明中醫》，2001, (5)：46。

好轉甚至惡化，體檢與理化檢查無改善）3 例。總有效率 92%。治療前 ALT 反覆異常者 18 例，治療後正常者 12 例；A/G 比例倒置者 17 例，恢復正常者 9 例。HBsAg 陽性 37 例，轉陰者 6 例，占 16.2%；HBeAg 陽性者 25 例，轉陰者 8 例，占 32%；抗–HBc 陽性者 27 例，轉陰者 5 例，占 18.9%。

【經驗體會】B 肝後肝硬化腹水，屬於中醫「臌脹」範疇。其發病常因感受濕熱疫毒之邪日久，正不勝邪導致肝脾內傷。肝主疏瀉有通利三焦疏通水道的作用，脾主運化水濕。由於肝病日久，疏瀉失常，脈絡瘀阻成癥積，肝病及脾，脾虛失運，水濕內停。肝脾同病，使腹部逐漸脹大而形成臌脹。肝脾久病，進而累及腎臟，則可導致肝腎陰虛或脾腎陽虛，甚則肝腎陰竭，肝風內動而見神昏痙厥，病系本虛而標實。本虛只能緩圖，標實則必需急治，所以消水是當務之急。對於消腹水，逐水優於利尿，利尿多傷陰，且淡滲之劑已不起作用。反覆攻補，耐心治療，方有病癒者。攻下逐水不會引起大出血，因逐水正好減輕門靜脈高壓，以瀉下之後，患者自覺症狀會明顯好轉。肝硬化腹水以水停為標，肝脾血瘀為本，所以腹水期以治水為先，勿忘軟肝化瘀。軟肝化瘀是治本之法。基本方中鱉甲既走血分，又走氣分，既可軟堅散結，又可入肝抑邪，使病邪去，癥積得消，實為治療肝硬化之良藥；水蛭、地鱉蟲、地龍破血逐瘀，通經利水道；炒白芍補肝血，養肝陰，白朮健脾補氣，二藥補養肝脾；半枝蓮、六月雪疏肝活血，清熱解毒；厚朴、豬苓、牽牛子等行氣消脹，攻下逐水，其中牽牛子藥性滑利，氣味雄烈，降瀉而走氣分，通三焦，逐肺氣，利水道，則善於瀉水濕消腫滿，為消腹水要藥。全方諸藥相配合，具有軟肝化瘀、攻下逐水之功效，故筆者用作治療 B 肝後肝硬化腹水的基本方。

二、肝炎高膽紅素血症

1.（胡氏）解毒化瘀湯 ❾

【藥物組成】白花蛇舌草、綿茵陳、赤芍、紫丹參各 30g，田基黃 15g，山梔、廣鬱金、石菖蒲、木通各 10g，枳殼 6g，生甘草 5g，生大黃（後下）10 ～ 15g。

【加減變化】如黃疸嚴重者，可重用茵陳、赤芍至 60g；舌苔白膩偏於濕重者，加蔻仁、藿香等以芳香化濕；苔黃，脈數，發熱，偏於熱盛者，加板藍根、半枝蓮等以清熱解毒；齒衄，鼻衄，皮下瘀斑，出血傾向明顯者，加生地、丹皮、水牛角等以涼血止血。

【功效】清熱解毒，行氣利濕，化瘀退黃。

【適應症】肝炎高膽紅素血症。

【用藥方法】日一劑，水煎分二次溫服。

【臨床療效】治療肝炎高膽紅素血症 40 例，臨床治癒（主要症狀消失，肝脾恢復正常，無壓痛及叩擊痛，肝功能恢復正常，HBsAg 陽性者不要求轉陰）25 例；顯效（主要症狀基本消失，肝脾基本恢復正常，肝功能 A/G、ALT、TBIL、DBIL 四項中，有三項恢復正常）7 例；有效（症狀明顯好轉，肝功能的 A/G、ALT、TBIL、DBIL 四項中，有二項恢復正常）4 例；無效（包括死亡及未達到上述有效標準者）4 例。本方對急性肝炎和瘀膽型肝炎療效較好，有效率 100%，住院時間較短，分別為 38.1 天和 61.3 天。對亞急性重症肝炎療效有效率達 80% 以上，對慢性重症肝炎療效較差，有效率為 66%，住院時間較長，平均為 103.8 天。

【經驗體會】高膽紅素血症，為現代醫學病名，屬中醫陽黃、急黃

---

❾ 胡金滿等，〈解毒化瘀湯治療肝炎高膽紅素血症 40 例〉，《新中醫》，1995, (1): 46。

範疇，病因多為濕熱瘀毒，侵犯脾胃，蘊結肝膽，或因熱毒熾盛，彌漫三焦，損傷肝膽，致膽汁排瀉不循常道，外溢肌膚而致身目發黃、全身困倦、納差腹脹、胸脘痞悶、尿黃便秘或溏而不暢、舌苔黃膩、脈弦滑等濕熱並重或瘀熱發黃之證，故宜清熱解毒，行氣利濕，化瘀退黃。解毒化瘀湯方中以茵陳、山梔子、蛇舌草、田基黃等清熱解毒之品為君，重在解毒祛邪；用赤芍、丹參、鬱金、大黃等活血化瘀之藥為臣，用以化瘀退黃；木通、菖蒲、枳殼行氣利濕為佐，加強利濕退黃作用；甘草調和諸藥為使，增加解毒功效。其中大黃為常用之要藥，因大黃味苦性大寒，入肝、脾胃、大腸諸經，不僅有蕩滌腸胃、瀉血分實熱、除下焦濕熱、下有形積滯之功，而且能利肝膽濕熱、清熱退黃、止血熱之吐衄、化無形痞滿之效，並可有急下存陰、推陳出新、釜底抽薪的作用，故用於高黃疸血症，可獲顯效。

2. 加味茵陳五苓散 ❿

【藥物組成】茵陳 20 ～ 30g，白朮 10 ～ 20g，澤瀉 10 ～ 20g，豬苓 10 ～ 20g，茯苓 10 ～ 20g，桂枝 5 ～ 8g，紅藤 20 ～ 30g，澤蘭 10 ～ 20g，赤芍 20 ～ 30g，秦艽 10 ～ 15g，丹參 10 ～ 20g。

【加減變化】若陽黃加大黃、丹皮各 10g；陰黃加乾薑 6g，黨參 15g；噁心嘔吐加薑半夏 10g，乾菖蒲 6g；脅痛加柴胡、鬱金各 10g；腹脹苔膩加藿香、佩蘭各 10g；便秘加枳實、生大黃各 10g；尿量減少加杏仁、薏苡仁各 10g；口鼻出血加三七末、琥珀末各 3g（均沖服）。

【功效】清熱利濕解毒，活血化瘀，疏肝利膽健脾。

【適應症】病毒性肝炎高膽紅素血症。

【用藥方法】每日一劑，水煎，早晚各一服，14 天為一療程。

【臨床療效】75 例中，服上方一療程血清膽紅素降至正常者 60 例，

---

❿ 鬱冠亞，〈茵陳五苓散加味治病毒性肝炎高膽紅素血症 75 例〉，《國醫論壇》，1995，(3)：10。

占 80%；二療程降至正常者 9 例，占 12%；三療程降至正常者 4 例，占5.3%；無效 2 例，占 2.7%。與此同時，患者症狀、體徵、肝功能有關指標均得到恢復和明顯好轉。

【經驗體會】高膽紅素血症的主要臨床特徵是膚目黃染，此症揭示肝病病情複雜和嚴重程度。《金匱要略·黃疸篇》指出：「黃家所得，從濕得之。」因濕性重濁，阻滯氣機，「氣鬱則濕鬱，濕鬱則熱鬱」，濕熱交結，瘀滯百脈，膽液橫流，則身必發黃。故筆者認為該病之濕，乃其病理基礎；瘀，乃其病理產物，黃，乃其病理表現，而濕、瘀又為黃疸的病理癥結所在。除濕不利小便，非其治也，活血是散瘀的必然手段。「五苓散」係化氣利水，健脾袪濕之名方，而茵陳一味，清熱利濕，利膽退黃，擅治肝膽脾胃濕熱，袪邪排毒，直折銳氣，為治黃專藥。醫聖在「五苓散」健脾利濕的基礎上獨具匠心，主用茵陳則濕熱俱除而黃疸退矣！加紅藤活血解毒，擴張內臟管腔；澤蘭通竅利水，活血袪瘀；赤芍瀉肝涼血，袪瘀生新；秦艽疏肝膽之氣，活血通絡，利大小便；丹參一味，功同四物，可增加內臟血流量，修復病變組織。諸藥相伍，集清熱利濕、活血化瘀、疏肝利膽、通便解毒於一方，既體現了「治黃不利小便，非其治也」的投藥原則，又解決了「瘀熱在裏，身必發黃」的病理關鍵，有助於肝功能的恢復，故收退黃之佳效。

3.（甘氏）化瘀退黃湯 ⓫

【藥物組成】大黃、當歸、桃仁各 9g，赤芍 15g，川芎、紅花各 6g，炙甘草 3g。

【加減變化】肝經濕熱去柴胡加銀柴胡 12g，龍膽草 3g，梔子、黃芩各 9g；肝腎陰虛去桃仁、紅花加沙參、麥冬各 12g，黃精、何首烏各 9g；肝鬱氣滯加鬱金、延胡索、香附各 9g，枳實 6g；脾腎陽虛加茯苓、

肉蓯蓉、淫羊藿各 9g，附子 4.5g。

【功效】活血化瘀退黃。

【適應症】肝炎後高膽紅素血症瘀熱阻絡型。

【用藥方法】水煎服，每日一劑。

【臨床療效】治療肝炎後高膽紅素血症 27 例，其中顯效（SB 降至 17.1μmol/L 以下）15 例；有效（SB 水平下降，但未至顯效標準）9 例；無效（SB 水平上升）3 例。總有效率 88.9%。

【經驗體會】臨床上某些類型的肝炎（如 B 型、C 型）在急性發作後易走向慢性化，低黃疸持續不退，或時隱時現而導致病情遷延，甚至發展成為肝硬化，明顯與肝炎慢性持續活動有關，目前西醫尚無理想治療方法。中醫認為，黃疸之因多為濕熱、血瘀。《內經》指出，濕熱相交為黃疸成因。《傷寒論》指出，瘀熱在裏，身亦發黃，瘀熱日久可致瘀血發黃。臨床觀察表明，因瘀血發黃，其黃疸常久留不退。治黃先治血，血行黃自卻，通過破瘀而退黃常能收到滿意效果。由於肝炎黃疸病機較為複雜，「化瘀退黃湯」應用時應針對不同個體加減藥物。本方法療效較好，且無副作用，顯示了該法對殘黃治療為一種安全、有效的治療方法。

4.舒肝活血化瘀湯 ⑫

【藥物組成】金錢草、葛根、生地、丹皮、茅根各 20g，板藍根 15g，赤芍 60～120g，三七 6g，益母草 30g，柴胡、雲苓各 12g，枳殼 10g。

【加減變化】對熱毒熾盛者重用益母草、赤芍、生地、丹皮；皮膚搔癢者加白蘚皮、防己；大便秘結屬陽明腑實症者加大黃或元明粉（玄明粉）；腹脹尿少者加大腹皮、漢防己。

【功效】疏肝清熱，涼血活血退黃。

---

⑫ 李麗，〈舒肝活血化瘀湯為主治療肝炎高膽紅質血症 30 例〉，《陝西中醫》，1998，(7)：298。

【適應症】肝炎高膽紅素血症。

【用藥方法】日一劑，水煎分二次溫服，1 個月為一療程。

【臨床療效】治療肝炎高膽紅素血症 30 例，臨床基本治癒 27 例，3 例未癒，總有效率 93.3%。治癒者平均住院 54.9 天，無併發症，平均退黃時間 21.5 天，轉氨酶下降正常為 21.6 天。

【經驗體會】急慢性肝炎並高膽紅素血症，病情嚴重病程長，治療難度大，如黃疸長期不退而引起肝病的進行性加重，可發生廣泛性肝內泥沙樣結石，膽汁性肝硬變，肝細胞液化性或凝固性壞死。因此治療加速黃疸消退是改善肝炎預後的重要環節。「疏肝活血退黃湯」方中葛根、板藍根、益母草、赤芍、生地、丹皮、三七、金錢草為主藥。板藍根清熱解毒化瘀，葛根、柴胡疏肝解鬱擴管；益母草活血祛瘀，利尿消腫，兼有解毒作用；赤芍、生地活血涼血，滋陰降火；三七活瘀血，止血，生新血；金錢草利膽退黃；配茯苓、枳殼健脾和中，寬胸消痰利濕。應用疏肝清熱涼血活血退黃法，旨在清血中瘀熱，改善肝微循環，使血脈暢通，客邪得除，熱邪得清，瘀熱得散，黃疸消退肝功能恢復正常。以上組方發揮了祛邪、涼血、活血，祛瘀生新，改善微循環和促進膽汁代謝，使血清膽紅素迅速下降，降低 GPT 活性，肝臟得以很快修復，無激素的副作用，併發症少，治癒率高。

5.茵梔蒅皮湯 ⑬

【藥物組成】茵陳 60g，山梔 15g，大黃 10g（另包後下），黃蒅 15g，赤芍 60g，丹參 20g，茯苓 20g，田基黃 30g，澤瀉 15g，薏苡仁 15g，豬苓 10g，甘草 6g。

【功效】清熱利濕，化瘀退黃。

【適應症】B 型肝炎高膽紅素血症。

---

⑬ 唐凱，〈經方合用治慢性 B 型肝炎高膽紅素血症 40 例〉，《國醫論壇》，2002，(1)：6。

【用藥方法】每日一劑，水煎服，3 週為一個療程。

【臨床療效】治療 40 例中，顯效（治療後臨床症狀、體徵消失，總膽紅素 (TBIL)、穀丙轉氨酶 (GPT) 降至正常）24 例，占 60%；有效（治療後臨床症狀好轉，體徵改善，TBIL、GPT 下降 <50%）13 例，占 32.5%；無效（治療後症狀、體徵無明顯改善，TBIL、GPT 有所下降，但未達到有效標準）2 例，占 7.5%。總有效率為 92.5%。3 週內恢復正常 24 例，平均退黃天數 17.3 天。

【經驗體會】中醫認為該病緣於濕熱未清，餘邪未盡，內伏血分；瘀熱阻滯血絡，逼迫膽汁外溢，浸漬肌膚而致。《傷寒論》云：「身黃如橘子色、小便不利、腹微滿者，茵陳蒿湯主之。」「身黃、發熱者，梔子蘗皮湯主之。」筆者遵其旨二方合用而收佳效。方中茵陳利膽除黃，為治黃專藥，現代藥理研究認為，茵陳能抑制葡萄糖醛酸酶活性，增強肝臟解毒功能，且能擴張膽管而加快膽汁分泌，促進肝細胞再生，防止肝壞死；大黃瀉熱導滯，破結行瘀，使濕熱從大便而解，其有效成分蒽貳能疏通肝內毛細膽管，促進膽汁分泌及體內毒物排瀉；梔子苦寒而質輕，清三焦，利小便，導濕熱從小便而出，其內含的梔子貳等成分能促進膽紅素代謝，抑制金葡菌等多種細菌生長；黃蘗苦寒清臟腑結熱，瀉濕退黃。加丹參化瘀通滯，改善肝臟微循環，增強網狀內皮系統功能和調理素活性，保護肝細胞，促進肝細胞再生；重用赤芍涼血活血，清血中瘀熱，使黃疸頓挫；茯苓、豬苓、田基黃利水化濕而退黃；薏苡仁、甘草健脾化濕，調和諸藥。

三、藥物性肝炎

1.貫叡解毒湯 ⓮

⓮ 哈錦明，〈貫叡解毒湯為主治療藥物性肝炎 42 例〉，《陝西中醫》，1996, (7):

【藥物組成】貫眾、蚤休各 30g，白花蛇舌草 20g，連翹、生黃耆、五味子各 15g，龍膽草 6g，柴胡、蒼朮、木香各 10g。

【加減變化】轉氨酶持續不降加升麻 20g；黃疸不退加赤芍 18g，肝脾腫大加穿山甲（炮）9g；厭油、納差加砂仁、半夏各 9g。

【功效】疏肝利膽，瀉火解毒。

【適應症】藥物性肝炎。

【用藥方法】每劑水煎分二次服，7～14 天為一療程。前幾日可適當輔用維生素 C、B。

【臨床療效】治療藥物性肝炎 42 例，其中痊癒（症狀、體徵消失，肝功能正常）22 例；顯效（症狀、體徵消失，肝功能基本正常）14 例；好轉（症狀、體徵改善，肝功能酶學指標下降）5 例；無效（抗腫瘤藥損害機體，難以耐受中藥）1 例。總有效率 97.6%。療程多在 7～10 天，最短 3 天。

【經驗體會】藥物性肝炎是因使用有損肝臟藥物造成的一種類似 A 型肝炎的疾病，屬中醫「藥物毒」範疇。肝屬風木，內寄相火，主藏血、疏瀉，性喜條達，稟賦不耐（特異體質），外中藥毒，氣火失調，相火妄動，橫逆脾土，濕濁內生火濕相濟，濕熱薰蒸肝膽，膽汁外溢發為黃疸。其病機特點是風、火、濕毒，內竄外擾，治當疏肝利膽，瀉火解毒，選用「貫蚤解毒湯」清解毒邪，使其排除體外。方中貫眾、蚤休、白花蛇舌草清熱解毒；龍膽草清肝火，瀉濕熱；黃耆、五味子、蒼朮、木香益氣健脾，利濕和胃，「見肝之病，知肝傳脾，當先實脾」之意；連翹、柴胡疏肝祛風，通絡散結。諸藥合用可使毒邪去，肝膽疏瀉有權，膽汁歸循常道，脾胃運化正常，收效雖捷理在其中。據現代藥理：「貫蚤解毒湯」中藥物多數具有保護肝細胞促其再生，降低轉氨酶，使肝功能恢復正常或調節機體免疫功能。

296。

2. 甘草綠豆湯 ⑮

【藥物組成】生甘草 30g，綠豆 30g。

【功效】清熱解毒退黃。

【適應症】藥物中毒性肝炎。

【用藥方法】每日一劑，煎湯，分二～三次口服。個別病例難接受口服者可行灌腸治療，療程 7 ～ 10 天。

【臨床療效】治療 15 例，其中治癒（臨床症狀消失，三劑後黃疸明顯消退，一療程後黃疸完全消退，肝功能轉氨酶 (ALT) 恢復正常，半年後無復發）6 例，占 40%；顯效（臨床症狀改善，三劑後黃疸開始消退，一療程後黃疸明顯消退，一～二個療程後轉氨酶 (ALT) 明顯下降，半年後上述指標無再加重或復發）8 例，占 53.3%；無效（臨床症狀及黃疸情況均無改善，轉氨酶 (ALT) 無下降）1 例，占 6.7%。總有效率 93.3%。

【經驗體會】甘草和綠豆均為豆科植物，古人對其能解毒的藥性功用早有認識，尤其是甘草，能「解百藥毒」。葉天士在《臨症醫案指南》裏明確闡述了「甘草二兩、綠豆一升，水煎服，解百毒立效」。既往對藥物中毒性肝炎的治療多採用能量、肌苷、維生素 B 族、一般護肝藥物及停用相關肝毒性藥物等方法，效果欠理想，且療程長。本方治療結果表明，甘草綠豆湯在治療藥物中毒性肝炎中屬較理想的藥物方劑，簡單有效實用。探討其療效機制可能與下列幾點有關：①甘草主要有效成分為甘草酸和黃酮類化合物，具有明顯的清除自由基、抗氧化及穩定肝細胞膜通透性等作用，從而保護肝功能。②甘草在體內分解代謝產生葡萄糖醛酸，具有促進膽紅素代謝和加強肝解毒作用。③甘草酸尚有抑制肝細胞壞死、促進肝細胞再生、降低轉氨酶 (ALT) 等作用。④綠豆性甘涼，具有清熱利尿退黃及一定的解毒功能，與甘草合用，加強退黃、護肝和

---

⑮ 李秀榮，〈甘草綠豆湯治療藥物中毒性肝炎 15 例療效觀察〉，《廣東醫學》，1997，(10)：691。

降酶等。本組 15 例應用本方療效確切，但對於甘草的劑量如用不當，效果反差，一般不宜過大，超過 50g 易致水腫、血壓升高等，對肝功能恢復不利。

四、肝炎綜合症

1. 嬰肝湯 ⑯

【藥物組成】茵陳 10g，金錢草 6g，赤芍 10g，鬱金 6g，丹參 6g，板藍根 6g，焦三仙各 12g，雞骨草 6g，蛇舌草 6g，甘草 3g。

【加減變化】大便秘結者加生大黃；發熱者加柴胡、黃芩；大便稀薄者加蒼朮、白朮、茯苓；嘔吐者加法半夏、陳皮；腹瀉、腹脹者加木香、川朴；穀丙轉氨酶升高者加五味子。

【功效】清熱利膽，活血化瘀，調理脾胃。

【適應症】嬰兒肝炎綜合症。

【用藥方法】每日一劑，加水 200ml 煎汁 100ml，分四～五次服用。

【臨床療效】治療嬰兒肝炎綜合症 52 例，治癒（患兒精神、食慾轉佳，黃疸消退，肝脾正常，肝功能正常，HBsAg、抗 CMV–IgM（抗巨噬細胞病毒免疫球蛋白）轉陰）33 例；好轉（患兒精神、飲食尚可，黃疸消退，肝脾不大，肝功能正常，HBsAg 或抗 CMV–IgM 未轉陰）18 例。

【經驗體會】嬰兒肝炎綜合症臨床上常見，發病率高，治療困難。文獻資料表明，引起嬰兒肝炎綜合症的病毒多以巨噬細胞病毒 (CMV) 和 B 肝病毒 (HBV) 最為常見。少數為風疹、EB 病毒 (Ebola 病毒)、A 肝病毒等。病情一般較重，黃疸遷延。筆者在用西藥護肝的基礎上加用嬰肝湯治療，取得了滿意的療效。

---

⑯ 陳瑞林，〈嬰肝湯治療嬰兒肝炎綜合症 52 例〉，《湖南中醫雜誌》，1995, (6)：32。

　　中醫認為嬰兒肝炎綜合症屬胎黃，基本病因為濕熱，濕熱滯留肝膽，導致肝氣鬱滯，濕熱鬱結引起黃疸，治療多以清熱利膽，活血化瘀，調理脾胃為法。方中茵陳、金錢草清利濕熱，利膽退黃；赤芍、丹參、鬱金活血化瘀，改善肝臟微循環；板藍根、白花蛇舌草、雞骨草清熱解毒；焦三仙健脾和胃；甘草調和諸藥。方中以赤芍、茵陳為主藥，共奏清熱利膽、活血化瘀、調理脾胃之功效。

2.四逆瓜蔞湯 [17]

　　【藥物組成】柴胡 10g，炒白芍 15g，炒枳實 8g，炙甘草 6g，全瓜蔞 15g，紅花 10g，廣鬱金 10g，生麥芽 30g。

　　【加減變化】脅痛較甚加川楝子、炒延胡各 10g；瘀血較甚加當歸鬚 10g；便溏者去全瓜蔞、紅花，加炒白朮 10g，雲茯苓 12g；氣滯脹滿較甚加木香 10g，砂仁 6g；乏力加炙黃耆、黨參各 15g；濕熱未盡者加山梔 10g，黃芩 10g；失眠加合歡皮 15g，柏子仁 10g。

　　【功效】解鬱通絡，活血宣痺。

　　【適應症】肝炎後綜合症。

　　【用藥方法】日一劑，水煎分二次溫服，七劑為一療程。

　　【臨床療效】40 例患者經服藥一～二療程後，痊癒（肝區疼痛及臨床症狀均消失）28 例；好轉（肝區痛偶作，臨床症狀明顯緩解）10 例；無效（肝區痛及臨床症狀無改善）2 例。總有效率為 95%。

　　【經驗體會】肝炎後綜合症是指急性肝炎治癒後，患者仍有類似急性肝炎初期的消化道和神經系統方面症狀的綜合症。其主要臨床表現為肝區疼痛，有些患者還伴有上腹不適、腹脹腹瀉、乏力、焦慮、失眠多夢等症狀。本證屬中醫「脅痛」範疇。筆者認為這是由於肝氣久鬱，氣機不暢，肝絡瘀阻所致。故用「四逆散」為主方，疏肝解鬱，調節氣機之升降；配合瓜蔞、紅花潤燥緩急，活血通絡。正如《重慶堂隨筆》所

❶ 蔣建，〈四逆瓜蔞湯治療肝炎後綜合症 40 例〉，《山西中醫》，1996, (5): 5。

云：「瓜蔞蕩熱滌痰，夫人知之，而不知其舒肝鬱、潤肝燥、平肝逆、緩肝急之功有獨擅也。」更佐鬱金行氣活血；使以生麥芽疏肝養胃，引藥直達病所。諸藥合用，共奏解鬱通絡、活血宣痹之功。藥證合拍，故收顯效。

海峽兩岸中醫學界的空前巨獻

集合北京、山東、上海、江西、成都各中醫藥大學及國立臺灣大學、元培科學技術學院多位學者共同策畫編寫

現代 中醫論叢

基礎理論類：中醫基礎理論學、中醫診斷學……等

介紹中醫學理論體系的重要專業基礎和入門課程，包括中醫理論體系的形成和發展，陰陽五行、藏象、氣血津液、經絡、病因病機等重要基本學說，診察病情、辨別證候的基礎理論知識和技能，中醫診療及防治原則等。

臨床診斷類：骨刺中醫論治、中風中醫論治、男科中醫論治、腎炎中醫論治、 血液病中醫論治、胃、十二指腸潰瘍中醫論治、不孕不育症中醫論治……等

為推動中醫藥運用，造福廣大患者，分類收錄當代各病症內服、外敷、熏洗、離子導入、針灸療法之名方、驗方、有效良方，並依症狀臚列方藥組成，不僅條理層次分明、內容詳實，更便利讀者查閱應用。這些方藥和療法的系統資料，定能開擴讀者臨證思路，提高診療水準。

病案討論類：當代中醫婦科奇症精粹……等

依各類病症收錄作者留心積累之典型案例，並精選近四十年來著名中醫書刊奇症驗案效方，每類皆先論理再列治法、方藥、驗案，最後以按語注釋闡明個人觀點體會，搜羅廣泛，嚴謹而詳實。

療法應用類：夾脊穴臨床應用……等

博採各類刊物相關研究之精華，結合作者臨床運用的切身體會，進行整理歸略。除詳述各種療法治應之範圍與原則、規律與機理，闡述相關病症的病因、臨床症狀、診斷要點，並附有典型病例與臨床有效例數的報導、治療的心得體會等等，對臨床運用頗有裨益。